G. Neumann

H. H. Feucht

W. Becker

M. Späth

Gynäkologische Infektionen

G. Neumann

H. H. Feucht

W. Becker

M. Späth

Gynäkologische Infektionen

Mit 59 Abbildungen und 101 Tabellen

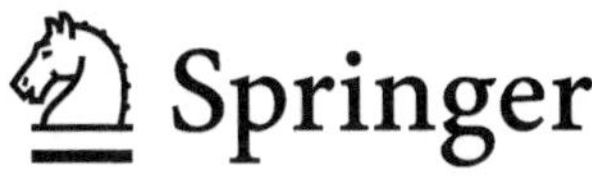

Prof. Dr. med. Gerd Neumann
Endokrinologikum Hamburg
Zentrum für Hormon- und Stoffwechselerkrankungen,
Reproduktions- und Pränatalmedizin
Lornsenstraße 4-6
22767 Hamburg

Prof. Dr. med. Heinz Hubert Feucht
Aescu Labor Hamburg
Institut der Labormedizin
Haferweg 36
22769 Hamburg

Dr. med. Wolfgang Becker
Aescu Labor Hamburg
Institut der Labormedizin
Haferweg 36
22769 Hamburg

Dr. med. Michael Späth
Aescu Labor Hamburg
Institut der Labormedizin
Haferweg 36
22769 Hamburg

Ihre Meinung interessiert uns: www.springer.com/978-3-642-05266-8

ISBN-13   978-3-642-05266-8 Springer-Verlag Berlin Heidelberg New York

Bibliografische Information der Deutschen Nationalbibliothek
Die Deutsche Nationalbibliothek verzeichnet diese Publikation in der Deutschen Nationalbibliografie;
detaillierte bibliografische Daten sind im Internet über http://dnb.d-nb.de abrufbar.

Springer Medizin
Springer-Verlag GmbH
ein Unternehmen von Springer Science+Business Media

springer.de
© Springer-Verlag Berlin Heidelberg 2010

Planung: Dr. sc. hum. Sabine Höschele, Heidelberg
Projektmanagement: Dipl.-Biol. Ute Meyer-Krauß, Heidelberg
Layout und Einbandgestaltung: deblik Berlin
Satz: TypoStudio Tobias Schaedla, Heidelberg

SPIN: 12784233

Gedruckt auf säurefreiem Papier   2111 – 5 4 3 2 1 0

Vorwort

Die durch Mikroorganismen verursachten Infektionserkrankungen haben nach wie vor in der Gynäkologie und Geburtsmedizin große Bedeutung. Neu hinzugekommene Erreger, eine verfeinerte Diagnostik beim Erregernachweis – insbesondere bei schwer erkennbarer Krankheitsbedrohung – Resistenzentwicklungen gegenüber Antiinfektiva sowie neue Präventionsstrategien haben den Stellenwert der Infektiologie in der Frauenheilkunde verändert.

Die Betreuung von Patientinnen mit Infektionserkrankungen erfordert einerseits ein fachspezifisches Wissen zur Klinik und antiinfektiven Therapie sowie andererseits fundierte Kenntnisse in der Diagnostik, die mit unterschiedlichen mikrobiologischen Methoden durchgeführt werden kann. Im Rahmen unserer telefonischen Beratungstätigkeit erreichen uns aus der frauenärztlichen Praxis zunehmend Fragen zur Infektiologie in der Frauenheilkunde, die hauptsächlich auf diagnostische, therapeutische und präventive Maßnahmen zielen.

Unter diesen Aspekten haben wir ein Kompendium formuliert, das sich hauptsächlich an Gynäkologen und Gynäkologinnen in Praxis und Klinik richtet, die sich über infektiologische Krankheitsbilder, deren Klinik, Labordiagnostik, Therapie und Prävention informieren wollen. Das Buch ist so konzipiert, dass zu Beginn eine Übersichtsdarstellung der relevanten bakteriellen, viralen, mykotischen und parasitären Infektionskrankheiten gegeben wird. Der diagnostische Teil vermittelt einen Überblick über die wesentlichen Parameter und Nachweisverfahren, die teilweise auch im Rahmen einer Stufendiagnostik anwendbar sind.

Die Zusammenstellung der Therapieempfehlungen erfolgte unter Berücksichtigung des aktuellen Standes, erhebt jedoch keinen Anspruch auf Vollständigkeit. Vor Anwendung erwähnter Präparate sind auf jeden Fall auch die Hinweise des Herstellers für den Therapieentscheid heranzuziehen. Das Impfmanagement als wichtige Präventionsmaßnahme mit seiner besonderen Bedeutung für die Frauenarztpraxis findet sich im Anhang wieder.

Das Kompendium entstand in interdisziplinärer Zusammenarbeit der Fachbereiche Gynäkologie und Labormedizin des *Endokrinologikum Hamburg* und des *Aescu Labor Hamburg*. Die Autoren wünschen sich, dass dieses Handbuch dem Frauenarzt/der Frauenärztin als eine schnelle und verlässliche Orientierungshilfe im Umgang mit den Infektionskrankheiten dienen möge.

Hamburg,
im August 2010

G. Neumann
H.H. Feucht
W. Becker
M. Späth

Inhaltsverzeichnis

III Virale Infektionen

V Pilzbedingte Infektionen

VI Krankheitsbilder der Urogenitalinfektion

VII Mastitis

VIII Prävention durch Schutzimpfung

Grundlagen

Einleitung

Infektionen der Vagina und die hierdurch ausgelösten Beschwerdebilder zählen zu den häufigsten Problemfällen in der Frauenarztpraxis. Dabei sind insbesondere die bakterielle Kolpitis, die Mischinfektionen mit fakultativ pathogenen Bakterien sowie die Candidose relevante Formen einer vaginalen Fremdbesiedlung.

Eine Vielzahl fakultativ pathogener Erreger der Vaginalflora bilden bei Störung des vaginalen mikroökologischen Systems einen ätiologisch wichtigen Faktor für das Auftreten von Zervizitis, Adnexitis und infektiösen Komplikationen nach operativen Eingriffen. Bei schwangeren Frauen besteht zudem ein Zusammenhang zur Frühgeburt, zum Amnioninfektionssyndrom und zur kongenitalen Infektion Neugeborener.

Die verschiedenen infektionsdiagnostischen Verfahren erstrecken sich nicht nur auf die Diagnose der speziellen Infektionskrankheit, sie haben auch eine zunehmende Bedeutung in der Verlaufs- und Therapiebeurteilung und zur Prognose der Erkrankungen erlangt. Die Labordiagnostik bei klinisch gesunden Personen ist zudem Bestandteil der Definition und der Beurteilung von gesundheitlichen Risikofaktoren.

Die Behandlungsbedürftigkeit der mikrobiellen Vaginalinfektionen ergibt sich nicht allein aus der für die betroffene Frau häufig unangenehmen Symptomatik wie Juckreiz, Rötung, Schwellung und vermehrten Fluor vaginalis, sondern im besonderen Maße auch durch die Aszensionsgenese einer Vielzahl von Mikroorganismen der Vaginalflora.

Die Therapie der Vaginalinfektionen besteht hauptsächlich in der spezifischen Inaktivierung der Erreger durch Anwendung moderner Arzneimittel und in einer Stabilisierung von Terrainfaktoren des vaginalen mikroökologischen Systems, zu denen in erster Linie die pH-Wert-Absenkung und Reduktion der Keimpopulationsdichte gerechnet werden.

Die Prävention von Infektionen in der Gynäkologie und Geburtshilfe umfasst eine Vielzahl von primären und sekundären präventiven Maßnahmen. So dient z. B. das Benutzen eines Kondoms zur Vermeidung einer sexuell übertragbaren Infektion ebenso wie die Aufklärung über Risikofaktoren für die Genitalinfektion als eine primäre Präventionsmaßnahme.

Maßnahmen der sekundären Prävention umfassen diagnostische Eingriffe, etwa die Sekretgewinnung aus dem Bauchraum durch Laparoskopie bei einer Adnexitis oder auch die konsequente Therapie einer bereits bestehenden Kolpitis zur Verhinderung einer Aszension.

In diesem Buch werden unter diagnostischen, therapeutischen und präventiven Aspekten die wichtigsten Infektionen und Infektionskrankheiten in der Gynäkologie und Geburtshilfe vermittelt und außerdem die Impfprävention mit ihrer Bedeutung für die Frauenarztpraxis dargestellt.

Vaginalflora

In Abhängigkeit von der Gesamtheit der individuellen Biotopfaktoren ist die Vagina durch eine mehr oder weniger charakteristische bakterielle aerobe/anaerobe Standortflora besiedelt, die in ihrer Zusammensetzung eine relative Konstanz aufweist. Unmittelbar nach der Geburt siedeln sich noch unter dem vonseiten der Mutter stattgefundenen Östrogeneinflusses in der Vagina des Säuglings Laktobazillen an, die aber nach wenigen Wochen nicht mehr nachweisbar sind und sich erneut erst wieder ab der Menarche bis hin zur Menopause in der Vagina ansiedeln.

Ab der Menopause geht durch die hormonelle Umstellung die Dominanz der Laktobazillen in der Vagina verloren. Es stellt sich eine Mischflora aus Kokken- und Stäbchenbakterien ein und die Gesamtkeimzahl nimmt deutlich ab ( Tab. 2.1).

Die typische Vaginalflora etabliert sich mit Beginn der Menarche. Sie besteht überwiegend aus verschiedenen Laktobazillenarten sowie aus fakultativ pathogenen aeroben und anaeroben Keimen (■ Tab. 2.2) der Resident- und Transientflora mit Schwerpunkt im anaeroben Bereich.

> **! Cave**
> Die Residentflora der Vagina wird weitgehend durch Übersiedlung von Mikroorganismen aus der Perianalregion, der Haut- und Darmflora gebildet. Sie wird als Standortflora ergänzt durch transiente Keime, die aus einer Fülle sozialer, epidemiologischer, organischer und individueller Risikofaktoren heraus extern in die Vagina eingeschleppt werden.

■ **Tab. 2.1** Vaginalflora in den verschiedenen Lebensphasen der Frau

Lebensphase	Vaginalflora
Unmittelbar postpartal	Maternale Laktobazillenflora
Vor der Pubertät	Anaerobier, Streptokokken, Staphylokokken, Peptostreptokokken u. a. Spezies
Menarche bis Prämenopause	Dominanz der Laktobazillen, fakultativ pathogene aerobe und anaerobe Keime (Schwerpunkt anaerober Bereich)
Ab der Menopause	Mischflora aus Kokken und Stäbchenbakterien, Abnahme der Gesamtkeimzahl

☐ Tab. 2.2 Zusammensetzung der Vaginalflora bei Frauen in der geschlechtsreifen Phase

Keimart	Verhalten in der Gramfärbung
In großer Zahl regelmäßig vorhanden	
Laktobazillen	Grampositive Stäbchen
Bacterioides spp.	Gramnegative Kokken
Prevotella	Gramnegative Kokken
Porphyromonas	Gramnegative Stäbchen
Enterobacteriaceae	Gramnegative Stäbchen
Staphylokokken	Grampositive Kokken
Enterokokken	Grampositive Kokken
Streptokokken (aerob, nicht Streptococcus A)	Grampositive Kokken
Corynebakterien	Grampositive Stäbchen
In geringer Zahl, aber oft vorhanden	
Staphylococcus aureus	Grampositive Kokken (Haufenbildung)
Streptokokken B	Grampositive Kokken (Kettenbildung)
Propionibakterien	Grampositive Stäbchen
Eubakterien	Grampositive Stäbchen
Peptostreptokokken	Grampositive Kokken (Kettenbildung)
Fusobacterium spp.	Gramnegative Stäbchen
Mobiluncus	Grampositive kommaförmige Bakterien
Gardnerella vaginalis	Gramnegative Stäbchen
Pseudomonaden	Gramnegative Stäbchen
Candida	Grampositive Sprosspilze
In geringer Zahl und selten vorhanden	
Aktinomyzeten	
Acinetobacter	Gramnegative Stäbchen
Listerien	Grampositive Stäbchen
Ureaplasma	
Neisserien	Gramnegative Kokken
Adenoviren	
Herpes-simplex-Viren	
Zytomegalieviren	
Papillomaviren	
Hepatitisviren	

Die normale Vaginalflora in der Schwangerschaft unterscheidet sich nicht wesentlich von der bei nichtgraviden Frauen.

> **❗ Cave**
> Die vaginale Mikroflora bildet ein stabiles Ökosystem, in dem unterschiedliche Mikroorganismen in wechselnder Zusammensetzung vorkommen. Ihre Komposition ist gekennzeichnet durch eine residente und transiente Mischflora sowie durch Resistenz und Immunität. Zudem besteht in hohem Maße auch eine Abhängigkeit vom hormonellen Milieu und der sexuellen Aktivität.

Die normale Scheidenflora ist insbesondere durch die Dominanz der verschiedenen Laktobazillusarten im Verhältnis zur anaeroben Mischflora charakterisiert. In der Vagina besteht ein stabiles ökologisches Gleichgewicht der Normalflora, das ständig natürlichen Störeinflüssen ausgesetzt ist. Die verschiedenen Regulationsfaktoren des vaginalen mikroökologischen Systems wirken zahlreichen Störfaktoren entgegen, so dass die Komposition der physiologischen Vaginalflora erhalten bleibt und zumeist auch das Aufsteigen pathogener Keime in den oberen Genitalbereich verhindert werden kann.

In der Behandlung gynäkologischer Patientinnen ist es daher besonders wichtig darauf zu achten, diese gesunde Scheidenflora zu erhalten.

Regulationsmechanismen des vaginalen mikroökologischen Systems

Eine Vielzahl von Faktoren regulieren die Zusammensetzung und Dynamik des mikrobiellen Ökosystems in der Vagina (siehe Übersicht). Die verschiedenen Regulationsmechanismen haben dabei die Aufgabe, die Quantität der Mikroflora zu begrenzen und ihre Qualität zu beeinflussen. Quantität und Qualität der vaginalen Mikroflora stellen insgesamt ein Ergebnis der Wechselwirkung von ökologischen Faktoren und kontaminierten Mikroorganismen dar.

Regulationsmechanismen des vaginalen mikroökologischen Systems

- Primäre Wirtsfaktoren
  - Endokrinologie
  - Menstruation, Schwangerschaft
  - Transsudation, Rückresorption von Vaginalflüssigkeit
- sekundäre Wirtsfaktoren
  - konsumierende Grundkrankheiten
  - Kortikoid- und Zytostatikatherapie
  - Stoffwechselerkrankungen und Endokrinopathien
  - anatomische Veränderungen
  - Sexualverhalten, Intimpflege
- vaginale Milieufaktoren
  - Sauerstoff-Kohlendioxid-Partialdruck
  - pH-Wert
  - Laktobazillenschutzsystem
  - Scheideninhaltsstoffe
  - immunologische Faktoren
  - Chemotaxis
  - Populationsdichte
  - enzymatische Faktoren
  - Adhärenzphänomene
- Faktoren der intermikrobiellen Wechselwirkung
  - Stoffwechselaktivatoren der Mikroorganismen
  - Metabolitenhemmung

3.1 Primäre Wirtsfaktoren

3.1.1 Endokrinologie

Die Steroidhormone wirken an spezifischen Rezeptoren des Zielgewebes, wobei die Spezifität eines Rezeptors charakterisiert ist durch eine hohe Affinität bei begrenzter Kapazität. Die Hormonbindung an den Rezeptor der Zelle stellt einen ersten Schritt einer Folge von aktivierenden und modulierenden biologischen Wirkungen dar, deren Wirkungsprofile direkt und indirekt auch auf die Wirtsfaktoren der Vagina einwirken.

Die Steroidhormone bewirken Proliferation, Desquamation und Regeneration des Scheidenepithels. Die Proliferation und Reifung der Vaginalzellen wird von den Östrogenen stimuliert, während Progesteron die Wirkung der Östrogene modifiziert und durch Förderung der Desquamation eine übermäßige Proliferation verhindert. Androgene erhöhen die Vaskularisierung. Mit der Proliferation kommt es auch zu einer Glykogeneinlagerung in die Intermediärzellen der Vagina. Das Glykogen wird bei der Desquamation freigesetzt und insbesondere von den Laktobazillen zu Laktat verstoffwechselt, welches wiederum das selektive Wachstum der Laktobazillen begünstigt und das physiologische saure Vaginalmilieu mit einem vaginalen pH-Wert von 3,8–4,4 aufrecht erhält.

Die hormonellen zyklischen Einflüsse sowie Menstruation, Schwangerschaft und Wochenbett bewirken Milieuveränderungen, die auch auf die vaginale Mikroflora einwirken. Veränderte mikroökologische Faktoren während der Schwangerschaft bestehen in der hormonalen Aktivität, der gesteigerten Durchblutung mit einer besseren Sauerstoffversorgung des Gewebes sowie im erhöhten Glykogenreichtum der Navikularzellen.

Als beeinflussende mikroökologische Faktoren des Wochenbetts sind hauptsächlich der Lochialfluss und die veränderte hormonale Reaktionslage anzusehen.

3.1.2 Transsudation und Rückresorption

Als primäre Wirtsfaktoren sind auch die physiologischen Vorgänge der Transsudation und Rückresorption von Flüssigkeiten zu werten. Im oberen Drittel der Scheide findet eine erhebliche Transsudation statt. Die Rückresorption dieser Flüssigkeit erfolgt größtenteils in den unteren zwei Dritteln der Vagina. Bei einer Scheideninfektion ist die Transsudation nicht wesentlich gesteigert, sondern die physiologische Rückresorption gestört. Es kommt zur Fluorbildung und damit zur Beeinflussung des Vaginalmilieus (◘ Abb. 3.1).

3.2 Sekundäre Wirtsfaktoren

Durch konsumierende Grundkrankheiten, z. B. Leukämie, Lymphogranulomatose, Karzinome, Glomerulonephritis, Tuberkulose u. a., ist die allgemeine Resistenzlage des Organismus geschwächt, und es besteht eine auffällige Tendenz zu Scheideninfektionen. Kortikoide und Zytostatika beeinflussen ebenso wie Antibiotika das Immunsystem. Die vaginalen Milieustörungen entstehen dabei hauptsächlich durch die Beeinträchtigung der zellulären Abwehrlage.

Stoffwechselerkrankungen wie Diabetes mellitus und Endokrinopathien wie Hypoparathyreo-

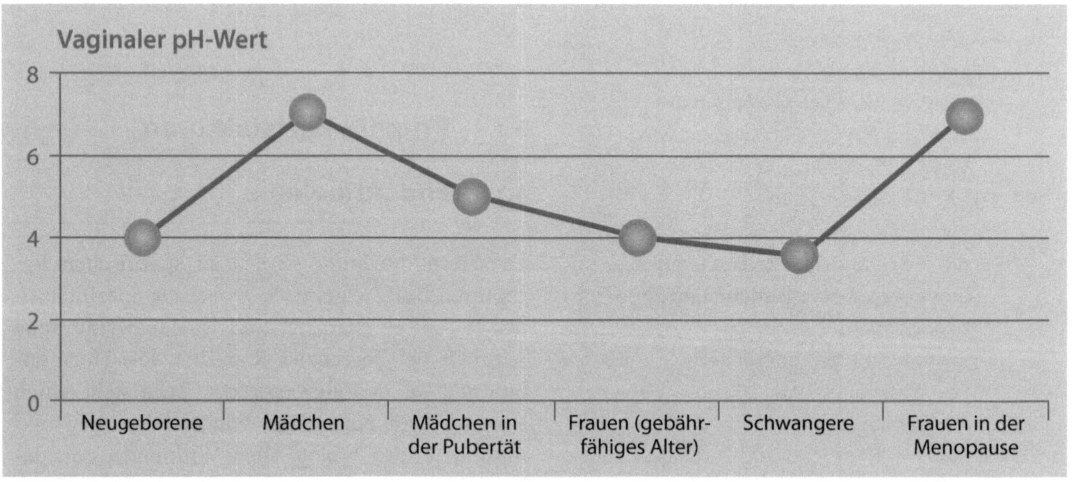

◘ **Abb. 3.1** Der vaginale pH-Wert in den verschiedenen Lebensabschnitten der Frau

idismus, Nebennierenrindeninsuffizienz, Morbus Cushing und Polyendokrinopathien stellen verschiedene prädisponierende Faktoren für die Entstehung von Scheideninfektionen dar.

Weitere sekundäre Wirtsfaktoren sind anatomische Veränderungen, z. B. Fistelbildungen und Deszensus uteri et vaginae, sowie das Sexualverhalten und die falsche Intimpflege (Verwendung von Intimspray, synthetische Duschgels, alkalische Seifen).

3.3 Vaginale Milieufaktoren

3.3.1 Sauerstoff-Kohlendioxid-Partialdruck

Die Sauerstoffkonzentration oder auch eine lokale Erhöhung des Kohlendioxidpartialdruckes sind durch die Auslösung verschiedener biochemischer Reaktionen für die Mikroorganismen der Vagina bedeutsam. Die fakultativen Anaerobier z. B. können über einen weiten Bereich des Sauerstoffpartialdruckes leben. Demgegenüber sind die obligaten Anaerobier nur ohne Sauerstoff in der Lage, ihre Lebensstrategie zu behaupten. Für das vaginale mikroökologische System ist es wichtig, dass die Sauerstoff- und Kohlendioxidkonzentration in definierten Grenzen gehalten werden. Sauerstoff und Kohlendioxid haben Einfluss auf die Gewebeperfusion und den Zellmetabolismus.

3.3.2 Vaginaler pH-Wert

Der vaginale pH-Wert ist das Maß für den Säuregehalt in der Scheide. Er resultiert aus den wasserlöslichen Bestandteilen des Scheideninhaltes und wird hauptsächlich durch die Milchsäurekonzentration, aber auch durch andere Säuren in der Vagina gebildet. An der Milchsäureproduktion sind neben den Laktobazillen auch Streptokokken, Peptostreptokokken, E. coli und andere Mikroorganismen beteiligt.

Im hinteren Scheidengewölbe besteht ein geringerer Säuregrad als am Introitus vaginae. Der normale pH-Wert der Scheiden wird am Scheideneingang ca. 2–3 cm tief gemessen und beträgt

bei Frauen im fertilen Alter 3,8–4,4. Der pH-Wert der Vaginalflora ist in den einzelnen Lebensphasen starken Schwankungen unterworfen (◘ Abb. 3.1 und 3.2).

Der wichtigste und natürlichste Schutz gegen Infektionen der Scheide ist eine gesunde Vaginalflora. Hauptverantwortlich dafür sind die Laktobazillen. Sie produzieren Milchsäure, sorgen für ein saures Milieu (pH 4,0–4,5) und verhindern so das Wachstum von Krankheitserregern.

Der normale vaginale pH-Wert ist äußerst wichtig für das körpereigene vaginale Schutzsystem und für die Stabilität der bakteriellen Vaginalflora. Er hat einen regulierenden Einfluss auf

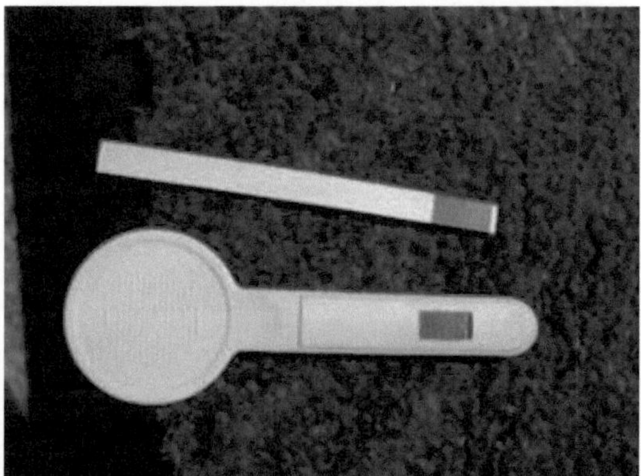

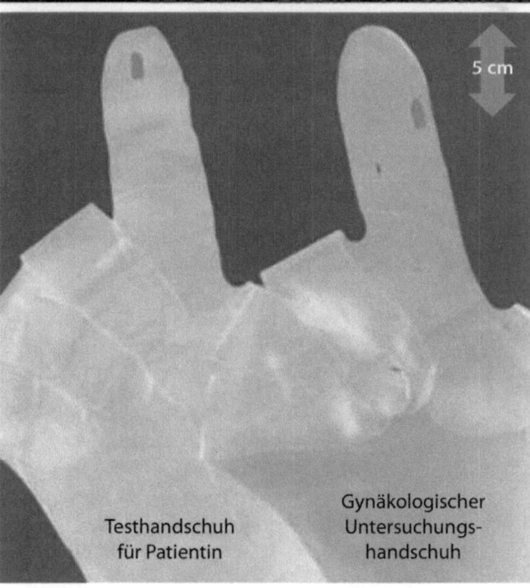

◘ **Abb. 3.2** Messung des vaginalen pH-Wertes mit pH-Teststreifen, pH-Untersuchungshandschuh oder pH-Streifenträger

das Wachstum einzelner Mikroorganismen sowie auch auf die Aktivität ihrer Enzyme. Das saure Scheidenmilieu erlaubt nur wenigen Bakterienarten, sich hier anzusiedeln, und bietet damit einen Schutz vor vaginalen und aszendierenden Genitalinfektionen (◘ Abb. 3.3).

Demgegenüber führt ein Anstieg des pH-Wertes zu einer Verschiebung des physiologischen Gleichgewichtes zugunsten anderer obligat anaerober Bakterien, die ein alkalisches Milieu bevorzugen. Es kommt zu einer mikrobiellen Imbalance, die zu verschiedenen infektiösen Prozessen führen kann. Die verschiedenen Einflussfaktoren auf den pH-Wert der Vagina sind in ◘ Abb. 3.4 zusammengestellt.

In der Vagina dient der pH-Wert der Limitierung des mikrobiellen Wachstums bzw. der Aus-

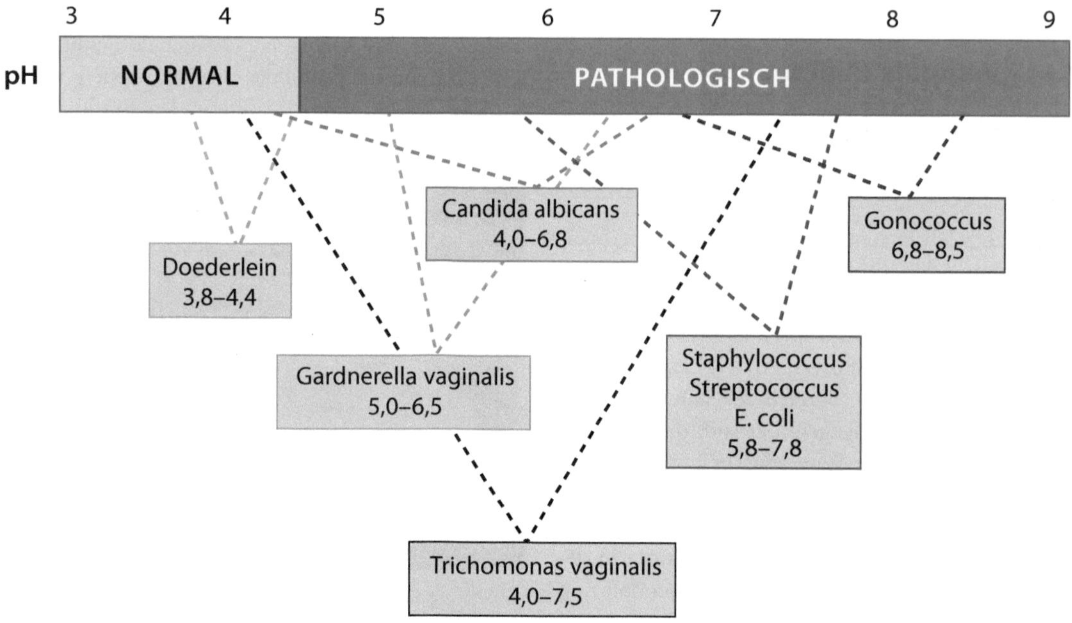

◘ **Abb. 3.3** pH-Werte des Vaginalsekretes normal und pathologisch, in Abhängigkeit von der mikrobiellen Besiedlung

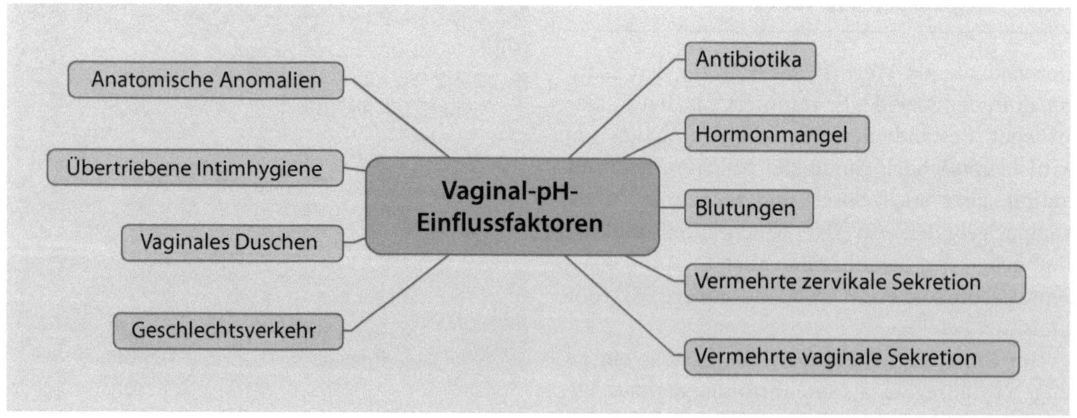

◘ **Abb. 3.4** Einflussfaktoren auf den vaginalen pH-Wert

lese bestimmter Mikroorganismen. Erhöhte pH-Werte können auch ohne Vorliegen einer Infektion registriert werden. Es handelt sich in solchen Fällen um

- vaginale Blutungen
- vermehrte Absonderung von Zervixschleim
- vorzeitigen Blasensprung
- Werte nach dem Geschlechtsverkehr
- Einsatz falscher Hygienemaßnahmen (z. B. Vaginalspray)

Unter klinischen Aspekten besteht die große Bedeutung der vaginalen pH-Wert-Messung in der frühzeitigen Erkennung von Störungen des vaginalen Ökosystems, wodurch vielen Scheideninfektionen zu einem gewissen Teil vorgebeugt werden kann. Zudem werden durch eine daraus abgeleitete schnell einsetzende Therapie ernsthafte Infektionsschäden vermieden sowie signifikant das Risiko für Genitalinfektionen gesenkt.

Die pH-Wert-Messung kann somit in der Gynäkologie und Geburtsmedizin insbesondere im Rahmen von Präventionsstrategien sowie auch zur Therapiekontrolle relevanter Vaginalinfektionen eingesetzt werden. Die diagnostische Relevanz der pH-Wert-Bestimmung zeigt ▫ Tab. 3.1.

Eine sehr große Bedeutung hat die vaginale pH-Wert-Bestimmung in der Schwangerschaft. Durch frühzeitige Erkennung eines vaginalen pH-Wert-Anstiegs, z. B. als Folge einer Dysbiose, und die daraufhin eingeleitete pH-Wert-Absenkung, z. B. mit probiotischen Laktobazillen, bewirken eine effektive Prophylaxe von infek-

tionsbedingten Spätaborten, Frühgeburten und Geburten untergewichtiger Kinder (Saling 2000, Hoyme 2003).

3.3.3 Laktobazillenschutzsystem

Laktobazillen sind eine heterogene Gruppe von nicht sporenbildenden grampositiven stäbchenförmigen oder kokkoiden Bakterien, die die Normalflora darstellen und keine pathogene Wirkung haben. Die meisten Laktobazillenarten bevorzugen ein mikroaerobes Milieu, einige wenige sind obligat anaerob.

Mit modernen gentechnologischen Untersuchungen lassen sich verschiedene Arten von Laktobazillen differenzieren: L. acidophilus, L. crispatus, L. amylovorus, L. gallinarum, L. gasseri, L. johansonii, L. jensenii und eine Vielzahl weitere neu entdeckter Arten. Falsen und Mitarbeiter (1999) konnten mit gentechnischen Untersuchungsmethoden bei 23 gesunden schwedischen Frauen 202 verschiedene Laktobazillenstämme aus der Scheide isolieren. Die gefundenen Laktobazillusarten waren meist L. crispatus, L. gasseri, L. iners, L. jensenii.

Die Laktobazillen der Vagina sind gegenüber β-Laktam-Antibiotika empfindlich, sie reagieren wenig gegenüber Doxycyclin und Metronidazol. Clindamyzin hingegen beeinflusst die Laktobazillenflora.

Bei längerem Bestehen einer vaginalen Infektion werden die Laktobazillen selbst genetisch verändert. Es treten kokkoidale oder polymorphe Formen auf, die keine glykolytischen Eigenschaften mehr aufweisen, sich jedoch normal vermehren. Der damit verbundene Rückgang der physiologisch wirksamen Formen der Laktobazillen, der bis zum völligen Verschwinden dieser Mikroorganismen führen kann, bewirkt einen Anstieg des vaginalen pH-Wertes und damit bessere Proliferationsbedingungen für pathogene Keime.

Die Laktobazillen besitzen eine Vielzahl von Keimabwehrfaktoren (siehe Übersicht), die für die Einhaltung eines Gleichgewichtes innerhalb der Scheidenökologie von ausschlaggebender Bedeutung sind und zudem verschiedene Schutzfunktionen ausüben.

▫ **Tab. 3.1** Diagnostische Relevanz der pH-Wert-Bestimmung

pH-Wert	Störung
3,8–4,5	Laktobazillenflora, normale Vaginalflora
>4,5	Gestörte Vaginalflora (Dysbiose, bakterielle Vaginose, bakterielle Kolpitis etc.)
>6	Atrophische Kolpitis, Blasensprung in der Schwangerschaft, Mädchen vor der Menarche

Nicht jeder Stamm von Laktobazillen produziert alle der genannten Faktoren. Daher sind einige Stämme Infektionen gegenüber wirksamer als andere. Es haben z. B. Frauen mit H_2O_2 produzierenden Laktobazillen ein geringeres Risiko, eine bakterielle Vaginose zu entwickeln, als Frauen, deren Laktobazillen kein H_2O_2 produzieren.

Von den Keimabwehrfaktoren der Laktobazillen steht die Beteiligung der Laktobazillen an der Milchsäurebildung aus dem Vaginalepithel im Mittelpunkt (Abb. 3.5). Durch Einwirkung von Östrogenen und Progesteron entsteht in den Zellen der Scheidenwand eine Glykogeneinlagerung. Die Laktobazillen sind in der Lage, diese Zellen im Rahmen der bakteriellen Zytolyse aufzulösen, wobei Glykogen freigesetzt wird, das unter dem Einfluss der Laktobazillen und anderen Bakterien zu Zucker (Maltose und Dextrose) abgebaut wird (Abb. 3.5). Danach erfolgt die Vergärung des Zuckers zur Milchsäure, die hauptsächlich den Säuregrad des vaginalen pH-Wertes von 3,8–4,5 prägt. Der normale pH-Wert ist damit abhängig vom quantitativen Vorhandensein der Milchsäure.

Infolge der von den Laktobazillen produzierten Keimabwehrfaktoren kommt es zu einer deutlichen Wachstumshemmung von pathogenen Mikroorganismen. Demgegenüber verändert sich bei einer Reduzierung der Milchsäurebakterien das gesamte vaginale Milieu. Pathogene Bakterien finden optimale Wachstumsbedingungen und überwuchern durch eine hohe Populationsdichte das Scheidenmilieu. Die wichtige Schutzfunktion der Milchsäurebakterien geht verloren. Eine Folge davon ist die Verschiebung des Säuregrades (pH-Wert) im Vaginalsekret.

Insgesamt betrachtet sind der hohe Anteil der Laktobazillen an der Komposition der Vaginalflora und ein normaler pH-Wert unter 4,5 eines der wesentlichen Merkmale für die normale Scheidenflora einer gesunden Frau (Abb. 3.6–3.9).

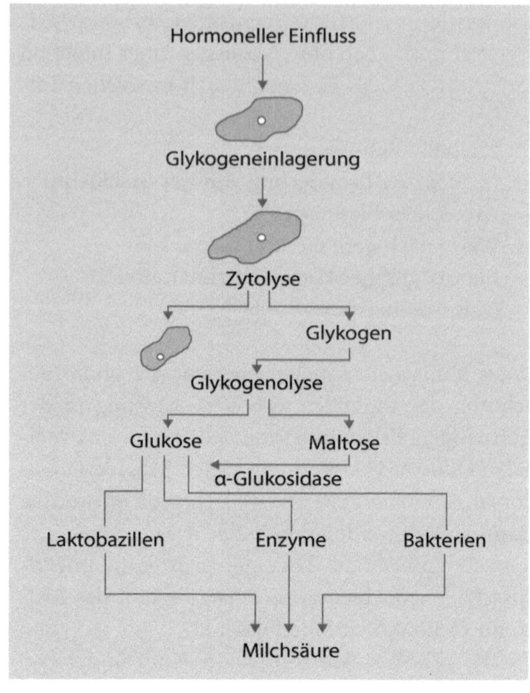

 Abb. 3.5 Schematische Darstellung des Glykogenabbaus bis zur Milchsäure

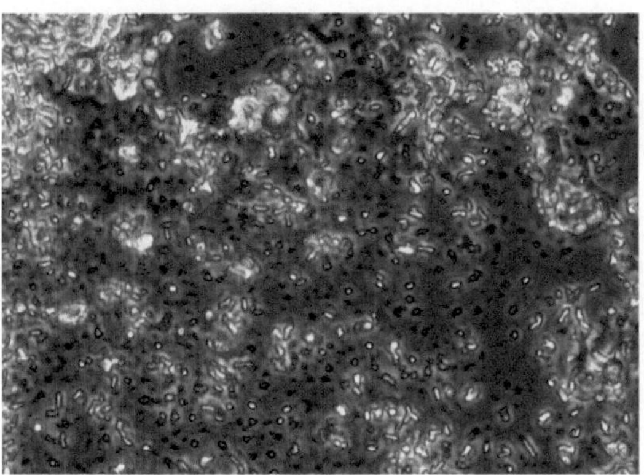

Abb. 3.6 Laktobazillenflora im phasenkontrastmikroskopischen Bild

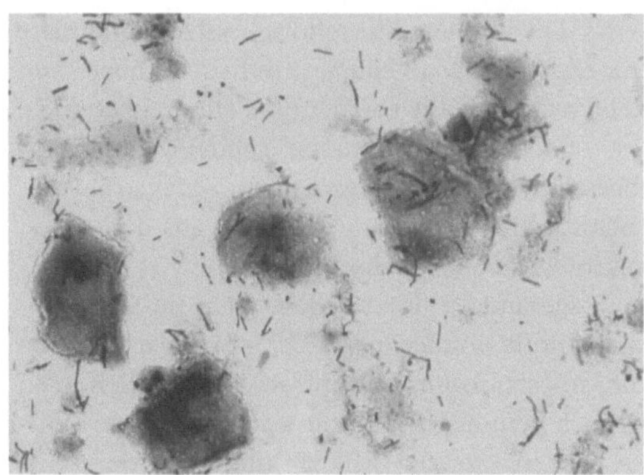

Abb. 3.8 Polymorphe Laktobazillenflora, vaginaler pH-Wert <4

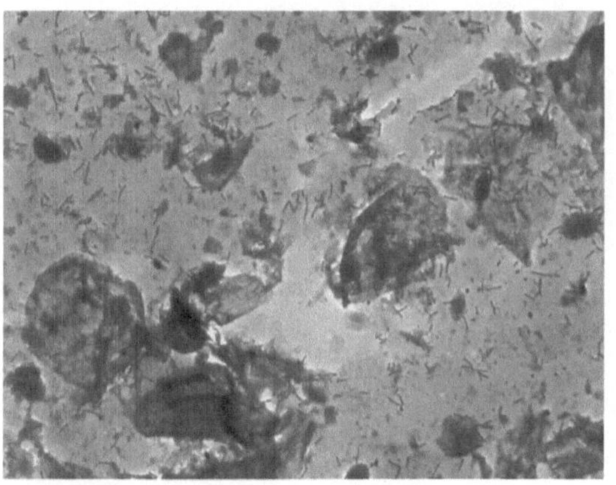

Abb. 3.7 Laktobazillenflora mit bakterieller Zytolyse

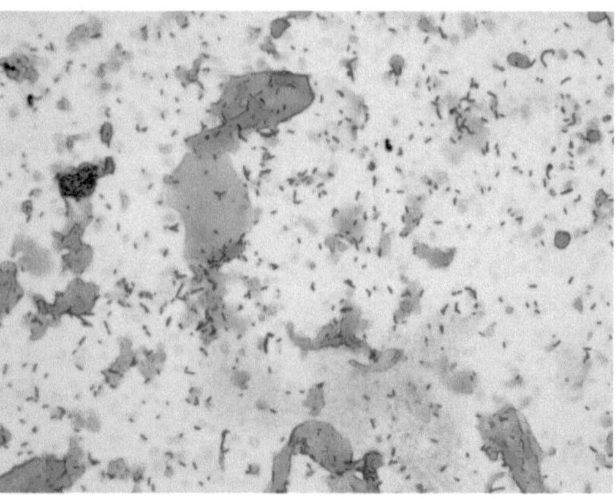

Abb. 3.9 Grampositive Laktobazillen mit bakterieller Zytolyse

> - Therapie lokaler mikrobieller Infektionen durch Korrektur der gestörten Vaginalflora
> - Stabilisierung von Terrainfaktoren des vaginalen mikroökologischen Systems (pH-Wert-Absenkung)

Die Substitution mit Laktobazillen bewirkt nur einen zeitlich begrenzten Effekt in Bezug auf die Regulation der Scheidenflora. Ihre Domäne dürfte somit hauptsächlich in der Prävention bzw. der Erhaltung eines Zustandes nach Antibiotikatherapie, z. B. mit Metronidazol oder Clindamyzin, liegen.

3.3.4 Scheideninhaltsstoffe

Der Scheideninhalt mit seiner Vielzahl verschiedener biochemischer Substanzen steht in enger Beziehung zur Mikroflora der Vagina. Er enthält abgestoßene zytolytische Scheidenepithelien vermischt mit einem Transsudat aus den Scheidengefäßen, außerdem die Standortflora sowie verschiedene Produkte des Zellstoffwechsels (Abb. 3.10). Außer Mono- und Polysacchariden, Aminosäuren, Lipiden und Phosphatiden kommen auch Elektrolyte, verschiedene Enzyme und Spurenelemente im Scheideninhalt vor (Tab. 3.2).

Die Versorgung der Mikroorganismen erfolgt hauptsächlich durch das Nährstoffangebot des

Wirts. Die vaginale Mikroflora besitzt ausgeprägte enzymatische Aktivitäten, die zum Abbau von Kohlehydraten, Eiweißen und Fetten führen. Zu den endogenen Nährstoffen zählen Zelldetritus, abgestorbene Mikroorganismen, Menstrualblut, Lochialsekret sowie Nährstoffe, die aus dem intermikrobiellen Stoffwechsel stammen.

Insgesamt ist festzustellen, dass die Scheideninhaltsstoffe infolge eines sehr komplexen Wirkungsmechanismus sowohl einen stimulierenden als auch hemmenden Einfluss auf bestimmte Stoffwechselprozesse des Mikro- und Makroorganismus ausüben können.

3.3.5 Immunologische Faktoren

Im Gegensatz zum systemischen Immunsystem, das alle Fremdantigene eliminiert, ist die Immunabwehr im unteren Genitalbereich sehr komplex. Es werden einerseits »gutartige Fremdantigene«, wie z. B. Keime der vaginalen Residentflora und Laktobazillenstämme, toleriert, andererseits müssen pathogene Mikroorganismen als solche er-

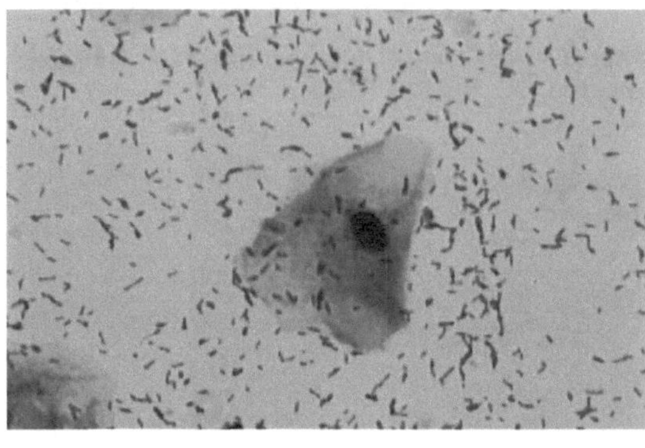
◘ Abb. 3.11 Laktobazillenflora mit Adhärenz an der Intermediärzellen

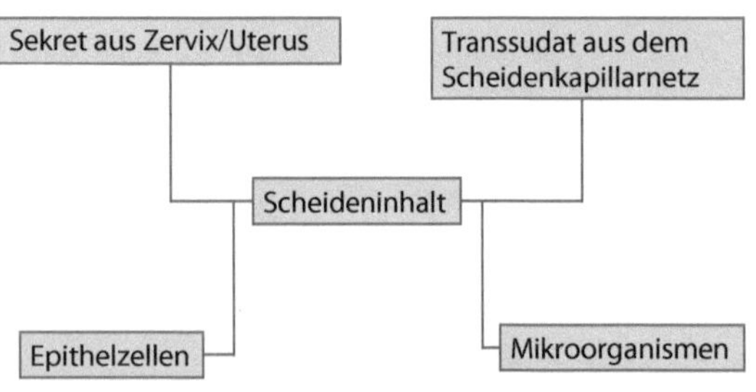

◘ Abb. 3.10 Zusammensetzung des Scheideninhaltes

◘ Tab. 3.2 Scheideninhaltsstoffe

Substanzklasse	Inhaltsstoffe
Elektrolyte	Chlorid, Kalium, Natrium
Spurenelemente	Eisen, Kalzium, Magnesium, Zink
Organische Säuren	Essigsäure, Propansäure, Methylpropansäure, Butansäure, Methylbutansäure, Milchsäure
Lipide	Triglyzeride, Cholesterin, Cholesterinester, Phospholipide
Aminosäuren	Histidin und 14 weitere Aminosäuren
Proteine	Albumine, Immunglobuline (IgA, s-IgA, IgG), Laktoferrin, Transferrin, Gykoproteine der Muzinklassen
Enzyme	Lysozym, Mukopolysaccharidase, Oxidasen, Peroxidasen, Laktatdehydrogenase, weitere Dehydrogenasen, alkalische Phosphatase, Esterasen
Kohlenhydrate	Glykogen, Glukose, Fruktose, Maltose
Blutabbauprodukte	Harnstoff, Amine
Epithel- und nicht epitheliale Zellen	Makrophagen, Granulozyten, Histiozyten, desquamierte Plattenepithelien

s-IGA sekretorisches Immunglobulin A

kannt und ihre Aufnahme oder ihr aktives Eindringen verhindert werden.

Bei einer lokalen Antigenexposition der Vagina ist die Stimulierung des Immunsystems relativ schwach, sie wird beeinflusst von der zyklusabhängigen Durchlässigkeit des mehrschichtigen Plattenepithels sowie durch das Serumamyloid im Plattenepithel, welches das darunterliegende lymphatische System abschirmt. Nach der epithelialen Antigenpassage erreichen die Antigene die Langerhans-Zellen und andere antigenpräsentierende Zellen und unterliegen dann der immunologischen Abwehrkaskade.

Die vaginale humorale Abwehr wird hauptsächlich sichergestellt durch die sekretorische Komponente der Epithelzellen, die IgA-Plasmazellen und sekretorisches IgA sowie IgG in den Sekreten. IgG passiert die Vaginalwand über interzelluläre Kanäle und ist das dominante Immunglobulin in der Vagina. Das Mengenverhältnis von IgG zu s-IgA (sekretorisches Immunglobulin A) beträgt in der Vagina 10:1.

Die immunologische Infektionsabwehr wird aber auch durch unspezifische Begleitreaktionen wie Vorgänge der Phagozytose durch polymorphkernige Granulozyten oder durch Zellen des mononuklearen phagozytären Systems wesentlich unterstützt und manchmal erst mit diesen unspezifischen Vorgängen voll wirksam.

3.3.6 Chemotaxis

Die Chemotaxis ist ein präphagozytotisches Phänomen. Es stellt eine der ersten Voraussetzungen für eine Phagozytose und damit für die Präsentierung von Antigenen sowie für die Ingangsetzung einer Sensibilisierung und Aktivierung der Immunabwehr dar.

Unter den chemischen Mediatoren mit chemotaktischer Wirkung spielen die Zytokine eine entscheidende Rolle. Sie bilden eine sehr heterogene Gruppe interzellulärer Botenstoffe (Polypeptide), die, obwohl sie nur in geringen Mengen von den jeweiligen Zellen ausgeschieden werden, über spezifische Rezeptoren hochwirksam sind. Neben der Chemotaxis besitzen Zytokine auch zellregulatorische Funktionen und aktivieren verschiedene Eigenschaften der Abwehrzellen.

3.3.7 Populationsdichte

Für die Pathogenität der Mikroorganismen hat die Keimzahl gleichfalls Bedeutung. Eine bestimmte Quantität von Mikroorganismen oder einer Spezies kann vom gesunden Organismus dank seiner Abwehrkraft toleriert werden. Normalerweise findet man 10^5–10^8 Laktobazillen und nur 10^4–10^5 andere fakultativ pathogene Keime pro Milliliter Vaginalsekret. Der Übergang von der Normalflora zur Infektion ist fließend und insbesondere abhängig von der Populationsdichte (fakultativ pathogene Erreger) und der Virulenz (obligat pathogene Erreger).

Hohe Keimzahlen größer als 10^9 gelten als pathogen. Die Höhe der Toleranzgrenze ist im Allgemeinen unbekannt und kann durch verschiedene exogene Faktoren herabgesetzt werden. Ob und inwieweit eine Korrelation zwischen Quantität der Spezies und Schwere des Krankheitsbildes besteht, ist im Einzelnen noch nicht geklärt, denn auch relativ geringe Keimzahlen können zur Scheideninfektion führen. Dabei ist anzunehmen, dass neben der Keimzahl insbesondere Änderungen von Milieufaktoren für das Manifestwerden der Scheideninfektion mitverantwortlich sind.

3.3.8 Enzymatische Faktoren

Die Anzahl der Mikroorganismen bestimmt die Gesamtenzymaktivität an einem Standort. Trotz geringer Enzymaktivität des einzelnen Keimes ergibt sich bei großer Keimzahl eine hohe Gesamtaktivität. Keimmenge und -verbreitung werden durch Vorkommen und Quantität bestimmter Stoffe kontrolliert, die für ihre Existenz unbedingt notwendig sind. Die limitierenden Faktoren werden wesentlich vom Makroorganismus bestimmt.

Der Makroorganismus produziert in unterschiedlicher Menge Enzyme, die sich ebenso wie die mikrobiellen Enzyme im Scheideninhalt nachweisen lassen. Eine besondere Rolle als antimikrobielle Substanz spielt dabei das Lysozym, das eine universelle Bedeutung bei der Regulierung der vaginalen Keimflora besitzt. Seine Wirksamkeit wird als bakteriostatisch und virostatisch eingeschätzt. Lysozym ist auch in der Lage; die leukozytäre Phagozytose anzuregen. Von Bedeutung ist weiterhin der Einfluss von Proteinasen auf die Adhärenz der Mikroorganismen. So kann z. B. durch den Abbau von Oberflächenproteinen am Vaginalepithel die Adhärenz von Candida albicans vermindert werden.

Unter natürlichen Biotopbedingungen werden auch in der Vagina zahlreiche Makromoleküle zunächst durch bakterielle Exoenzyme teilweise abgebaut:
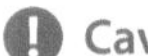 Proteine durch Peptidasen zu Peptiden und Aminosäuren
- Polysaccharide durch saccharolytische Enzyme in Monosaccharide
- Fette durch Lipasen zu Fettsäuren

Durch eine rasche Regulierung der Enzymaktivität und der Erregersynthese ist die Bakterienzelle in der Lage, sich den jeweiligen Milieubedingungen optimal anzupassen. Die meisten bakteriellen Erreger sezernieren eine oder mehrere Proteasen, die auch verschiedene Kaskadenreaktionen auslösen.

! Cave

Herabgesetzte oder gesteigerte Enzymaktivitäten, die von der Anzahl der Mikroorganismen, aber auch vom Makroorganismus selbst geprägt werden, können einen wesentlichen Einfluss auf das mikroökologische System der Scheide ausüben. Die Enzyme sind im Bereich des vaginalen mikroökologischen Systems in Rückkopplung mit Stoffwechselprozessen zu sehen. Sie führen zu enzymatischen Strukturmodulationen verschiedener Zellpopulationen.

3.3.9 Adhärenzphänomene

Bakterien können mittels unterschiedlicher Adhäsionsmoleküle (Adhäsine) an Epithelzellen binden. Das Adhärenzvermögen ist für Mikroorganismen eine wichtige Voraussetzung zur Besiedlung eines Wirtes und die erste Voraussetzung für die Auslösung der Infektionskaskade. Die Fähigkeit von Mikroorganismen zur Adhärenz an Epithelzellen eines Wirtes ist für die Entstehung und den Verlauf einer Infektion bedeutungsvoll. Nur die fest am Epithel sitzenden Mikroorganismen können sich

der Spülwirkung im Scheideninhalt widersetzen und in einem ständigen Abwehrkampf sich gegen die antibakteriellen Aktivatoren des Makroorganismus und gegen die biologischen Wettbewerbe anderer Bakterien behaupten.

Die Haftfähigkeit determiniert als Hauptfaktor die Art der Mikroorganismen am Standort. Die Adhärenz von Laktobazillen an das Plattenepithel der Vagina erhält die physiologische Vaginalflora, dagegen nutzen pathogene Erreger die Adhärenz aus, um pathogene Prozesse einzuleiten.

3.4 Faktoren intermikrobieller Wechselwirkung

Synergistisches und antagonistisches Verhalten der Mikroorganismen untereinander haben einen regulierenden Einfluss auf die Zusammensetzung und Erhaltung der vaginalen Mikroflora. Einen antagonistischen Effekt für das Bakterienwachstum stellt die Metabolitenhemmung dar. Hierbei werden von einer Spezies Abfallprodukte, z. B. H_2O_2, H_2S und kurzkettige Fettsäuren, abgegeben, die für andere Spezies toxisch sein können. Ein Beispiel dafür geben die Anaerobier. Die von ihnen gebildeten Fettsäuren hemmen das Wachstum von E. coli und anderen Mikroorganismen.

Auch eine Substratkonkurrenz führt zu einer gegenseitigen Einschränkung von Bakterien im Wachstum. Die sogenannte mikrobielle Sukzession, die Weiterverwertung von Metaboliten, die bei der primären bakteriellen Nutzung von Nährstoffen anfallen, stellt ein weiteres mikroökologisches Kontrollprinzip dar.

! Cave

Die Stabilität des vaginalen mikroökologischen Systems ist wichtig für die Beziehung zwischen Wirt und normaler Flora sowie der verschiedenen Mikroorganismen untereinander. Die Vagina beherbergt ein komplexes und dynamisches mikroökologisches System, das durch eine Vielzahl von Wirts- und mikrofloraabhängigen Bedingungen reguliert wird.

Störungen des vaginalen mikroökologischen Systems

Eine Vielzahl endogener und exogener Einflüsse kann zu einer Inaktivierung des vaginalen mikroökologischen Systems führen ( Tab. 4.1). Als Folge entwickelt sich eine nachhaltige Dysbalance und unterschiedliche Vaginalinfektionen entstehen.

 Cave
Vaginalinfektionen entwickeln sich besonders dann, wenn das körpereigene Schutzsystem mit seinen zahlreichen Regulationsfaktoren gestört ist und sich eine nachhaltige Dysbalance der Scheidenflora bildet.

 Cave
Ausdruck einer Störung des vaginalen mikroökologischen Systems sind in erster Linie die vaginale Dysbiose und das Symptom des Fluor vaginalis.

4.1 Dysbiose

Die Dysbiose ist definiert als eine qualitative und quantitative Störung des Gleichgewichts der Vaginalflora. Es besteht eine Fehlbesiedlung der Vagina mit verschiedenen Mikroorganismen der Transient- und Residentflora und einem Lakto-

 Tab. 4.1 Beeinflussung des vaginalen mikroökologischen Systems

Exogene Einflüsse	Endogene Einflüsse
– Sexuelle Kontakte, Sexualverhalten mit hoher Infektionsgefährdung – Sperma – lokale Kontrazeption – Antibiotika – Hygienefaktoren – Einschleusung von Bakterien, die nicht zur Vaginalflora gehören	– Menstruation – Östrogenmangel – Glykogenverlust – erhöhte Populationsdichte von Bakterien, die sonst nur in geringer Anzahl vorhanden sind – Adhärenzbiofilmbildung – Erweiterung der bakteriellen Gemeinschaft mit anderen z. T. unbekannten Spezies – Verdrängung der Laktobazillen aus dem Biotop

bazillenmangel, jedoch keine Zeichen einer Infektion. Auf der Basis einer Dysbiose können die Entstehung eines Fluor vaginalis, eine unspezifische Kolpitis und bakterielle Vaginose, aber auch manifeste aszendierende Infektionen begünstigt werden.

Die vaginale Dysbiose äußert sich oft in einem übelrechenden grau-weißen Ausfluss und in einem erhöhten vaginalen pH-Wert (>4,5). Es besteht eine bakterielle Mischflora, bei der die Laktobazillendominanz zugunsten der Populationsdichte anderer bakterieller Mikroorganismen verändert ist.

Die Befunde einer Mischflora sind nicht unbedingt als pathogen zu bewerten, oft sind die Patientinnen völlig beschwerdefrei. Die Mikroorganismen entsprechen quasi einer komensalen Besiedlung. In anderen Fällen hingegen finden sich subjektive und objektive Kriterien einer entzündlichen Reaktion. Die Mischflora muss daher stets in Relation zum klinischen Bild interpretiert werden (◘ Abb. 4.1 und 4.2).

Durch eine vaginale pH-Wert-Bestimmung werden Hinweise auf physiologische bzw. infektionsprägende Reaktionsabläufe in der Vagina erkennbar. Eine vaginale Dysbiose wird meistens durch folgende Faktoren begünstigt:

- zeitweise geschwächtes Immunsystem, etwa bei Erkältungskrankheiten oder grippalen Infekten
- übertriebene oder falsche Intimhygiene
- Behandlung mit Kortison, Antibiotika, Chemotherapie
- hormonelle Veränderungen, z. B. Schwangerschaft, Wechseljahre oder Einnahme der Antibabypille
- häufig wechselnde Geschlechtspartner
- Geschlechtskrankheiten

In der Schwangerschaft ist es besonders wichtig, eine Dysbiose frühzeitig zu erkennen und zu behandeln. Denn wenn der natürliche Säureschutzmantel der Scheide gestört ist, ist der Embryo ungenügend vor schädlichen Keimen geschützt. Krankheitserreger können in die Gebärmutter aufsteigen und vorzeitige Wehen auslösen. Störungen der Vaginalflora gelten als Hauptursache für vorzeitige Wehen und Frühgeburten.

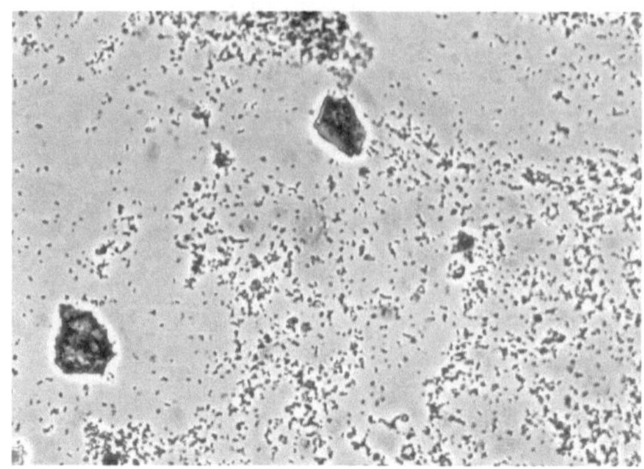

◘ **Abb. 4.1** Bakterielle Mischflora von Stäbchenbakterien und Kokken, pH-Wert <4,5

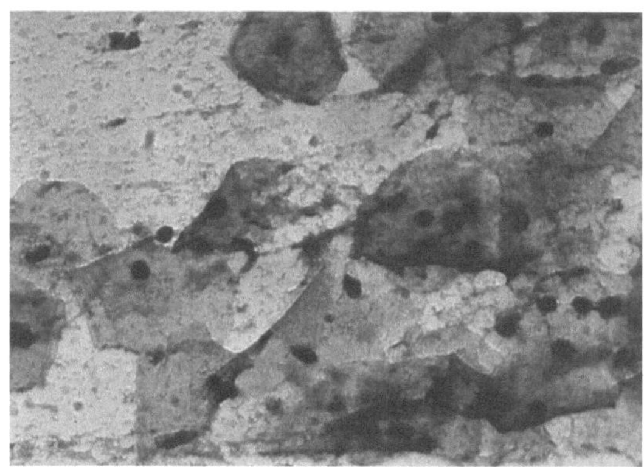

◘ **Abb. 4.2** Mischflora mit einer hohen Populationsdichte, pH-Wert >4,5

> ⊕ **Cave**
> Eine vaginale Dysbiose äußert sich oft in einem übelrechenden grau-weißen Ausfluss und in einem erhöhten pH-Wert in der Scheide. Die Folge sind oft wiederkehrende Urogenitalinfektionen.

4.1.1　Therapie

Wenn spezifische Erreger als Ursache für Genitalinfektionen ausgeschlossen sind und eine Dysbiose nachgewiesen wurde, dann ist eine spezifische antiinfektive Therapie nicht indiziert. Das Behandlungsziel besteht in diesen Fällen hauptsächlich in der Wiederherstellung eines physiologischen Vaginalmilieus (Eubiose).

Bei einer Dysbiose haben sich in der Praxis zur Unterstützung der physiologischen Vaginalflora ansäuernde Medikamente (z. B. Acidum lacticum, Vitamin C) und Laktobazillenpräparate sowie vaginale Antiseptikaapplikationen bewährt.

- Menge: ca. 5 ml/Tag (z. B. bemessen an der Benetzung der Unterwäsche)

Erst wenn der Ausfluss das gewöhnliche Ausmaß übersteigt, wenn er sich verfärbt oder einen unangenehmen Geruch aufweist, ist das ein Zeichen für eine Dysbalance oder Infektion (◗ Tab. 4.2). Fluor ist ein Symptom der Genitalinfektion, aber auch Ausdruck einer vielfachen anderen Genese.

4.2 Fluor vaginalis

Unter Fluor vaginalis wird eine vermehrte Vaginalsekretbildung verstanden. Bei gesunden Frauen besteht diese Flüssigkeit aus abgeschilferten Scheidenepithelzellen, Drüsensekret der Zervix, Vaginalflora, Scheidenkapillarflüssigkeit sowie verschiedenen Stoffwechselprodukten. Zur Zeit des Eisprungs tritt das Sekret unter dem hormonalen Einfluss etwas vermehrt auf, es ist klar, fast geruchlos und flüssiger als im Laufe des restlichen Regelzyklus. Der normale Fluor vaginalis ist durch folgende Parameter gekennzeichnet:

- keine subjektiven Beschwerden
- weiße und cremige Konsistenz
- pH-Wert 3,8–4,4
- Amintest negativ
- mikroskopisch im Nativpräparat vorwiegend Laktobazillen erkennbar, Reinheitsgrad I und II

4.2.1 Ursachen

- **Vaginaler Fluor**
- Infektionen
    - Trichomonadenkolpitis
    - Soorkolpitis
    - Aminkolpitis
    - bakterielle Kolpitis (Staphylococcus aureus, Enterokokken u. a.)
- Östrogenmangel
- Fremdkörperkolpitis
- Fehlverhalten: Spülungen, Intimsprays, die zur pH-Wert-Verschiebung führen
- Transsudationsfluor: sexuelle Erregung, neurovegetativ
- Desquamationsfluor: verstärkte Zytolyse durch vermehrte Produktion von Östrogen und Gestagen, z. B. in der Schwangerschaft
- psychosomatische Ursachen

◗ **Tab. 4.2** Fluorsymptome in Beziehung zu möglichen Ursachen

Fluorsymptome	Mögliche Ursache
Klar, geruchlos	Physiologisch bei Östrogenstimulation, Portioektopie
Gelb-grün, schaumig, Juckreiz, übelriechend	Trichomonas-vaginalis-Infektion
Gelblich, klar	Infektion durch Parasiten
Grau, dünnflüssig, übelriechend	Bakterielle Vaginose
Eitrig	Gonorrhö
Bräunlich, übelriechend	Intravaginale Fremdkörper
Weiß, cremig, Juckreiz	Candida-Infektion
Braun, blutig	Verletzungen, Karzinom

- ■ Zervikaler Fluor
- — Funktionell-hormonelle bzw. psychische Ursachen
    - — prämenstrueller Fluor
    - — zervikale Hypersekretion
- — Infektionen
    - — Chlamydienzervizitis
    - — Gonorrhö
- — andere organische Veränderungen der Zervix
    - — Zervixpolyp
    - — Zervixriss
    - — Zervixkarzinom
    - — Ektopie

- ■ Korporaler Fluor
- — Pyometra
- — Polyp
- — Korpuskarzinom
- — zerfallendes Myom
- — Endometritis

- ■ Tubarer Fluor
- — Tubenkarzinom
- — Adnexitis

4.2.2 Diagnose

Aus dem Fluorabstrichmaterial wird ein Nativpräparat angefertigt, das dem Sofortnachweis einer pathologischen Vaginalflora dient. Es eignet sich besonders zum Nachweis von »clue cells« (bakterielle Vaginose), Trichomonaden, Sprosspilzen, Kokken und Stäbchenbakterien (Laktobazillen) sowie Leukozyten. Unmittelbar an die Abstrichentnahme schließt sich die kolposkopische Untersuchung an.

Die mikrobiologische Untersuchung des Fluors vervollständigt die Erregersuche. Der Ausschluss einer Chlamydieninfektion oder Gonorrhö erfordert die Anwendung der molekularbiologischen Technik (PCR). Die diagnostische Abklärung des Fluor vaginalis ist in ◘ Tab. 4.3 dargestellt.

4.2.3 Therapie

Die Therapie des Fluor vaginalis wird unterschiedlich gemäß der jeweiligen Ätiologie durchgeführt und ist aus ◘ Abb. 4.3 zum Algorithmus von Hoyme und Mendling (2004) abzulesen.

◘ **Tab. 4.3** Differenzialdiagnostische Abklärung des Fluor vaginalis (Petersen 2003)

Vaginalsekret	Candidose	Bakterielle Vaginose	Trichomoniasis	Bakterielle Zytolyse
pH-Wert	3,5–4,5	>4,5	4,7	3,5–4,5
Laktobazillen	+++	Keine	Keine	+++++
Leukozytenzahl	++	+	+++	+
»Clue cells«	Negativ	+++	+	Negativ
Amintest	Negativ	+++	+	Negativ
Nativpräparat	Sprosspilzzellen/Pseudohyphen	»Clue cells«	Trichomonas vaginalis	Epithelzellkerne
Fluor	+ bis +++	+++	+++	+++
Konsistenz	Bröckelig	Homogen	Schaumig	Bröckelig
Farbe	Weißlich	Grau	Gelblich	Weißlich

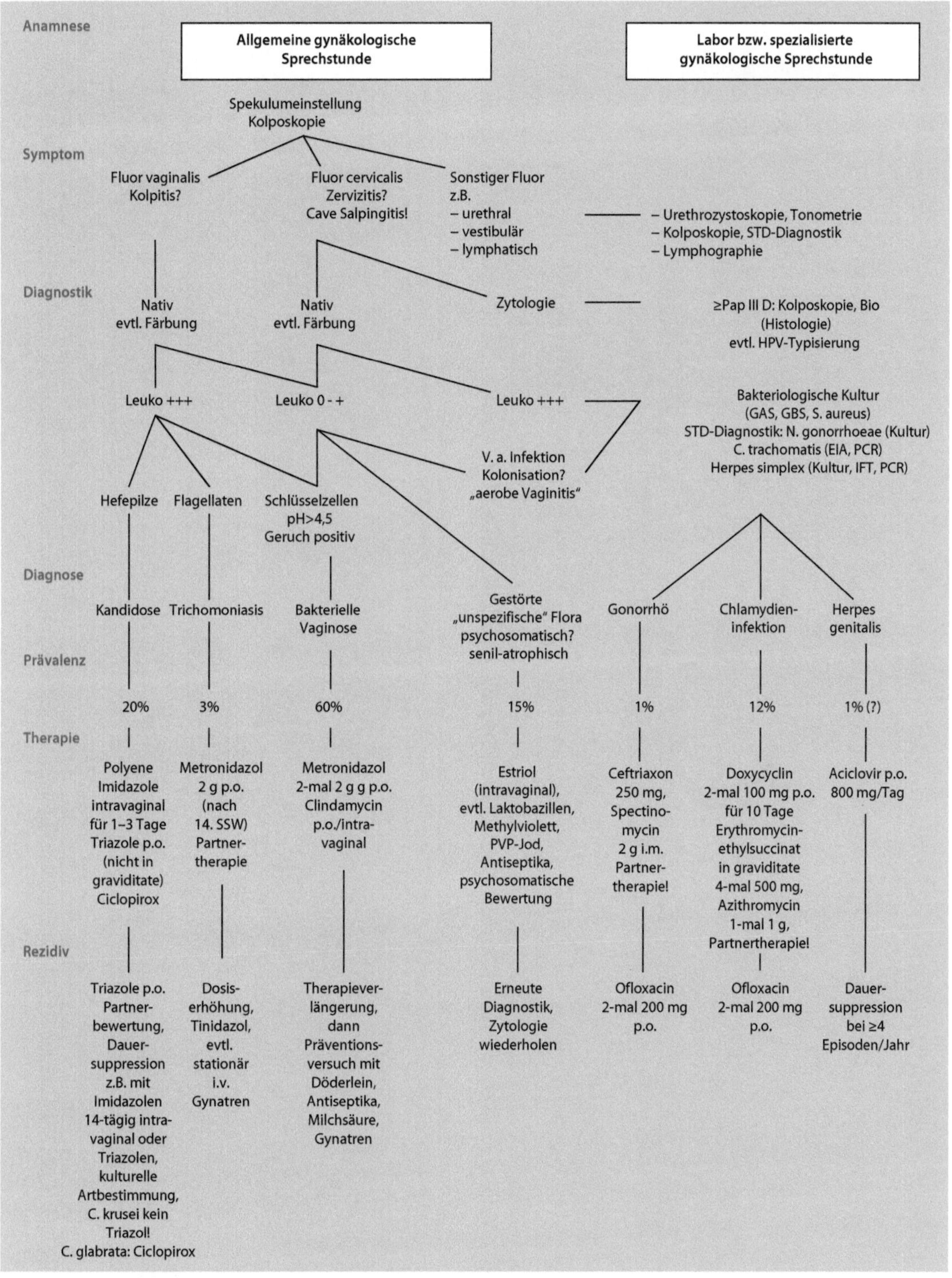

Abb. 4.3 Algorithmus zum Symptom (!) Fluor genitalis nach Hoyme und Mendling (2004). *EIA* Enzymimmunoassay, *GAS* Streptokokken der Gruppe A, *GBS* Streptokokken der Gruppe B, *HPV* humanes Papillomavirus, *IFT* Immunfluoreszenztest, *PCR* »polyme-
rase chain reaction«, *STD* »sexually transmitted diseases«

Mikroskopische Infektionsdiagnostik

Bei kritischer Betrachtung bietet die mikroskopische Infektionsdiagnostik Einschränkungen in Bezug auf Spezifität und Sensitivität, sie ist aber dennoch als ein einfaches praktikables Verfahren zur Orientierung und zur Schnelldiagnostik zu bewerten. Die erzielten Ergebnisse sind oft richtungweisend für therapeutische Sofortmaßnahmen oder für den Einsatz einer weiterführenden spezifischen kulturellen oder molekulargenetischen Diagnostik.

Die Lichtmikroskopie bietet verschiedene Kontrastverfahren, von denen in der Mikroskopie des Frauenarztes insbesondere die Hellfeld- und Phasenkontrastmikroskopie zum Einsatz kommt (◘ Abb. 5.1).

Indikationen der mikroskopischen Infektionsdiagnostik

- Störungen des vaginalen mikroökologischen Systems
- Fluor vaginalis
- unspezifische Kolpitis
- sexuell übertragbare Infektionen

5.1 Vaginalabstrich

Die Abstrichentnahme zur mikroskopischen Infektionsdiagnostik der Genitalinfektion erfolgt

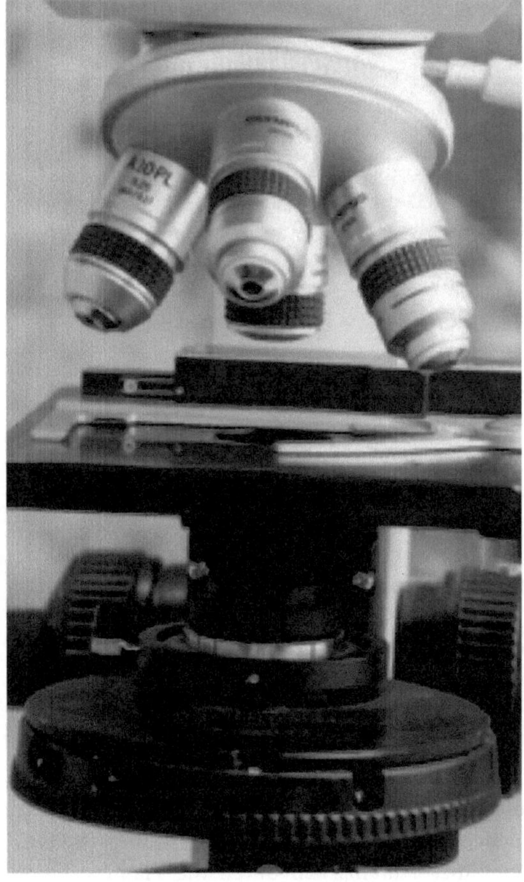

◘ Abb. 5.1 Praxismikroskop für die Hellfeld- und Phasenkontrastmikroskopie

hauptsächlich von der oberen und hinteren Scheidenwand bzw. von der Zervix. Der Abstrichträger darf nicht mit der Haut der Vulva in Berührung kommen. Es könnte dabei eine Kontamination des Abstrichs mit Bakterien der physiologischen Hautflora stattfinden. Bei der Abstrichentnahme ist darauf zu achten, dass keine Gleitmittel oder sonstigen Hemmstoffe am Spekulum oder Untersuchungshandschuh haften.

5.2 Herstellung von Nativ- und Färbepräparaten

5.2.1 Ungefärbte Nativpräparate

Der Vaginalabstrich wird nach der Entnahme auf einem gereinigten fettfreien Objektträger möglichst gleichmäßig und in nicht zu dichter Schicht aufgetragen. Der Objektträgerausstrich kann direkt als Nativpräparat, in speziellen Fällen (Trichomonaden, Candidose) aber auch unter Zusatz eines Tropfens verdünnter NaCl- bzw. KOH-Lösung (Aufschwemmung des Abstrichmaterials und Präparateabdeckung mittels Deckglas) mikroskopisch betrachtet werden.

5.2.2 Gefärbte Nativpräparate

Bei der Anfertigung gefärbter Nativpräparate ist eine vorherige Fixierung des Objektträgerausstrichs zu berücksichtigen.

■ **Fixierung**

Die Fixierung der Objektträgerausstriche sollte unmittelbar nach der Entnahme im feuchten Zustand erfolgen. Dieses Vorgehen ist notwendig, um eine Schrumpfung und Zellaustrocknung zu vermeiden, die strukturellen Besonderheiten zu erhalten und eine saubere Anfärbung und sichere Zelldifferenzierung zu gewährleisten.

Die Objektträgerausstriche werden entweder luftgetrocknet oder zur Beschleunigung auch nach vorsichtiger Warmlufttrocknung durch dreimal langsames Durchziehen durch die Flamme eines Bunsenbrenners fixiert. Für die Fixierung des zytologischen Abstrichmaterials werden 96%iger Äthyl-

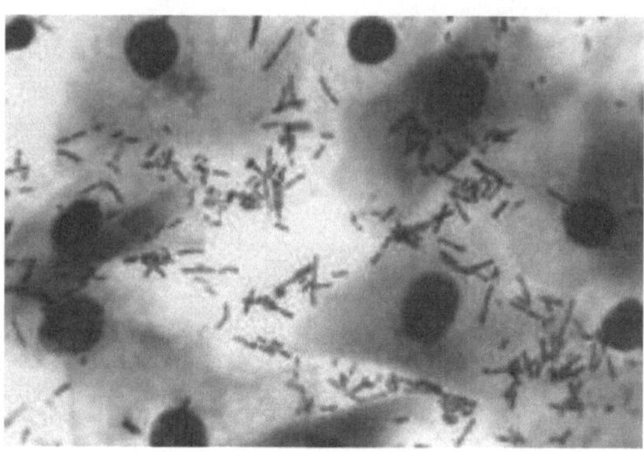

■ **Abb. 5.2** Methylenblaugefärbtes Nativpräparat: Laktobazillenflora (1000-fache Vergrößerung, Ölimmersion)

oder 80%iger Isopropylalkohol oder ersatzweise ein chemischer Fixierungsspray verwendet.

■ **Färbetechnik**

Die Färbung mikroskopischer Präparate dient der besseren Sichtbarmachung und liefert eine erste Differenzierungsmöglichkeit hinsichtlich Größe, Gestalt und Anfärbbarkeit der Erreger. In der Frauenarztpraxis gehören die Methylenblau- und die Gram-Färbung zu den Färbungen, mit denen ein großes Spektrum von Bakterienarten erkennbar wird. Die Papanicolaou-Färbung wird im Rahmen der zytologischen Krebsvorsorgeuntersuchung durchgeführt, sie ergibt aber auch zytomorphologische Hinweise auf spezifische und unspezifische Entzündungsreaktionen.

■ **Methylenblaufärbung**

Die Methylenblaufärbung nach Löffler ist eine bakteriologische Übersichtsfärbung, bei der die Lagerung von Bakterien und Epithelzellen zueinander sichtbar gemacht wird. Durchführung: Das Untersuchungsmaterial wird auf einen Objektträger aufgetragen, luftgetrocknet und ggf. hitzefixiert. Anschließend wird mit 1%iger Methylenblaulösung nach Löffler gefärbt (1–2 min). Abspülen mit Wasser und an der Luft trocknen. Ergebnis: Bakterien kräftig blau gefärbt, Epithelzellen hellblau (■ Abb. 5.2).

■ **Gram-Färbung**

Die Gram-Färbung ist eine Methode zur Einfärbung der Bakterienzellwand. Je nach Dicke der

Zellwand (Mureinschicht) lassen sich die Bakterien in 2 Gruppen differenzieren: grampositive und gramnegative Bakterien.

Bei der Gram-Färbung werden Anilinfarbstoffe in der Zellwand von Bakterien unter Jodeinwirkung (Lugol-Lösung) zu einem Farb-Jod-Komplex gebunden. Die Zellwand von grampositiven Bakterien verhindert, dass der Jodkomplex beim Entfärben mit 96%igem Alkohol aus der Zelle gelöst wird. Die Zelle bleibt blauviolett angefärbt. Bei gramnegativen Bakterien wird der Farb-Jod-Komplex durch den Alkohol gelöst und die Zelle dann durch Gegenfärbung mit Safranin rot angefärbt.

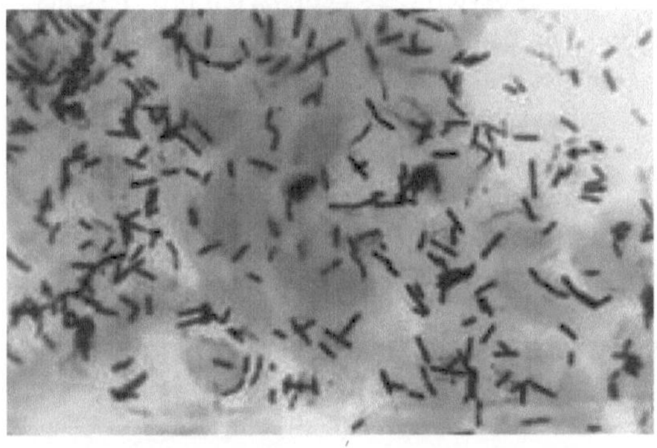

◻ Abb. 5.3 Gram-gefärbtes Nativpräparat: grampositive Laktobazillen (1000-fache Vergrößerung, Ölimmersion)

Färbetechnik der Gram-Färbung

- Fixierung der luftgetrockneten Ausstriche (2- bis 3-mal durch die Flamme ziehen)
- Färbung mit Kristallviolett (1 min), es werden alle vorhandenen Bakterien blau gefärbt
- abgießen und mit Leitungswasser abspülen
- Objektträger vollständig mit Lugol-Lösung bedecken (1 min)
- abgießen und mit Leitungswasser abspülen
- entfärben mit 96%igem Alkohol, bis keine Farbwolken mehr abgehen und der Ausstrich blaugrau erscheint (max. 30 s)
- mit Leitungswasser abspülen
- nachfärben mit Safranin-Lösung (30 s)
- mit Leitungswasser abspülen und trocknen lassen
- Ergebnis: grampositive Bakterien sind dunkelviolett bzw. blauschwarz, gramnegative Bakterien erscheinen rot.

5.3   Phasenkontrastmikroskopie

Die Phasenkontrastmikroskopie ist für die Frauenarztpraxis ein sehr geeignetes und einfaches Verfahren der Schnelldiagnostik aus einem ungefärbten

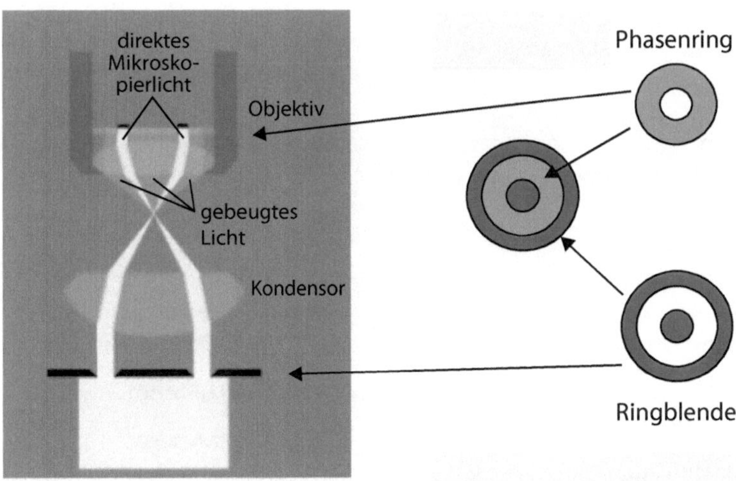

◻ Abb. 5.4 Prinzip der Phasenkontrastmikroskopie

Nativpräparat. Alle Organismen mit reflektierenden Strukturen wie Vaginalepithelzellen und Kerne, Erythrozyten, Leukozyten, Spermien, Bakterien, Protozoen und Pilze sind auch im ungefärbten Zustand gut erkennbar und kontrastreich darstellbar.

In der Praxis verwendet man mehrere auf einer Revolverscheibe in der Brennebene des Kondensors sitzende Lichtringblenden verschiedener Größe. Diese werden auf Phasenringe entsprechender Größe in der Brennebene der Objektive deckungsgleich abgebildet.

Zu beachten ist, dass eine helle Lichtquelle (z. B. Halogenlampe) zur Verfügung steht, da bei der Phasenkontrastmikroskopie durch die Ringblende und den Phasenring viel Licht verloren geht. Die Phasenkontrastobjektive sind gekennzeichnet mit der Gravur PH und meistens auch mit einer Zahl für die am Kondensor einzustellenden Ringblenden.

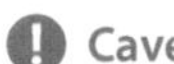 **Cave**
Durch spezielle Phasenfilter im Strahlengang (Kondensor und Objektiv) werden die Phasenverschiebungen in Absorptionsunterschiede (hell/dunkel) umgewandelt, sodass auch ungefärbte Präparate abstufungsreiche Bilder ergeben. Der Untergrund erscheint halb abgedunkelt, die Objekte je nach Dicke heller oder dunkler.

Bei der Interpretation der mikroskopischen Bilder mit den dargestellten Kontrastverfahren sind die Einhaltung vorgegebener Qualitätsstandards und die ausreichende mikroskopische Kenntnis des Betrachters von entscheidender Bedeutung.

5.4   Beurteilungskriterien

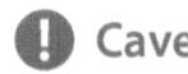 **Cave**
Die Vaginalflora ist eine Mischung aus aeroben und anaeroben Keimen (Mischflora) mit Schwerpunkt im anaeroben Bereich. Eine Differenzierung der einzelnen Keimspezies aus dem mikroskopischen Bild ist kaum möglich.

Im Rahmen der mikroskopischen Infektionsdiagnostik ergeben sich für die Erkennung und Beurteilung der Abstrichpräparate eine Vielzahl von Kriterien, die sich im Wesentlichen auf folgende Parameter beziehen:

- Reinheitsgradbestimmung des Scheideninhaltes
- Vorliegen einer Laktobazillenflora mit oder ohne Zytolyse
- Mischflora mit fakultativ pathogenen Bakterien
- Dominanz einer Kokken- oder Stäbchenflora
  - »clue cells«
  - Sprosspilzzellen, Hyphen, Pseudohyphen
  - Trichomonaden
  - Gonokokken
- nichtepitheliale Zellen:
  - Leukozyten (>25 Leukozyten pro Gesichtsfeld bei 400-facher Vergrößerung sind Hinweis auf Kolpitis, Zervizitis)
  - Erythrozyten, Lymphozyten
  - Plattenepithelzellen mit oder ohne entzündliche Kern- bzw. Zytoplasmaveränderungen

5.4.1   Reinheitsgradbestimmung des Scheideninhalts

R. Schröder nahm zur Beurteilung der quantitativen und qualitativen Scheidenflora eine Einteilung in Reinheitsgrade (RG I–III) vor, die für eine grobe Orientierung hilfreich ist (◘ Tab. 5.1).

◘ **Tab. 5.1** Reinheitsgradbestimmung des Scheideninhaltes

Reinheitsgrad	Scheideninhalt
RG I	– Laktobazillenflora – Plattenepithelzellen – keine Bakterien
RG II	– Wenige Laktobazillen – Plattenepithelzellen – Bakterien – einzelne Leukozyten
RG III	– Keine Laktobazillen – massenhaft grampositive und gramnegative Bakterien – Leukozyten, Zytolyse

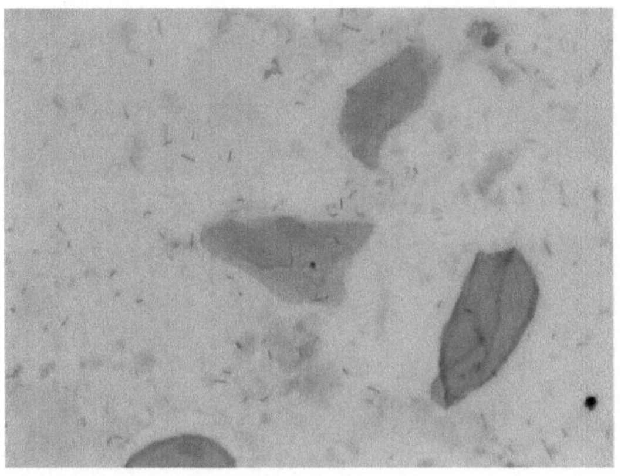

Abb. 5.5 RG I – saubere Laktobazillenflora, Intermediärzellen

Bei der RG-Bestimmung sollte sich der Betrachter systematisch folgende Fragen stellen:
- Liegt eine saubere Laktobazillenflora vor?
- Liegt eine gestörte mikrobielle Flora vor (z. B. bakterielle Vaginose)?
- Sind zahlreiche Leukozyten vorhanden?
- 25 Leukozyten pro Gesichtsfeld bei 400-facher Vergrößerung sind ein Hinweis auf Vaginitis oder Zervizitis
  - zervikale Erregerdiagnostik: Chlamydien, Gonokokken

Die verschiedenen Reinheitsgrade im mikroskopischen Bild dokumentieren **Abb.** 5.5–5.7.

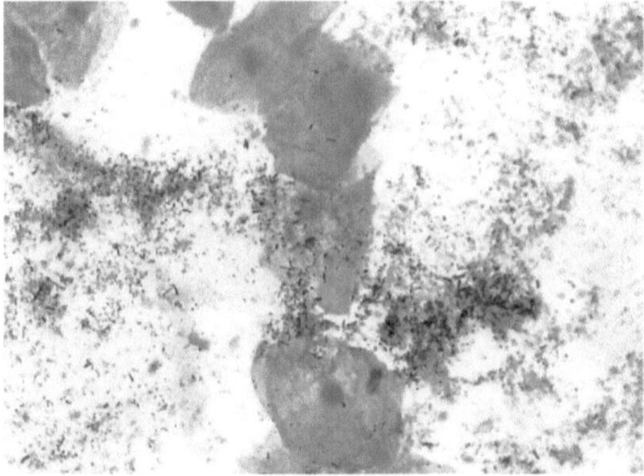

Abb. 5.6 RG II – die Gram-Färbung zeigt grampositive Kokken- und Stäbchenbakterien

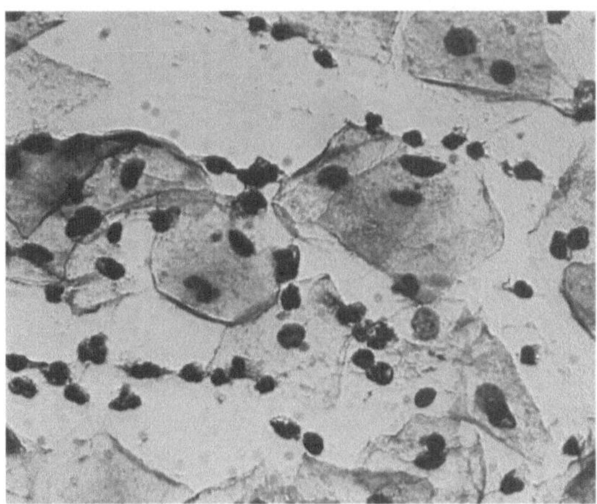

Abb. 5.7 RG III – massenhaft Bakterien, Leukozyten

Therapie der Genitalinfektionen

Die Therapie von Vaginalinfektionen besteht hauptsächlich in der spezifischen Inaktivierung der Erreger durch Anwendung moderner Arzneimittel sowie in einer Stabilisierung von Terrainfaktoren des vaginalen mikroökologischen Systems, zu denen in erster Linie die pH-Wert-Absenkung und die Reduktion der Keimpopulationsdichte gerechnet werden.

Insbesondere bei rezidivierenden Vaginalinfektionen wird unter diesem Aspekt ein ganzheitliches Sanierungskonzept im Sinne einer Langzeitkorrektur vertreten, das neben der lokalen und systemischen Therapie mit Antiinfektiva auch eine Symbioselenkung der Keimflora, z. B. durch Ansäuerung, umfasst.

> **❶ Cave**
> Bei der Therapie von Vaginalinfektionen muss grundsätzlich die Entscheidung getroffen werden, ob eine lokale oder systemische Wirkstoffanwendung indiziert ist. Die systemische antiinfektive Therapie hat sich bei chronisch rezidivierenden Vaginalinfektionen insbesondere beim Vorhandensein mehrerer Risikofaktoren bzw. bei Reinfektionen bewährt. Bei einer Erstinfektion ohne mehrere Risikofaktoren erweisen sich in vielen Fällen die lokale ebenso wie die systemische Wirkstoffanwendung als Therapie der Wahl.

Zur antiinfektiven Behandlung der Vaginalinfektion werden definierte spezifische Wirkstoffe wie Antibiotika, Antimykotika, Trichomonazida oder Virostatika verwendet. Der Einsatz dieser Substanzen ist per definitionem umschrieben und damit begrenzt. Zudem wird die Sicherheit der Wirkung zunehmend durch eine vermehrte Resistenz der Keime gegen die spezifischen Wirkstoffe eingeschränkt. Diese Resistenz resultiert aus der Anwendung antimikrobieller Substanzen gekoppelt mit einer Reihe epidemiologischer Fakten.

6.1 Antibiotikatherapie gegen anaerobe Bakterien der Vagina

Antibiotika mit unterschiedlicher Wirkungseffektivität gegen anaerobe Bakterien der Vagina sind der Übersicht zu entnehmen.

> **Wirkungseffektivität der Antibiotika**
> - Gut wirksam gegen Anaerobier:
>   - Metronidazol
>   - Carbapeneme (Imipenem, Meropenem)
>   - Clindamycin
>   - Penicilline und β-Laktamase-Inhibitor (Amoxicillin/Clavulansäure, Ampicillin/ Sulbactam Piperacillin/Tazobactam)

- schlecht wirksam:
  - Aminoglykoside
  - Chinolone (Moxifloxacin teilweise)
- unsicher wirksam:
  - Cephalosporine (Cefoxitin teilweise)

Neben der antiinfektiven Therapie mit den genannten spezifischen Wirkstoffen stehen zur Behandlung von Vaginalinfektionen und zur Prävention Zusatztherapien zur Verfügung, die sich hauptsächlich auf eine Stabilisierung von Terrainfaktoren des vaginalen mikroökologischen Systems beziehen.

6.2 Laktobazillensubstitution

Tab. 6.1 Auswahl von Präparaten zur Laktobazillensubstitution

Handelsname	Wirkstoffe
Döderlein Med 20 mg Hartkapseln zur vaginalen Anwendung	Lactobacillus-gasseri-Kulturlyophilisat mit 10^{10}–10^{11} KBE/g (KBE = koloniebildende Einheit)
ellen Probiotic Tampon	L. fermentum und L. gasseri »menschlichen Ursprungs«
Gynoflor Vaginaltabletten	L. acidophilus 10^8, Östriol 0,03 mg
Vagiflor Vaginalsuppositorien	L. acidophilus 10^7–10^8

6.3 Senkung des vaginalen pH-Werts

Tab. 6.2 Präparate zur Senkung des vaginalen pH-Werts mittels Ansäuerung

Handelsname	Wirkstoffe
Balance Activ	Milchsäure, Glykogen
Eubiolac Verla Vaginaltabletten	Kalziumlaktat, Weinsäure
Gynofit Milchsäure-Gel	Milchsäure, Glykogen
▼	

Tab. 6.2 *Fortsetzung*

Handelsname	Wirkstoffe
Kadefungin Milchsäure Kur Vaginalgel	Milchsäure
Lactisan	Sauermilchmolkenkonzentrat, Milchsäure
Premeno Duo	Milchsäure, Hyaluronsäure, Natriumlaktat
Vagi C Vaginaltabletten	Ascorbinsäure
Vagisan Milchsäure-Vaginalzäpfchen	Milchsäure

6.4 Sonstige stabilisierende Vaginaltherapeutika

Tab. 6.3 Auswahl weiterer Vaginaltherapeutika zur Stabilisierung des vaginalen mikroökologischen Gleichgewichts (antiinfektive Wirkung)

Handelsname	Wirkstoffe
Fluomycin N Vaginaltabletten	Dequaliniumchlorid
Multi-Gyn ActiGel bioaktiv	Galaktoarabinan-Polyglukuronsäure-Crosspolymer
Octenisept Vaginaltherapeutikum Vaginallösung	Octenidin, Phenoxyethanol
RepHresh sanol Gel	Parabennatriumverbingungen u. a.
Vagi-Hex Vaginaltabletten	Hexedidin

6.5 Östrogenisierung bei Urogenitalatrophie und -infektion

Bei dem Beschwerdebild Scheidentrockenheit, urogenitale Atrophie und Dyspareunie besteht häufig der Verdacht auf einen lokalen Östrogenmangel. Speziell gilt das für die postmenopausale Patientin, aber es kann auch junge Patientinnen betreffen, die z. B. mit niedrig dosierter Pille oder der

Dreimonatsspritze verhüten. Die Therapie besteht in lokalen Östriolgaben, z. B. Oekolp.

Mit dem Aufbau des Vaginalepithels und der Absenkung des pH-Wertes der Scheide stellt sich die normale Laktobazillenflora wieder ein, was sowohl in der Prophylaxe als auch im Sinne einer begleitenden Therapie urogenitaler Infektionen ausgenutzt werden kann.

Die Behandlung von Patientinnen mit rezidivierenden Infektionen im Urogenitalbereich ist ziemlich aufwendig und nicht immer erfolgreich. Neben einer der Ursache entsprechenden antiinfektiven Therapie muss auch stets die ausreichende Östrogenisierung des Vaginalepithels überprüft und unabhängig von anderen Maßnahmen bei Bedarf durch eine langfristige Lokaltherapie mit Östriol sichergestellt werden.

Bei Frauen in der Postmenopause mit rezidivierenden urogenitalen Infektionen findet sich sehr oft eine mangelhafte Östrogenisierung im gesamten Urogenitalbereich. Im Harntrakt ist die Schleimhaut durch den Östrogenmangel dünner, die Urethra ist oft durch eine Senkung verkürzt. Zusätzlich begünstigen Sekundärerkrankungen bei postmenopausalen Frauen die Entstehung von Infektionen.

Bei täglicher Applikation von 1 mg Östriol vaginal über 14 Tage und einer Erhaltungstherapie zweimal wöchentlich sinkt z. B. das Rezidivrisiko von Harnwegsinfektionen um 80% über einen Zeitraum von11 Monaten.

6.6 Synthetische Gerbstoffe

Die Wirkstoffgruppe der synthetischen Gerbstoffe (Phenolsulfonsäure-Phenolharnstoff-Methanol-Kondensat, Natriumsalz) weisen neben der adstringierenden Wirkung auch antipruriginöse und lokalanästhetische Eigenschaften auf. Der entzündungshemmende Effekt dieser Stoffe beruht auf einer Hemmung spezifischer Enzyme, die bei kutanen Entzündungsprozessen eine wichtige Rolle spielen. Eine direkte antimykotische oder antibakterielle Wirkung ist nicht nachgewiesen.

Die synthetischen Gerbstoffe ermöglichen einen breiten Einsatz bei entzündlichen nässenden und juckenden Hauterkrankungen verschiedener Genese. Eine besondere Indikation für die Therapie mit synthetischen Gerbstoffen als Teilbad, Sitzbad oder feuchter Umschlag sind genitoanal lokalisierte, nässende Dermatiden wie unspezifisches Analekzem, Analrhagaden, Intertrigo, intertriginöse Candidose und Vulvitis. Hier wird durch ein- bis mehrmals tägliche Anwendung eine Juckreizlinderung, ein schnelles Austrocknen der Hautveränderungen und damit eine subjektive Linderung der Beschwerden sowie die Abkürzung der akut nässenden Initialphase erreicht.

Sehr gut wirksam sind die synthetischen Gerbstoffe auch zur Nachbehandlung nach gynäkologischen Eingriffen im Genitoanalbereich, z. B. bei Episiotomien, Mariske, Hämorrhoiden, Condylomata acuminata, Mollusca contaginosa. Beginnend am 2. bis 4. postoperativen Tag können Sitzbäder täglich zur Begleit- und Nachbehandlung angewandt werden. Die Behandlungsdauer beträgt etwa 1–2 Wochen. Die Bäder werden als ausgesprochen angenehm, reinigend und subjektiv beruhigend empfunden. Lokaler Schmerz und Juckreiz werden gemildert.

Die synthetischen Gerbstoffe sind in verschiedenen Zubereitungen – Lotion, Creme, Salbe, Badezusatz und Puder – erhältlich. Beispiele für gängige Präparate sind Delagil Creme, Tannolact Badezusatz, Tannosynt Lotion.

6.7 Prävention

Maßnahmen der Prävention bestehen hauptsächlich in einer sachgerechten Intimpflege. Sowohl übertriebene als auch nachlässige Genitalhygiene zerstören die physiologische Vaginalflora und leisten Genital- und Harnwegsinfektionen Vorschub.

6.7.1 Intimhygiene

Nach dem Toilettengang die Genital- und Analregion immer von vorn nach hinten reinigen, um Schmierinfektionen zu vermeiden. Es ist ausreichend, den Intimbereich mit lauwarmem Wasser, pH-neutralen Seifen, Syndets oder milden Lotionen, die auf das Milieu des Intimbereichs abgestimmt sind, zu säubern. Dazu die Hände, Einmal- oder einen frischen Baumwollwaschlappen benutzen. Zu unterlassen ist die Anwendung von alkalischen Seifen, Duschgelen mit aggressiven Waschsubstanzen, Intimsprays oder Scheidenspülungen!

Konservierungsmittel und Duftstoffe, wie sie in einigen feuchten Toilettentüchern, Feuchttüchern für Babys und Intimsprays enthalten sind, können die Haut irritieren und für allergische Reaktionen sorgen. Auch Reibung reizt die Haut. Eng anliegende Kleidung, Unterwäsche aus Kunstfasern, Slipeinlagen mit Kunststofffolie sowie Nylonstrumpfhosen sorgen für einen Wärme- und Feuchtigkeitsstau im Genitalmilieu. Es wird das Tragen von Naturfasern, die man bei 60°C waschen kann, empfohlen. Tampons sollten außerhalb der Regelblutung nicht getragen werden, da sie die Scheide austrocknen.

6.7.2 Laktobazillensubstitution im Rahmen des Frühgeburtenvermeidungsprogramms

Die aszendierenden Genitalinfektionen, zumeist im Zusammenhang mit einer bakteriellen Vaginose, gelten als eine wichtige Ursache für die Entstehung von Frühgeburten sowie als eine Gefahr für:

- vorzeitigen Blasensprung
- vorzeitige Wehentätigkeit
- Fehl- und Frühgeburt
- Infektion der Schwangeren
- Infektion des ungeborenen Kindes
- Geburt untergewichtiger Kinder

Unter diesen Gesichtspunkten muss daher bei der Schwangerenvorsorgeuntersuchung regelmäßig auf Anzeichen von Störungen der Scheidenflora oder auf bereits schon bestehende Infektionen geachtet werden.

Nach den Vorgaben der Mutterschaftsrichtlinie werden schwangere Frauen im Allgemeinen in einem Abstand von 4 Wochen ärztlich untersucht. Führt die Schwangere aber etwa alle 3–4 Tage eine pH-Selbstmessung am Scheideneingang durch, können möglicherweise infektiöse Gefahren frühzeitig erkannt und dann auch frühzeitig behandelt werden.

Mit der von Saling (2000) entwickelten Selbstvorsorgeaktion ist es möglich, die Frühgeburtenrate, die im Zusammenhang mit einen Scheidenmilieustörung zu sehen ist, zu senken.

Auch prospektive Untersuchungen, die Hoyme in Erfurt und später im Land Thüringen (Hoyme 2000, 2005) durchführte, belegen, dass eine pH-Wert-Selbstbestimmung durch die schwangere Frau die Frühgeburtenrate senkt, da bei erhöhten pH-Werten frühzeitig eine Antibiose bzw. probiotische Laktobazillenanwendung eingeleitet werden kann.

Bakterielle Infektionen

Aktinomyzeten

7.1 Erreger

Aktinomyzeten sind grampositive, anaerobe Stäbchenbakterien, die lange und verzweigte Filamente bilden. Für die Entstehung einer genitalen Aktinomykose haben hauptsächlich Actinomyces israelii und Actinomyces viscosus Bedeutung. Die Erreger gelangen meistens über die rektovaginale Kolonisation in die Vagina.

7.2 Klinik

Aktinomyzeten können als fakultativ pathogene Erreger Bestandteil der normalen Vaginalflora sein oder sich zum ausgeprägten Bild einer klinischen Infektion entwickeln. Die Infektion ist gekennzeichnet als granulomatöse Entzündung mit Drusenbildung (1–2 mm große, harte Knötchen in fistelnden Eiterherden.)

Als Risikofaktor für die Entstehung einer aszendierenden Aktinomyzeteninfektion gelten intrauterine Pessare. Die Infektion erfolgt dabei über den im Zervikalkanal liegenden Faden. Entscheidend begünstigt wird die Infektion durch Begleitkeime, die das Gewebe weiter auflockern. Dazu zählen Staphylokokken sowie eine Reihe anaerober Bakterien, wie sie auch bei der bakteriellen Vaginose gefunden werden. Bei den Frauen bestehen zunächst unspezifische Symptome wie vermehrter Fluor oder Menstruationsbeschwerden. Ausgehend von der Kolonisation sind invasive Infektionen des parametranen Bindegewebes, der Uterusmuskulatur, der Adnexe (Tuboovarialabszess) sowie der Harnblasenwand und des Rektums (Douglas-Abszess) möglich (Lippes 1999).

7.3 Diagnose

■ Mikroskopie

Aus einem Wundabstrich ergibt sich unter dem Mikroskop ein charakteristisches Bild, in Form der sogenannten Drusen. Es handelt sich dabei um gelblich-rötliche stecknadelkopfgroße Gebilde, die aus Mikrokolonien von Actinomyces bestehen, die von polymorphkernigen Leukozyten umgeben sind. Zur weiteren Differenzierung kann eine Kultur des Erregers angelegt werden.

■ Kultur

Der kulturelle Erregernachweis erfolgt auf angereicherten und hochwertigen Nährmedien (z.B. Thioglykolatbouillon, Schaedler-Agar, CC-Medium), Bebrütung 14 Tage.

■ Differenzierung

Die endgültige Identifizierung der Erreger durch direkte Immunfluoreszenz, Zellwandanalyse und

Nachweis von Stoffwechselleistungen erfordert mehrere Wochen.

7.4 Therapie

 **Cave**

Der Nachweis von Actinomyces israelii in der Vagina ist kein Grund, ein liegendes Intrauterinpessar zu entfernen. Die asymptomatische Besiedlung mit Aktinomyzeten ist nicht behandlungsbedürftig. Eine antibiotische Therapie ist nur dann indiziert, wenn eine Entzündung der Beckenorgane vorliegt.

Die Therapie der manifesten Aktinomykose erfordert häufig ein chirurgisches Vorgehen und wegen der möglichen Infektion durch die bakterielle, vorwiegend anaerobe Mischflora auch die Antibiotikabehandlung.

Die Antibiotikatherapie sollte über einen Zeitraum von mindestens 2 Wochen erfolgen.

- Amoxicillin/Clavulansäure (Kombinationsbehandlung) 2-mal täglich 500 mg
- Doxycyclin 2-mal täglich 100 mg
- bei Reinkultur von Actinomyces: Penicillin G 3-mal 10 Mio. IE pro Tag

In vielen Fällen kann sich eine Antibiotikabehandlung über Wochen und Monate hinziehen. Die Behandlung kann sehr langwierig sein, weil der Infektionsprozess dazu neigt chronisch zu werden und immer wieder zu rezidivieren.

Aktinomyzeten

- Mikroskopie: grampositive, verzweigte Stäbchen
- Kultur: anaerob, 2 Wochen
- Vorkommen: Schleimhäute des Menschen
- Übertragung: endogene Infektion
- Erkrankungen: Aktinomykose (zervikofazial, thorakal, abdominal, genital)
- Symptome: tumorartige, nekrotisierende Abszesse, Fistelbildung, Eiter mit Drusen
- Therapie: chirurgisch
- Antibiose: z. B. Ampicillin/Amoxicillin

7.5 Prävention

Anwendung allgemeiner hygienischer Maßnahmen. Regelmäßige Kontrolle von Frauen mit intrauterinen Kontrazeptiva (Nachweis von Actinomycesstrukturen im mikroskopischen Abstrichpräparat).

Bakterielle Vaginose

8.1 Erreger

Das Krankheitsbild der bakteriellen Vaginose (BV) wird geprägt durch eine schwere Störung des vaginalen mikroökologischen Systems, bei dem es zu einer Verschiebung des Keimspektrums von den aeroben zu den anaeroben Mikroorganismen in der Vagina kommt (Eschenbach 1988).

Die anaeroben Keimarten können sich bis um den Faktor 1000 gegenüber ihrem Auftreten in der Normalflora vermehren und eine hohe Populationsdichte in der Vagina herausbilden. Demgegenüber findet man eine Konzentrationsabnahme insbesondere von H_2O_2 produzierenden Laktobazillen. Am Plattenepithel der Vagina haftet bei der BV ein bakterieller Biofilm, der hauptsächlich aus Gardnerella vaginalis und Atopobium vaginae besteht (Swidsinski 2005).

Die BV entsteht nicht durch einen speziellen Keim, sondern durch das Zusammenwirken verschiedener Erregergruppen (Amsel 1983, Rodriguez 1999, Swidsinski 2008).

Mit bakterieller Vaginose assoziierte Bakterien (BVAB)

- Atopobium vaginae
- Clostridiales (BVAB 1 ,2, 3)
- Gardnerella vaginales
- Leptotrichia/Sneathia spp.
- Megasphaera spp.
- Mobiluncus spp.
- Mykoplasma genitalium
- Peptostreptococcus spp.
- Prevotella ssp.
- andere anaerobe Mikroorganismen

8.2 Klinik

Die bakterielle Vaginose ist die häufigste mikrobiologische Störung des Scheidenmilieus bei Frauen in der geschlechtsreifen Phase. Die Prävalenz beträgt zwischen 5% bei Frauen, die zur Vorsorgeuntersuchung kommen, und über 30% bei Frauen, die in einer Klinik für sexuell übertragene Erkrankungen betreut werden. Die Häufigkeit bei schwangeren Frauen wird mit 10–20% angegeben (AWMF 2008b).

8.2.1 Symptome

Die Symptome bei der bakteriellen Vaginose können sehr unterschiedlich sein, sodass dieses Krankheitsbild in einigen Fällen auch unerkannt bleibt. Das äußere Genitale ist selten betroffen. Die Vagina weist nur leichte Entzündungzeichen auf. Charakteristische Symptome sind:

- Juckreiz und Brennen in der Vagina
- Fluor vaginalis mit fischartigem Geruch
- Dyspareunie
- Dysurie

Die BV bedingt die Entstehung von aszendierenden Infektionen des oberen Genitaltraktes mit den
Folgeerkrankungen von Endometritis, Salpingitis, Tuboovarialabszess (Hillier 1996). Es besteht
außerdem eine Assoziation zu anderen Mikroorganismen wie Chlamydien, Mykoplasmen, Trichomonaden und Gonokokken sowie auch eine
Disposition für Harnwegsinfektionen (Harmanli
2000, Klebanoff 2004).

In der Schwangerschaft führt die durch eine
BV ausgelöste aszendierende Infektion zu:
- Chorioamnionitis
- vorzeitigem Blasensprung
- Spontanabort
- Frühgeburt
- Fieber unter der Geburt
- Endometritis post partum

8.3   Diagnose

Als diagnostische Kriterien gelten neben dem ho-
mogenen grau-weißlichen und überriechenden
Fluor vaginalis eine im vaginalen Abstrichpräparat
erkennbare Bakterienbesiedlung an der Oberfläche
der Plattenepithelzellen (»clue cells«; ◘ Abb. 8.1–8.3),

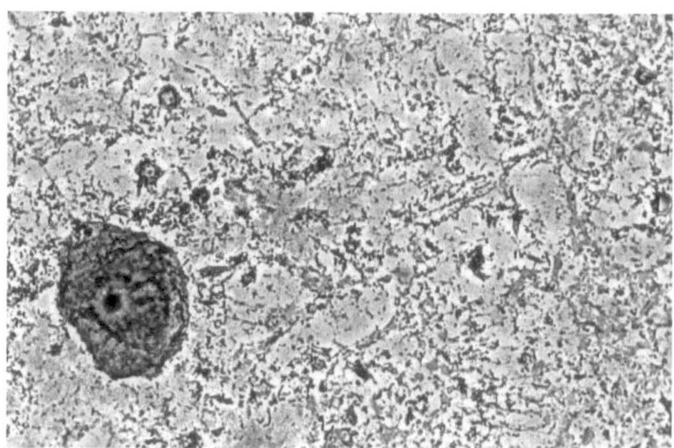

◘ **Abb. 8.2** Schlüsselzelle mit einer hohen Populationsdichte
der bakteriellen Vaginalflora

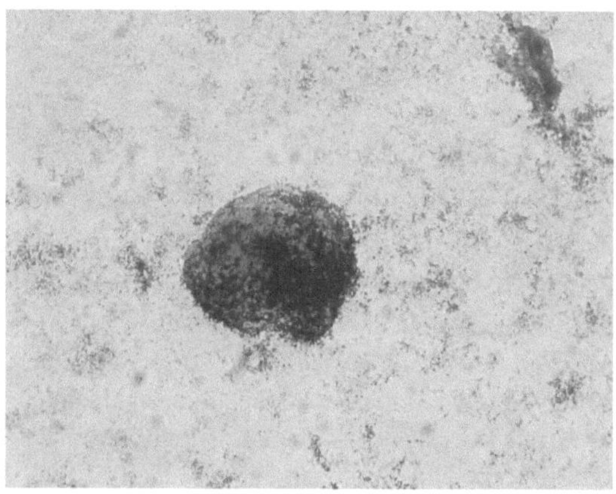

◘ **Abb. 8.1** Schlüsselzelle (»clue cell«) mit Adhärenz einer po-
lymikrobiellen Resident- und Transientflora

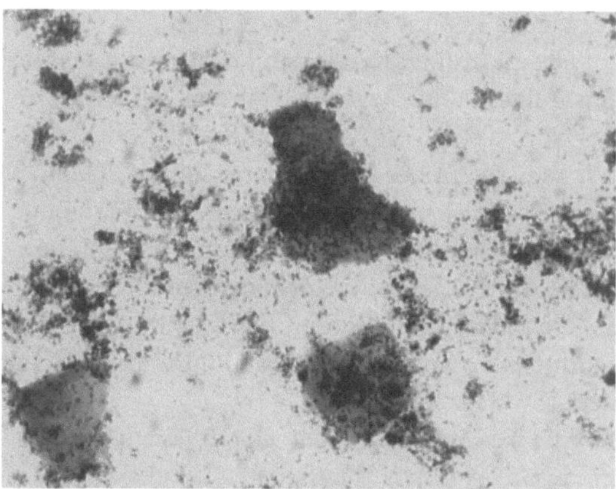

◘ **Abb. 8.3** Schlüsselzellen mit unterschiedlicher Adhärenz-
dichte einer Kokken- und Stäbchenflora

◘ **Tab. 8.1** Diagnostikschema bakterielle Vaginose

Untersuchungsparameter	Methode	Material/Menge	Hinweis
- »Clue cells«-Nachweis - vaginaler pH-Wert - Amintest	- Mikroskopie - pH-Test - 10%ige KOH	- Vaginaler Abstrichtupfer - Fluor vaginalis	Kulturelle und serologische Unter- suchungen haben keine Bedeutung

die vaginale pH-Wert-Erhöhung über 4,5 und der positive Amintest (KOH).

> **Hinweis**
> Die Diagnose einer bakteriellen Vaginose gilt als gesichert, wenn mindestens 3 der folgenden Befunde erhoben werden:

- homogener grau-weißer an der Vaginalwand adhärenter dünnflüssiger Fluor
- pH-Wert >4,5
- mikroskopischer Nachweis von »clue cells« (Nachweis durch Hellfeldmikroskopie mit Methylenblau oder Gram-Färbung bzw. durch Phasenkontrastmikroskopie des Nativpräparates)
- positiver Amintest (nach Zugabe von 10%iger KOH fischartiger Geruch des Vaginalsekrets)

> **! Cave**
> Bakterielle Vaginose im mikroskopischen Bild: »clue cells« (mit Bakterien bedeckte Epithelzellen = Schlüsselzellen), massenhaft kleine Bakterien, fehlende Laktobazillen, wenig Leukozyten.

8.4 Therapie

Für die Behandlung der BV stehen mit Metronidazol und Clindamycin in Form einer 2%igen Vaginalcreme 2 hochwirksame Pharmaka zur Verfügung (Hoyme 2009, Lamont 2003). Außerhalb der Schwangerschaft wird mit Metronidazol oral 2-mal 500 mg pro Tag für 7 Tage therapiert. Auch die orale Einmalbehandlung mit 2 g Metronidazol oder mit 2-mal 2 g im Abstand von 48 h führt zu akzeptablen Heilungsraten. Gute Erfolge wurden auch mit einer intravaginalen Behandlung mit 1- bis 2-mal 500 mg Metronidazol-Vaginaltabletten für 7 Tage erzielt. Clindamycin 2%ige Vaginalcreme 5 g täglich für 7 Tage ist eine weitere wirksame Alternative für die Behandlung der BV (Leitich 2003, Mendling 2009).

8.4.1 Systemische Therapie

- Metronidazol 2-mal 2 g in 48 h (>14. SSW), 2-mal 500 mg/Tag p.o. über 7 Tage
- Clindamycin 2-mal 300 mg/Tag p.o. über 7 Tage

8.4.2 Topische Therapie

- Metronidazol 500 mg (Vaginalkapseln 1-mal tägl. intravaginal über 7 Tage) oder
- Metronidazol-Gel 2-mal täglich intravaginal über 5 Tage oder
- 2%ige Clindamycin-Vaginalcreme intravaginal 5 g täglich über 7 Tage

Lokale Antibiotikaapplikation birgt das Risiko vermehrter Resistenzentwicklung und einer Erregerselektion in sich (Anukam 2006).
Alternative:

- Octenisept-Vaginaltherapeutikum, 10 intravaginale Pumphübe 1-mal täglich über 7 Tage
- Laktobazillen, Milchsäure, Ascorbinsäure

> **! Cave**
> Der sich bei einer bakteriellen Vaginose bildende Biofilm wird verantwortlich dafür gemacht, dass die Heilungsquote 3 Monate nach einer Behandlung nur bei 60–70% liegt und innerhalb kurzer Zeit wieder eine hohe Rezidivrate zu verzeichnen ist.

8.4.3 Partnertherapie

Die Mitbehandlung des asymptomatischen Sexualpartners ergibt keinen Vorteil hinsichtlich des Rezidivgeschehens für die Patientin. Demzufolge ist eine generelle Partnertherapie derzeit nicht zu empfehlen. Untersuchungen an Paaren ergaben jedoch den Nachweis eines bakteriellen Biofilms an Epithelzellen im Urin bei beiden Geschlechtern, mit genetischer Identität der Gardnerella-Spezies. Dies legt nahe, dass zukünftig versucht werden muss, die Rezidivhäufigkeit der BV durch Beseitigen des Biofilms bei beiden Partnern zu reduzieren (Mendling 2009).

8.4.4 Schwangerschaft

In der Schwangerschaft kann trotz theoretischer Bedenken nach heutiger Auffassung und nach Beratung der Patientin Metronidazol nach dem ersten Trimenon wie oben beschrieben systemisch gegeben werden (Okun 2005, Varma 2006).

Alternativ kommt eine lokale intravaginale Behandlung mit 500–1000 mg Metronidazol über 7 Tage in Betracht. Nach dem ersten Trimenon kann auch Clindamycin 2-mal 300 mg pro Tag oral für 7 Tage verordnet werden. Die tägliche intravaginale Gabe von 5 g 2%iger Clindamycin-Vaginalcreme für 7 Tage führt zu mit Metronidazol vergleichbaren Heilungsraten bei nur geringen Nebenwirkungen und zugleich unbedenklicher Anwendung in der Gravidität. Neuere Untersuchungen weisen darauf hin, dass die Behandlung der BV in der Schwangerschaft zur Prophylaxe der Frühgeburtlichkeit bei Hochrisikopatientinnen (Z. n. Frühgeburt) nur dann effektiv ist, wenn sie systemisch erfolgt (AWMF 2008a).

> **Therapieempfehlung**
> - 1. Hälfte der Schwangerschaft
>   - 2%ige Clindamycin-Vaginalcreme über 6–7 Tage oder
>   - Clindamycin 300 mg 2-mal 1 Tablette über 7 Tage
> - 2. Hälfte der Schwangerschaft
>   - Metronidazol-Kurzzeittherapie 1-mal 2 g über 2 Tage oder
>   - Metronidazol 500 mg 1-mal 1 Vaginalkapsel über 7 Tage

8.4.5 Therapeutische Zusatzmaßnahmen

Für die Senkung der durch eine BV bedingten Frühgeburtenrate gibt es insgesamt betrachtet keine zuverlässigen therapeutischen Maßnahmen. Als therapeutische Möglichkeiten stehen neben der Antibiose eine Lokaltherapie mit Laktobazillen, Milchsäure, Ascorbinsäure, Antiseptika u. a. Substanzen zur Verfügung. Für diese Medikationen ergeben sich aber sehr unterschiedliche Therapieeinschränkungen (Falagas 2007, Petersen 2003, Neumann 2005).

Mit Metronidazol und Clindamycin, die sowohl lokal als auch systemisch appliziert gute Heilungserfolge bei der Behandlung der BV gezeigt haben, besteht eine hohe Rückfallquote, die ähnlich hoch ist wie der anfängliche Therapieerfolg.

Milchsäure oder Ascorbinsäurepräparate unterstützen natürliche Abwehrmechanismen (Petersen 2003), sie sind aber keine Kausaltherapie und haben somit auch keinen dauerhaften Erfolg. Die Substitution mit Laktobazillenpräparaten bewirkt eine zeitlich begrenzte Verbesserung der Scheidenflora. Sie können bei entsprechend wiederholter Anwendung bei einer leichten Dysbiose oder einer leichten BV einen mehr oder weniger dauerhaften Effekt bewirken (Neumann 2005, Saling 2005, Falagas 2007).

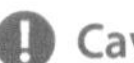 **Cave**
Die Erfolge bei den deutschen Frühgeburtenvermeidungsprogrammen nach Saling und Hoyme (Saling 2000, Hoyme 2003) sind so zu erklären, dass die vaginale Laktobazillensubstitution zwar nicht signifikant die BV therapieren kann, aber eine pH-Verbesserung herbeiführt und damit zur Stabilisierung des vaginalen mikroökologischen Systems beiträgt.

Mit dem vaginalen Antiseptikum Octenisept konnte eine bakterielle Vaginose in über 65% erfolgreich behandelt werden (Friese 2000). Im Zuge der Anwendung stabilisiert es die Terrainfaktoren des vaginalen mikroökologischen Systems durch pH-Wert-Absenkung und Reduzierung der Populationsdichte. Eine Resistenzentwicklung wurde bei dem Antiseptikum bisher nicht beobachtet.

8.5 Prävention

Ein ungestörtes vaginales Ökosystem ist der Schlüssel zur Prävention der häufigsten Vaginalinfektionen. Vor einer geplanten Schwangerschaft oder möglichst früh während der Gravidität erscheinen eine vaginale pH-Wert-Bestimmung und die Auswertung eines Nativpräparates des Fluor vaginalis im Sinne eines Infektionsscreenings sinnvoll. Auch die pH-Selbstmessung durch die Schwangere ist eine wichtige präventive Maßnahme insbesondere von infektionsbedingten (BV) Frühgeburten.

Borrelia burgdorferi (Lyme-Borreliose)

9.1 Erreger

Der Erreger Borrelia burgdorferi ist ein gramnegatives spiralförmig gewundenes Bakterium aus der Familie der Spirochaetaceae. Die Übertragung erfolgt durch Zeckenstich (Holzbock, Ixodes ricinus und andere Zeckenarten).

9.2 Klinik

Die Lyme-Borreliose ist die häufigste durch Zecken übertragene Erkrankung in Europa. In Deutschland ist nach einem Zeckenstich bei 3–6% der Betroffenen mit einer Infektion (Serokonversion) und bei 0,3–1,4% mit einer manifesten Erkrankung zu rechnen. Der Erkrankungsbeginn liegt in Europa zwischen Mai und November.

Nach Übertragung der Bakterien kann es spontan, ohne Therapie, zu einer Ausheilung der Infektion kommen. Wenn die Infektion weiterbesteht, verläuft sie symptomatisch in 3 Stadien. Im Stadium I (wenige Wochen nach dem Zeckenstich) kommt es lokal an der Stichstelle typischerweise zu einem Erythema migrans.

Im Stadium II (Wochen bis 6 Monate nach dem Zeckenstich) kommt es nach Ausbreitung der Bakterien im Körper des Wirtes zu Symptomen an anderen Organen. Dazu zählt das Zentralnervensystem mit unterschiedlichster Symptomatik im Rahmen einer Meningoradikulitis, Enzephalitis, Neuritis, Fazialisparese und zerebraler Arteriitis.

Ein anderer typischer Manifestationsort ist der Gelenkapparat, mit einer Mono- bzw. Oligoarthritis insbesondere der großen Gelenke der unteren Extremität, oder die häufig übersehene in den ersten 2 Monaten nach Infektion auftretende Lymphadenosis cutis benigna, eine livide schmerzlose Verfärbung der Haut (häufig am Ohrläppchen). Seltener im Stadium II ist die Manifestation als Myo- oder Perikarditis und Iriitis.

Im Stadium III (mehr als 6 Monate bis Jahre nach dem Zeckenstich) kann es zu ausgeprägteren Symptomatiken einer Neuroborreliose bzw. zu Gelenkbeschwerden und zu einer entzündlichen Manifestation an der Haut der Hand und der Finger im Rahmen einer Acrodermatitis chronica atrophicans kommen.

Während in den ersten beiden Stadien durch eine Antibiotikatherapie eine Heilung ohne Restschäden möglich ist, kann man im Stadium III oft nur ein Fortschreiten der Beschwerdesymptomatik verhindern. Deshalb ist eine verlässliche Diagnostik von großer Bedeutung.

Symptomatik und Krankheitsmanifestationen der Lyme-Borreliose sind sehr vielgestaltig, man spricht deshalb auch von einer Multisystemerkrankung (Nau 2009). Die verschiedenen Krankheitsmanifestationen zeigt ◘ Tab. 9.1.

□ Tab. 9.1 Krankheitsmanifestationen der Lyme-Borreliose in Abhängigkeit vom Krankheitsstadium

Manifestation	Stadium I (Tage bis Wochen)	Stadium II (Wochen bis Monate)	Stadium III (Monate bis Jahre)
Haut	– Erythema migrans	– Lymphadenosis cutis benigna	– Acrodermatitis chronica atrophicans
ZNS		– Fazialisparese – Meningitis – Enezephalitis – Radikulitis – Meningopolyneuritis (Bannwarth-Syndrom)	– Poly-/Neuropathie – subakute Enzephalopathie – progressive Enzephalomyelitis
Kardio-vaskulär		– Myo-, Peri-, Pankarditis mit AV-Block II4III – Vorhofflimmern	
Gelenke		– Mono-/Oligoarthritis	– Chronisch erosive Arthritis
Muskulatur		– Myalgien	– Myositis

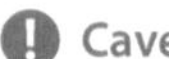

Cave
- Keine der Krankheitsmanifestationen ist obligat.
- Es besteht eine hohe Spontanheilung.
- Etwa 25% aller zentralen Borrelienerkrankungen gehen in ein chronisches Stadium über.

9.2.1 Schwangerschaft

Sporadische Fälle von Aborten und intrauterinem Fruchttod werden beschrieben, allerdings konnten derartige Fälle nicht eindeutig einer fetalen Borrelieninfektion zugeordnet werden. Die Datenlage zum Risiko teratogener Effekte ist gegenwärtig gering. Von einer spezifischen Häufung von Fehlbildungen kann nicht ausgegangen werden.

9.3 Diagnose

Für die serologische Diagnostik stehen Borrelia-burgdorferi-spezifische IgG- und IgM-Suchteste zur Verfügung, die im positiven Fall durch einen Immunoblot-Test noch bestätigt werden müssen. Leider bleibt die serologische Diagnostik der Borreliose schwierig. Die Immunantwort tritt häufig

verzögert auf. So kann auch bei Vorliegen eines Erythema migrans der Nachweis von spezifischen IgM-Antikörpern noch negativ sein und erst 2 Wochen später auftreten. Umgekehrt ist der Nachweis von IgM-Antikörpern im Suchtest auch in hoher Konzentration noch kein Beweis für eine frische Infektion, da es häufig zu falsch reaktiven, erregerunspezifischen Antikörperaktivtäten kommen kann.

Auch fehlende Angaben zu einer möglichen Therapieanamnese können zu Verwirrungen führen: Falls nach einem Zeckenstich mit nachfolgendem Erythema migrans eine Antibiotikatherapie begonnen wird, kann eine serologisch nachweisbare Serokonversion ausbleiben, d. h. obwohl sicher eine Infektion stattfand, findet das Labor im Nachhinein scheinbar nicht die serologische Bestätigung.

Um die vielfältigen Probleme der symptomatischen und serologischen Diagnostik für die Patienten zu lösen, ist es eine wichtige Aufgabe des untersuchenden Labors, im Gespräch mit den Einsendern und durch eine ausführliche Kommentierung den Patienten zu helfen.

Die Labordiagnostik der Borreliose beruht im Wesentlichen auf dem Nachweis spezifischer Antikörper. Bis zu 10% der Erwachsenen haben erhöhte Antikörpertiter als Zeichen einer durchgemachten

Borrelieninfektion. Die Polymerasekettenreaktion (PCR) ist im Hinblick auf die Sensitivität etwa der Kultur äquivalent, aber der Serologie unterlegen (Santino 2008).

9.3.1 Serologische Diagnostik

- **Hinweise (◘ Tab. 9.2)**

Die Diagnostik ist oft schwierig:
- Empfehlung für die klinische Einschätzung: 1/3 Anamnese, 1/3 körperliche Untersuchung, 1/3 Laboranalytik
- Leitsatz: Die Lyme-Borreliose ist eine klinische Diagnose.
- Je nach Menge der beim Zeckenstich übertragenen Erreger können bis zu 6 Wochen vergehen, bis ein Erythema migrans auftaucht. Bei Verdacht auf eine akute Borreliose (Erythema migrans) kann die IgM-Serokonversion bis zu 2 Wochen nach Auftreten der Symptome ausbleiben. In diesem Falle ist eine Kontrolle in 2 Wochen empfohlen.
- Kreuzreaktionen mit Ebstein-Barr-Virus (EBV): Falsch positive IgM-Werte sind möglich.
- Durch Zecken wird auch das Zeckenenzephalitisvirus (FSME) übertragen. FSME-Virus-Antikörper (IgM und IgG) Bestimmungen sind je nach Klinik als ergänzende Analytik zu erwägen.

- **Hinweise (◘ Tab. 9.3)**
- Immunantwort ähnlich wie in Stadium I.
- Vorwiegend IgG-Antikörper!
- IgM-Antikörper-Persistenz möglich.

◘ Tab. 9.2 Akute Infektion (Stadium I, Frühstadium)

Stufendiagnostik	Untersuchungsparameter	Methode	Material/Menge	Hinweis	Bewertung
Stufe 1	Borrelienantikörper IgM und IgG	EIA	Serum (1,0 ml)	Suchtest	– Positiv: siehe Befundkommentar – negativ: negativer serologischer Befund
Stufe 2	Nachweis positiver Banden (IgM, IgG)	Immunoblot	Serum (1,0 ml)	Bestätigungstest bei positivem oder grenzwertigem Suchtest	

EIA Enzymimmunoessay

◘ Tab. 9.3 Infektion (Stadium II), Wochen bis Monate nach der Infektion

Stufendiagnostik	Untersuchungsparameter	Methode	Material/Menge	Hinweis	Bewertung
Stufe 1	Borrelienantikörper IgM und IgG	EIA	Serum (1,0 ml)	Suchtest	– Positiv: siehe Befundkommentar – negativ: negativer serologischer Befund
Stufe 2	Nachweis positiver Banden (IgM, IgG)	Immunoblot	Serum (1,0 ml)	Bestätigungstest bei positivem oder grenzwertigem Suchtest	

EIA Enzymimmunoessay

- **Hinweise (▣ Tab. 9.4)**
  - Meist hohe IgG-Antikörper-Titer.
  - IgM-Antikörper fehlen meist.

- **Hinweise (▣ Tab. 9.5)**
  - Im Stadium II und III meist Nachweis intrathekaler Antikörper
  - Wichtig: Entnahme von Untersuchungsmaterial und Untersuchung der Materialien zeitgleich (Serum und Liquor)
  - Bestimmung des Serum-Liquor-Quotienten

9.3.2 Klinische Differenzialdiagnose

- Multiple Sklerose
- Myokarditis
- Hepatitis
- Arthritis
- Syphilis
- andere Infektionen mit ZNS-Beteiligung

❗ Cave
Meldepflicht
Namentlich bei Erkrankung und Tod

▣ Tab. 9.4 Infektion (Stadium III) Monate bis Jahre nach der Infektion

Stufendiagnostik	Untersuchungsparameter	Methode	Material/Menge	Hinweis	Bewertung
Stufe 1	Borrelienantikörper IgM und IgG	EIA	Serum (1,0 ml)	Suchtest	– Positiv: siehe Befundkommentar – negativ: negativer serologischer Befund
Stufe 2	Nachweis positiver Banden (IgM, IgG)	Immunoblot	Serum (1,0 ml)	Bestätigungstest bei positivem oder grenzwertigem Suchtest	

EIA Enzymimmunoessay

▣ Tab. 9.5 Neuroborreliose

Stufendiagnostik	Untersuchungsparameter	Methode	Material/Menge	Hinweis	Bewertung
Stufe 1	Borrelienantikörper IgM und IgG	EIA	– Serum (1,0 ml) – Liquor (1,0 ml)	Bei V. a. Neuroborreliose	Liquor-/Serum-Index; signifikant wenn >2,0
Stufe 2	Nachweis positiver Banden (IgM, IgG)	Immunoblot	Serum (1,0 ml)	Bestätigungstest bei positivem oder grenzwertigem Suchtest	

EIA Enzymimmunoessay

▣ Tab. 9.6 Erregernachweis bei Verdacht auf Borreliose

Nachweisverfahren	Liquor	Blut	Gelenkflüssigkeit	Hautbiopsie	Urin	Zecken
Kultur	+	(+)	(+)	++	–	++

9.4   Therapie

Im Stadium I und II ohne Beteiligung des Zentralnervensystems: Bei Erythema migrans, Lymphadenosis cutis benigna sowie bei Vorliegen einer reaktiven Arthritis ist eine orale Therapie über 14 Tage mit 2-mal 100 mg Doxycyclin/Tag oder 3-mal 500 mg Amoxicillin/Tag oder 2-mal 500 mg Cefuroximaxetil/Tag empfohlen.

Bei Infektionen, bei denen das Zentralnervensystem (Neuroborreliose) bzw. eine symptomatische Karditis vorliegt, ist eine intravenöse Therapie über einem Zeitraum von 14–28 Tagen mit 1-mal 2 g Ceftriaxon/Tag oder 3-mal 2 g Cefotaxim zu empfehlen.

Anmerkung: Bei der Neuroborreliose gilt Ceftriaxon wegen seiner pharmakologischen Eigenschaften als Mittel der Wahl.

> **❶ Cave**
> Cave: Bei der Zeckenentfernung sind überflüssige Manipulationen zu unterlassen. Der Zeckenkörper darf nicht gequetscht werden, da sonst der borrelienhaltige Inhalt in den Organismus gelangen kann. Eine aktive oder passive Immunisierung gegen die Lyme-Borreliose steht nicht zur Verfügung.

9.5   Prävention

Eine Impfung gegen Lyme-Borreliose ist gegenwärtig nicht möglich. Die Prävention besteht in einer Vielzahl von Maßnahmen:

- Körper regelmäßig nach Zecken absuchen. Diese befinden sich häufig im Bereich der Achseln, der Leisten, des Genitales und des Haaransatzes.
- Tragen von heller Kleidung, auf der die dunklen Zecken leichter zu erkennen sind.
- Tragen von möglichst abschließender Kleidung, nicht nur an den Beinen, sondern auch an den Armen.
- Bei Spaziergängen in der freien Natur sollte man auf festen Wegen bleiben und das Unterholz und hohe Gräser meiden.
- Repellents (Insektenschutzmittel) wirken ca. 2–4 h lang. Bei längeren Unternehmungen müssen sie daher mehrfach angewendet werden.

9.5.1   Verhalten bei einem Zeckenstich

Falls trotz aller Vorsichtsmaßnahmen ein Zeckenstich erfolgte, muss die Zecke so schnell wie möglich entfernt werden. Da sich die Borrelien im Darm der Zecken befinden, muss die Zecke längere Zeit saugen, bevor der Erreger übertragen wird. In der Regel geschieht dies erst nach 24 h. Entfernt man daher die Zecke frühzeitig, ist das Übertragungsrisiko nur sehr gering.

◻ Tab. 9.7 Antibiose bei Lyme-Borreliose in Schwangerschaft und Stillzeit

Stadium	Wirkstoff	Dosierung	Therapiedauer (Wochen)
I	Amoxicillin	3-mal 500 mg/Tag p.o.	2
	Cefuroximaxetil	2-mal 500 mg/Tag p.o.	2
II + III	Ceftriaxon	1-mal 2 g/Tag i.v.	4
	Cefotaxim	3-mal 2 g/Tag i.v.	4
	Penicillin G	4-mal 5 Mio. IU/Tag i.v.	4

Brucellose (Bang-Krankheit)

10.1 Erreger

Die Brucellose wird durch gramnegative, aerobe kokkoide Stäbchenbakterien der Gattung Brucella verursacht. Als Erreger gelten:

- Brucella abortus – Rinderbrucellose (Bang-Krankheit)
- Brucella melitensis – Maltafieber, Schaf- und Ziegenbrucellose
- Brucella suis – Schweinebrucellose

Das Auftreten der Brucellose beim Menschen ist eng mit dem Vorkommen und der Verbreitung des Erregers bei Tieren, insbesondere bei landwirtschaftlichen Nutztieren, verbunden. Wirte der Erreger der Brucellosegruppen sind Ziege, Rind, Schwein, Schaf und Hund. Infizierte Nutztiere scheiden den Erreger mit Milch, Stuhl und Urin aus. Bei engem Kontakt mit verseuchten Tieren (meist berufsbedingte Exposition) und bei Verzehr von nicht pasteurisierten Milchprodukten kann es zu menschlichen Infektionen kommen

10.2 Klinik

Die Brucellosen sind zyklische Allgemeininfektionen mit vielfältigen klinischen Manifestationen. Etwa 90% der Infektionen verlaufen subklinisch.

Die akute bis subakute Brucellose beginnt schleichend oder plötzlich, besonders mit undulierenden Fieberschüben, die am schwersten bei B. melitensis und am leichtesten bei B. abortus verlaufen. Bei der sehr seltenen Erkrankung in der Schwangerschaft können Aborte auftreten.

10.3 Diagnose

Der Nachweis geschieht über spezifische Antikörper sowie durch Erregeranzucht aus Blut, Urin oder Bioptaten. Diagnosestellung durch Abnahme von 2 Blutkulturen bei Fieberanstieg.

10.4 Therapie

Die Therapie erfolgt mit einer Langzeitapplikation in der Kombination von Doxycyclin und Rifampicin (6 Wochen). In der Schwangerschaft sind diese antibiotischen Substanzen kontraindiziert.

10.5 Prävention

Expositionsprophylaxe insbesondere von beruflich gefährdeten Personen.

❶ Cave

Meldepflicht
Dem Gesundheitsamt wird gemäß § 7
Abs.1 Nr. 4 IFSG der direkte oder indirekte
Nachweis von Brucella spec., soweit er auf
eine akute Infektion hinweist, namentlich
gemeldet.

Campylobacter

11.1 Erreger

Campylobacter ist eine Gattung korkenzieherförmiger Bakterien, die gramnegativ, mikroaerophil und polar begeißelt sind. Es werden mehr als 20 verschiedene weltweit verbreitete Campylobacterarten unterschieden, wobei alle Arten auch tierpathogen sind. Die in Deutschland häufigste Ursache für eine Campylobacterinfektion ist Campylobacter jejuni, außerdem sind medizinisch C. coli, C. cryaerophila und C. fetus von Bedeutung. Campylobacter fetus gilt als ein bedrohlicher Krankheitserreger. Dieses Bakterium ist zwar selten, kann aber neben der Darminfektion weitere schwerwiegende Erkrankungen verursachen.

Die zur Auslösung einer Campylobacterinfektion notwendige Erregermenge ist mit 500 Keimen relativ gering. Daher ist die Campylobacterinfektion sehr ansteckend.

11.2 Klinik

Die Erreger werden v. a. durch verschmutzte Nahrungsmittel tierischen Ursprungs (rohes Fleisch) oder durch verschmutztes Trinkwasser auf den Menschen übertragen. Da erkrankte Menschen und Tiere den Erreger über den Kot ausscheiden, kann der Erreger auch durch eine Schmierinfektion direkt von Mensch zu Mensch oder von Tier zu Mensch übertragen werden.

Campylobacterinfektionen können das ganze Jahr über auftreten, zeigen aber eine Häufung im Sommer. In Deutschland sind die Erreger nach Salmonella spp. die zweithäufigste Ursache einer Enteritis. Sie bedingen 2–10% aller infektiösen Enteritiden.

Die Erkrankung mit Campylobacter jejuni beginnt nach einer unspezifischen Prodromalphase von 1–2 Tagen als akute Enteritis, teilweise mit Erbrechen, die 1–7 Tage anhält. Es besteht eine Kolitis mit anfangs wässrigen, später blutigen Durchfällen und abdominalen Schmerzen. Die mittlere Krankheitsdauer liegt bei einer Woche, in schweren Fällen kann sie bis zu 8 Wochen dauern und septisch generalisieren.

Campylobacter-fetus-Infektionen sind durch einen sehr schweren Krankheitsverlauf gekennzeichnet. Neben Durchfällen entstehen Meningitis, Endokarditis, Arthritis, Phlebitis, Abszesse und Fehlgeburten.

11.2.1 Schwangerschaft

Campylobacter fetus verursacht bei Schwangeren ein fieberhaftes Krankheitsbild mit Schocksymptomatik. Die Erreger werden in seltenen Fällen auch bei febrilen Aborten sowie intrauterinen puerperalen Infektionen nachgewiesen. Die Infektion kann zu Totgeburt, neonataler Sepsis und Meningoenzephalitis führen.

11.3 Diagnose

Die Routinediagnostik besteht in der kulturellen Erregeranzucht. Mittels PCR werden Campylobacterisolate typisiert. Der Nachweis spezifischer Antikörper gelingt erst nach Abklingen der akuten Symptomatik.

11.4 Therapie

Die wichtigsten Maßnahmen bei der Durchfallerkrankung bestehen in der Flüssigkeit- und Elektrolytsubstitution. Zur Antibiotikatherapie werden Erythromycin, Ciprofloxacin und Aminoglykoside eingesetzt. Bei Verdacht auf eine Campylobacterfetus-Infektion wird empfohlen, auch ohne vorliegenden Erregernachweis bereits in den ersten 2 Krankheitstagen mit der Antibiotikabehandlung zu beginnen.

11.5 Prävention

Die Präventionsmaßnahmen bestehen insbesondere in der Einhaltung allgemeiner hygienischer und lebensmittelhygienischer Maßnahmen. Es ist ratsam, kein verunreinigtes Wasser zu trinken oder Lebensmittel, die mit Erregern in Berührung gekommen sind, nicht unbehandelt bzw. roh zu verzehren.

Chlamydien

12.1 Erreger

Chlamydien sind kleine, unbewegliche, gramnegative Bakterien der Gattung Chlamydia. Sie vermehren sich intrazellulär und liegen in den Wirtszellen in 2 Formen vor:

- Elementarkörperchen: infektiöse, metabolisch inaktive Form
- Retikularkörperchen: nichtinfektiöse, metabolisch aktive Form

12.2 Klinik

Die genitale Chlamydia-trachomatis-Infektion gilt weltweit als die häufigste sexuell übertragbare bakterielle Erkrankung. In erster Linie sind junge sexuell aktive Menschen betroffen. Bei Frauen finden sich Chlamydia-trachomatis-Infektionen gehäuft bis zum 25., bei Männern bis zum 35. Lebensjahr (Clad 2007).

Die Infektion verläuft in ca. 70% der Fälle asymptomatisch. Chlamydieninfektionen können lokal begrenzt sein (z. B. Urethritis, Zervizitis) oder in den oberen Genitalbereich aszendieren und zur »pelvic inflammatory disease« (PID) führen (Rogers 2008). Als Folgeerkrankung können Sterilität, chronische Unterbauchschmerzen und ektopische Schwangerschaften entstehen. Es besteht außerdem ein erhöhtes Frühgeburtenrisiko. Neugeborene infizierter Mütter entwickeln Konjunktivitiden und Pneumonien. Wie bei Frauen so entwickeln sich auch bei Männern unterschiedliche Krankheitsbilder und systemische Verläufe der Chlamydieninfektion (◘ Tab. 12.1).

◘ **Tab. 12.1** Klinische Manifestation der Chlamydia-trachomatis-Infektion (Serotyp D-K)

Frauen in der geschlechtsreifen Phase	Schwangere	Neugeborene	Männer	Extragenitale Organsysteme
– Bartholinitis	– Risiko für vorzeitigen Blasensprung	– Nasopharyngitis	– Epididymitis	– Atemwegserkrankungen
– Urethritis	– Vorzeitige Wehentätigkeit	– Einschlusskonjunktivitis	– Prostatitis	– Endokarditis
– Zervizitis	– Frühgeburt	– Pneumonie	– Urethralstriktur	– koronare Herzkrankheiten
– Endometritis	– Chorioamnionitis	– Otitis media		– Arthritis
– Salpingitis	– Endometritis post partum	– Vulvovaginitis		– Reiter-Syndrom
– Tuboovarialabszess				
– Peritonitis				
– Perihepatitis				

Nach zurückliegender, erfolgreich therapierter Infektion entwickelt sich kein Immunschutz.

12.3   Diagnose

Für den Nachweis urogenitaler Chlamydia-trachomatis-Infektionen stehen zahlreiche Verfahren zur Verfügung (Dieterle 2009). Neben den labordiagnostischen Möglichkeiten werden zur Abklärung des aszendierenden Genitalinfektes auch bildgebende Verfahren wie Ultraschall, CT und MRT mit in die Diagnostik einbezogen (Lind 2009).

 **Cave**

Ein zellreiches Probenmaterial ist Voraussetzung für den Erregernachweis, da Chlamydien intrazellulär vorliegen.

■ **PCR**

Die PCR besitzt im Vergleich zu Kultur, Antigentests und Gensondentests eine deutlich höhere Sensitivität bei einer mit der Kultur vergleichbaren Spezifität von 99% und ist nicht von der Vitalität der Erreger abhängig.

■ **Chlamydienscreening**

— Das Chlamydien-Screening hat bei beschwerdefreien Frauen bis 25 Jahren im Rahmen der Mutterschaftsrichtlinie und bei Schwangerschaftsabbruch aus Urin mittels nukleinsäureamplifizierender Verfahren (z.B. PCR) zu erfolgen.

— In der Schwangerschaft erfolgt das Chlamydienscreening bereits bei der Erstuntersuchung (Kulemann 2009). Ein zweites Screening – bisher nicht vorgeschrieben – in der 30. bis 34. SSW ist sinnvoll (Patientinnenaufklärung).

— Kurativ aus Zervixabstrich bei V. a. chronische Infektion: Bei einer chronischen Chlamydieninfektion z. B. mit Unterbauchschmerzen kann die Konzentration der Erreger im Urin zu gering für die PCR-Untersuchung sein. Im Zervixabstrich finden sich die Erreger in therapeutisch relevanter, niedriger Konzentration (Shrier 2004).

12.4   Therapie

◻ Tab. 12.3 Therapieschema der unkomplizierten akuten Chlamydieninfektion

Medikation	Dosis/Tag p.o. (mg)	Therapiedauer (Tage)
Doxycyclin	2-mal 100	7
Azithromycin	1-mal 1000	Einmalgabe
Alternativ: Erythromycin	4-mal 500	7
Schwangere		
Erythromycinethylsuccinat	4-mal 500	7
Alternativ: Amoxicillin	3-mal 500	7

 **Cave**

Die Partnertherapie ist obligat, eine Therapiekontrolle muss etwa 3 Wochen nach Therapieende erfolgen.

◻ Tab. 12.2 Diagnostikschema der Chlamydieninfektion

Untersuchungsparameter	Methode	Material/Menge	Hinweis	Bewertung
Nukleinsäurenachweis mit Amplifikation	– PCR – LCR	– Abstrich – Urin	– Screening: Erststrahlurin – kurativ: Zervixabstrich	Hohe Spezifität und Sensitivität
Chlamydia-trachomatis-IgG-AK Chlamydia-trachomatis-IgA-AK	EIA	Serum (1,0 ml)		Frische Infektionen werden meist nicht erfasst.

AK Antikörper, *EIA* Enzymimmunoassay, *PCR* Polymerasekettenreaktion, *LCR* Ligasekettenreaktion

12.5 Prävention

Eine Prävention der Chlamydieninfektion ist durch sexualmedizinische Aufklärung möglich. Es sollte im Einzelnen auch über die Möglichkeiten der aktiven und passiven oral-genitalen oder oral-analen Übertragungsmöglichkeiten informiert werden, außerdem auch über Infektionsrisiken durch gemeinschaftlich benutzte Hilfsmittel oder »toys« (Sexualpraktiken). Durch konsequente Anwendung von Kondomen lässt sich das Risiko von Chlamydieninfektionen deutlich verringern.

Clostridium perfringens (Gasbrand)

13.1 Erreger

Die Gattung Clostridia umfasst obligat anaerobe, grampositive Stäbchenbakterien, die Endosporen bilden. Clostridien verursachen eine Reihe von schweren Krankheitsbildern wie Botulismus, Tetanus und Gasbrand (◘ Tab. 13.1).

Der wichtigste Erreger der Gasbrandinfektion ist Clostridium perfringens. 60–80% aller Gasbranderkrankungen werden durch Clostridium perfringens verursacht. Erkrankungen durch die Subspecies C. novyi, C. septicum und C. histolyticum sind seltener. Der Erreger kann im Boden, Wasser, Staub und in Lebensmitteln, aber auch im Verdauungstrakt von Mensch und Tier nachgewiesen werden.

C. perfringens bildet für den Menschen pathogene membranzerstörende Toxine, die als Enzyme wirken. Diese Enzyme sind sehr aggressiv, sie bauen Gewebe ab und führen zu Nekrosen im betroffenen Muskelgewebe.

Clostridien führen bei vielen offenen Verletzungen zu einer Wundkontamination. Bei gynäkologischen bzw. geburtshilflichen Infektionen stammen die Erreger meist aus dem rektovaginalen Bereich. Sie können aber auch in seltenen Fällen von außen durch Schmierinfektionen eingebracht werden.

◘ **Tab. 13.1** Clostridienarten und Krankheiten

Clostridiumart	Krankheit
C. perfringens	Gasbrand, Lebensmittelintoxikation, nekrotisierende Enterokolitis, Peritonitis, antibiotikaassoziierte Kolitis
C. novyi	Gasbrand
C. septicum	
C. hystolyticum	
C. botulinum	Botulismus
C: tetani	Tetanus
C. difficile	Antibiotikaassoziierte Kolitis
Andere	Wundinfektionen

13.2 Klinik

Die Gasbrandinfektion ist eine schwere lebensbedrohliche Erkrankung. Nach einer Inkubationszeit von 3–5 Tagen fällt nach Operationen oder Weichteilverletzungen eine sich schnell ausbreitende Wundinfektion auf. Die Wunden sind infolge der Gasbildung prall gespannt und rötlich bis dunkel verfärbt. Bei der Palpation kann gegebenenfalls eine Krepitation festgestellt werden.

Aus der Wunde entleert sich häufig ein stinkendes seröses Wundsekret. Es besteht eine zunehmende äußerst starke Schmerzhaftigkeit des gesamten Wundbereiches. Weitere allgemeine Krankheitszeichen sind hohe Pulsfrequenz, Fieber über 38°C und Verwirrtheit bzw. Delirium. Später kommt es zur intravasalen Hämolyse, zu Hypotonie und Nierenversagen bis hin zum Bild des septischen Schocks mit tödlichem Ausgang.

13.2.1 Schwangerschaft

In der Geburtshilfe kommt eine Gasbrandinfektion v. a. bei kriminellen septischen Aborten vor, bei denen meist keine ausreichende Antisepsis eingehalten wurde. Eine peripartale Übertragung aus dem Genitalbereich der Mutter auf das Neugeborene mit der Entstehung einer neonatalen Gasbrandinfektion ist möglich.

13.3 Diagnose

Aufgrund des schnellen und oft tödlichen Verlaufs der Gasbrandinfektion muss die Diagnose unverzüglich und sicher gestellt werden. Die Sofortdiagnose erfolgt aus vielen Einzelbefunden des klinischen Bildes, durch einen schnellen mikroskopischen Erregernachweis (Gram-Färbung) aus einem Muskelquetschpräparat sowie durch eine Röntgenaufnahme (Zeichen der gefiederten Muskulatur). Eine kulturelle Erregeranzucht, Toxinnachweis sowie weitere Differenzierungsverfahren können die mikroskopische Diagnose erhärten.

13.4 Therapie

Die Erkrankung an Gasbrand verläuft unbehandelt fast immer tödlich. Die Therapie muss sehr schnell bereits bei Verdacht durchgeführt werden. Sie besteht aus einer Kombination von chirurgischen Interventionen (Sanierung des Wundbereichs mit vollständiger Abtragung des nekrotischen, anaeroben Gewebes), Antibiotikaapplikation bevor das Antibiogramm bekannt ist, in der hyperbaren Oxygenisierung sowie weiteren Maßnahmen der intensivmedizinischen Therapie.

Trotz der intensivmedizinischen Maßnahmen ist auch heute noch die Prognose der Gasbrandinfektion sehr ungünstig. Die Sterblichkeit liegt auch bei frühzeitig begonnener und fachgerechter Behandlung noch immer bei 20–25%.

13.5 Prävention

Adäquate Wundversorgung, Sterilisation des chirurgischen Instrumentariums, Vermeidung von Traumatisierungen, ggf. perioperative Antibiotikaprophylaxe.

Enterokokken

14.1 Erreger

Bei den Enterokokken handelt es sich um grampositive Kugelbakterien. Die Gattung Enterococcus enthält 17 Species, von denen E. faecalis und E. faecium für menschliche Infektionen die größte Bedeutung besitzen. Enterokokken zeichnen sich durch große Umweltresistenz aus.

14.2 Klinik

Enterokokken kommen weltweit vor. Sie sind Bestandteil der physiologischen Darmflora und besiedeln durch die rektovaginale Ausbreitung auch die Vagina. Bei symptomlosen Schwangeren finden sich bei ca. 15% Enterokokken in der Vagina. Enterokokken sind nach E. coli die zweithäufigsten Erreger von nosokomiale Harnwegsinfektionen.

Im ambulanten Bereich treten systemische Erkrankungen bei i.v.-Drogenabhängigen und bei Patienten mit rheumatisch vorgeschädigten Herzklappen auf. 5–15% aller Endokarditiden werden von Enterokokken verursacht. Bei gynäkologischen Infektionen sind Enterokokken häufiger Bestandteil der anaeroben-aeroben Mischinfektion. Zusammen mit Bacteroidesarten fördern sie die Abszessbildung.

Enterokokkeninfektionen entstehen meistens endogen. Abdominalinfektionen sind nach Aszension bei Ileus, Darmverletzungen oder bei Spontanperforationen möglich. Die Übertragung von Enterokokken kann auch direkt von Patient zu Patient über die Hände des Krankenhauspersonals erfolgen. Eintrittspforten der Erreger sind hauptsächlich der Urogenital- oder Magen-Darm-Trakt. Das Krankheitsspektrum umfasst folgende Infektionen:

- Harnwegsinfektionen
- Weichteilinfektionen
- Puerperalinfektionen
- Peritonitis
- Sepsis
- Endocarditis lenta

14.3 Diagnose (◻ Tab. 14.1)

■ Hinweise

Ein Vorbefund ist in aller Regel nach der Übernachtbebrütung (Erregernachweis) verfügbar. Ein Endbefund mit Erregeridentifizierung und Antibiogramm ist nach spätestens 3 Tagen ab Probeneingang verfügbar. Bei Mischkulturen mit mehreren Erregern kann dieser Zeitraum um 1–2 Tage überschritten werden.

▣ Tab. 14.1 Diagnostikschema Enterokokken

Stufen-diagnostik	Untersuchungs-parameter	Methode	Material/Menge	Hinweis	Bewertung
–	Kultureller Erregernachweis	Kultur	– Vaginalabstrich – Zervixabstrich – Blut – Urin – Exsudate	Zusätzlich zur Kultur wird ein Gram-Präparat angefertigt und mikroskopisch ausgewertet	

14.4 Therapie

E. faecalis und E. faecium sind gegen viele Antibiotika resistent. Zur Therapie der Enterokokkeninfektion werden als Mittel der Wahl Ampicillin oder Mezlocillin empfohlen. Als Alternativen gelten Ureidopenicilline, Glykopeptide, Co-Trimoxazol und bei Enterokokkenresistenz Vancomycin oder Teicoplanin.

14.5 Prävention

Es stehen keine spezifischen Präventionsmaßnahmen zur Verfügung. Die vorbeugenden Allgemeinmaßnahmen von exogenen Enterokokkeninfektionen (Schmierinfektion, Übertragung durch Gegenstände) bestehen hauptsächlich in Hygienemaßnahmen, die im Rahmen des antimikrobiellen Regiems zu beachten sind
- Prävention endogener Enterokokkeninfektionen:
- Vermeidung von unnötig langen Liegedauern von Harnwegs- und Venenkathetern
- Beachtung aseptischer Techniken bei Abdominaloperationen
- Vermeidung unnötiger Cephalosporinanwendungen (Selektion von Enterokokken)

In der Klinik sind ein Personal-Screening und Umgebungsuntersuchungen auf Enterokokkeninfektionen nur bei gehäuftem Auftreten zu erwägen. In diesem Fall ist eine Absprache mit der Krankenhaushygiene erforderlich.

Gonokokken

15.1 Erreger

Als Gonokokken werden Bakterien der Species Neisseria gonorrhoeae bezeichnet, gramnegative Kokken, die gegen Licht, Kälte und Trockenheit besonders empfindlich sind.

15.2 Klinik

Nach einmaligem sexuellem Kontakt mit einem Infizierten erkranken Frauen mit einer Wahrscheinlichkeit von 60–90%. In 80% der Fälle verläuft die Infektion klinisch symptomarm:

- untere Gonorrhö:
  - Zervizitis
  - Urethritis
  - Fluor cervicalis
  - Brennen beim Wasserlassen
  - Bartholinitis
  - anorektale Gonorrhö
- obere Gonorrhö:
  - Endometritis
  - Salpingits
  - kolikartige Schmerzen
  - peritonitische Zeichen
  - hohes Fieber
- Komplikationen:
  - Perioophoritis
  - Tuboovarialabszess
  - chronische Adnexitis

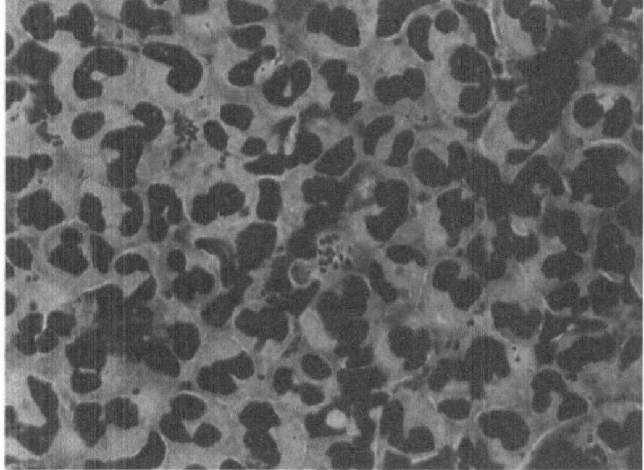

 Abb. 15.1 Intra- und extrazellulär gelagerte Gonokokken und Leukozyten nach Methylenblaufärbung (1000-fache Vergrößerung, Ölimmersion). Die Diagnose ist in jedem Fall durch die Kultur zu bestätigen

- Spätfolgen:
  - Sterilität
  - ektopische Gravidität
- extragenitale Manifestationen:
  - Gonoblenorrhö
  - Gonokokkensepsis
  - Meningitis
  - Arthritis
  - Endokarditis
  - Peritonitis
  - Perihepatitis
  - Hautläsionen

15.3   Diagnose (◻ Tab. 15.1)

■ Hinweise

Die Gonokokken-PCR ist eine Kassenleistung (EBM 32836). Ein Vorbefund ist in aller Regel nach der Übernachtbebrütung (Erregernachweis) verfügbar. Ein Endbefund mit Erregeridentifizierung und Antibiogramm ist nach spätestens 3 Tagen ab Probeneingang verfügbar. Bei Mischkulturen mit mehreren Erregern kann dieser Zeitraum um 1–2 Tage überschritten werden.

■ Mikroskopische Diagnostik

- Präparat: Abstrichpräparat der Zervix und Urethra
- Färbung: Methylenblaufärbung oder Gram-Färbung
- Mikroskopie mit 100-facher Vergrößerung (intrazellulär gelegene gramnegative Diplokokken)

❶ Cave
Die Mikroskopie des gefärbten Abstrichpräparates ist ein wichtiger diagnostischer Hinweis auf eine Gonorrhö, aber kein Beweis für die spezifische Gonokokkeninfektion. Eine kulturelle Untersuchung ist notwendig.

15.4   Therapie

Wegen zunehmender Resistenzen der Gonorrhö gegen Penicillin G sind zur Therapie Cephalosporine der 3. Generation das Arzneimittel der ersten Wahl. Als Einmaltherapie werden folgende i.m./i.v.-Applikationen empfohlen:

- 1-mal 500 mg Ceftriaxon i.m. oder
- 1-mal 400 mg Cefixim p.o.

1–2 Wochen nach Beendigung der Therapie ist es notwendig, bakteriologische Kontrolluntersuchungen durchzuführen. Außerdem sind weitere sexuell übertragbare Infektionserreger auszuschließen.

❶ Cave
Der Partner muss in die Gonorrhöbehandlung einbezogen werden, unabhängig davon, ob Beschwerden vorhanden sind oder nicht.

15.5   Prävention

Aufklärung über das sexuelle Risikoverhalten, Safer Sex, Kondomverwendung.

◻ **Tab. 15.1** Diagnostikschema Gonokokken

Untersuchungsparameter	Methode	Material/Menge	Hinweis	Bewertung
Kultureller Erregernachweis	Kultur	Mikrobiologischer Abstrich von Zervix und Urethra	Zusätzlich zur Kultur wird ein Gram-Präparat angefertigt und mikroskopisch ausgewertet	Bei kurzem Transportweg (innerhalb von 4 h)
Direktnachweis von Neisseria gonorrhoeae mittels Nukleinsäureamplifikation	PCR	Genitalabstrich		Bei langem Transportweg ins Labor ist die PCR der Anzucht überlegen.
Gonokokkenantikörper	KBR	Serum (1,0 ml)		Der Antikörpernachweis ist wenig aussagekräftig.

KBR Komplementbindungsreaktion, *PCR* Polymerasekettenreaktion

Listerien

16.1 Erreger

Die Listeriose wird durch Bakterien der Gattung Listeria verursacht. Der wichtigste Erreger ist Listeria monocytogenes, ein grampositives, fakultativ anaerobes, sehr umweltresistentes Stäbchenbakterium.

16.2 Klinik

Die Listeriose kommt v. a. bei alten Menschen sowie bei Personen mit einer abgeschwächten Immunabwehr (z. B. bei HIV-Patienten), aber auch bei Schwangeren und Neugeborenen vor. Die Erregerübertragung erfolgt durch:

- Verzehr kontaminierter tierischer und pflanzlicher Lebensmittel (Lebensmittelinfektion)
- Kontakt mit infizierten Tieren oder kontaminiertem Erdboden
- transplazentar
- während der Geburt bei Durchtritt durch den Geburtskanal
- postnatal durch Kontakt

Das klinische Bild der Listerieninfektion ist sehr variabel und hängt hauptsächlich vom befallenen Organsystem ab. In vielen Fällen führt die Infektion lediglich zu einer lokalen Besiedlung des Intestinaltraktes. Die Listerien persistieren im Magen-Darm-Trakt, ohne eine klinische Symptomatik auszulösen. Bei immunkompetenten Menschen kommt es selten zu einer Infektion (Hof 2004). Krankheitssymptome der Listeriose können sein:

- Fieber
- Schüttelfrost
- Rhinitis
- Pharyngitis
- Kopf- und Rückenschmerzen
- Bauchschmerzen, Appendizitis
- Harnwegsinfektion, Pyelonephritis
- Metrorrhagien
- zervikaler Fluor

Die Listeriose bei immuninkompetenten Personen ist häufig eine schwere lebensbedrohliche Erkrankung. Es kommt dabei meistens zu einem Befall mehrerer Organsysteme. Die häufigste Manifestation ist eine Meningoenzephalitis. Bei der hämatogenen Listerienausbreitung bilden sich eitrige Entzündungen insbesondere an Herzklappen, Gelenken, Knochen und Gallenblase. In schweren Fällen kommt es zum septischen Schock.

16.2.1 Schwangerschaft

Schwangere haben ein ca. 12-fach höheres Risiko, an einer Listeriose zu erkranken (Hof 2004). Die

Erkrankung verläuft meist relativ unauffällig und grippeähnlich und wird oft nicht ernst genommen. Die Infektion kann jedoch auf das Kind übergehen und zum Abort, zu intrauterinem Fruchttod und zur Frühgeburt führen. Bei einer perinatalen Infektion kommt es zu einer Listeriosis infantiseptica. Das Neugeborene entwickelt dabei direkt nach der Geburt ein »Early-onset-Syndrom« (sehr schlechte Prognose) oder erst einige Tage bis zu 4 Wochen post partum das »Late-onset-Syndrom« mit der häufigen Krankheitsmanifestation der Meningitis. Die Prognose der »Late-onset-Form« ist günstiger als die der Frühform.

Bei beiden Formen finden sich ein typisches papulöses Hautexanthem sowie granulomatöse Veränderungen, die auch an der Rachenhinterwand, auf den Tonsillen und der Plazentaoberfläche vorhanden sein können.

16.3   Diagnose

Die Listeriendiagnostik ist aus dem klinischen Bild nicht zu stellen. Serologische Untersuchungen haben keine Aussagekraft. Die sichere Diagnostik erfolgt durch den Erregernachweis aus verschiedenen Materialproben:

- Blut
- Liquor
- Eiter
- Vaginalsekret
- Lochien
- Stuhl
- Mekonium

Als Methoden eignen sich die kulturelle Anzucht oder die PCR.

16.4   Therapie

Zur Behandlung der Listeriose ist eine antibiotische Therapie hilfreich, obwohl in 30% der Fälle mit einem Versagen der Antibiose gerechnet werden muss. Der Grund dafür besteht im Persistieren der Listerien in der Wirtszelle, da die meisten Antibiotika dort nicht an die Erreger gelangen. Antibiotikatherapie der ersten Wahl:

- Amoxicillin plus Aminoglykosid
- Therapiedauer 14 Tage, besser 3 Wochen (intrazelluläre Vermehrung)
- Beachtung von Kontraindikationen in der Schwangerschaft
- Alternativen: Makrolide, Vancomycin

16.5   Prävention

Einhaltung lebensmittelhygienischer Maßnahmen, insbesondere bei Schwangeren und älteren Personen. Es sollten rohes Fleisch, roher Fisch (Lachs), Rohmilch und Rohmilchprodukte grundsätzlich gemieden werden. Fertiggerichte sind kurz vor dem Verzehr noch einmal zu erhitzen.

Mykoplasmen

17.1 Erreger

Mykoplasmen sind zellwandlose Bakterien, die auf das Vorhandensein eines Wirtsorganismus angewiesen sind, auf dessen Oberfläche sie als extrazelluläre Parasiten leben. Wichtige Arten sind:

- Mycoplasma hominis
- Ureaplasma urealyticum
- Mycoplasma genitalium

17.2 Klinik

Mykoplasmen sind weltweit verbreitet. 40–80% der Frauen und 5–20% der Männer sind im unteren Genitaltrakt asymptomatisch besiedelt. Mykoplasmeninfektionen verlaufen oft asymptomatisch. Ausgehend vom Keimreservoir der Frau (Vagina, Zervix, Urethra) verursachen Mykoplasmen folgende Krankheiten:

- nichtgonorrhoische Urethritis
- Zystitis/Pyelonephritis
- Zervizitis
- Salpingitis

17.2.1 Schwangerschaft

In der Schwangerschaft führt die Mykoplasmeninfektion zur Chorioamnitis. Es besteht ein Kausalzusammenhang zu:

- vorzeitigem Blasensprung
- vorzeitiger Wehentätigkeit
- Frühgeburtlichkeit
- Fieber nach Abort oder Entbindung

Beim Neugeborenen treten gelegentlich Pneumonie, Meningitis oder Hautinfektionen auf.

17.3 Diagnose

- Erregernachweis auf Spezialnährboden: Mycoplasma hominis, Ureaplasma urealyticum
- ausschließlich spezifische PCR: Mycoplasma genitalium (EBM-Leistung 32842)

Serologische Methoden zum Antikörpernachweis werden nicht routinemäßig eingesetzt.

17.4 Therapie

- Mycoplasma hominis
  - Tetracyclin 4-mal 250–500 mg/Tag über 10–14 Tage
  - Doxycyclin 2-mal 100 mg/Tag über 10–14 Tage
  - Clindamycin 3-mal 600 mg/Tag über 10–14 Tage

- Mycoplasma genitalium
  - Azithromycin am 1. Tag 1-mal 500 mg,
    2. bis 5. Tag 1-mal 250 mg
  - In einigen Fällen kann es zu einem Thera-
    pieversagen mit persistierenden Beschwer-
    den kommen. In diesen Fällen ist eine
    Therapie mit Moxifloxacin 1-mal 400 mg/
    Tag über 10 Tage empfohlen.
- Ureaplasma urealyticum
  - bei entsprechender Symptomatik bei Vor-
    liegen einer Urethritis: Azithromycin 1-mal
    1 g (Taylor-Robinson 2008, Haggerty 2008)
  - bei Vorliegen einer Zervizitis: Azithromy-
    cin 1-mal 500 mg am 1. Tag, nachfolgend
    1-mal 250 mg/Tag für 2–5 Tage

17.5 Prävention

Eine Mykoplasmeninfektion tritt selten alleine auf,
sondern in der Regel zusammen mit anderen sexuell übertragbaren Erregern. Mit steigender Anzahl
an Sexualpartnern erhöht sich das Risiko einer
Mykoplasmeninfektion. Auch Frauen, die die **Anti-
Baby-Pille** nehmen, gehören zur Risikogruppe.
Eine Infektion kann am wirksamsten vorgebeugt
werden durch Aufklärung über das sexuelle Risikoverhalten, Safer Sex und Kondomverwendung.

Pertussis

18.1 Erreger

Bordetella pertussis ist ein gramnegatives, aerobes, kokkoides Stäbchen, das zahlreiche Virulenzfaktoren, u. a. das Pertussistoxin und das filamentöse Hämagglutinin aufweist. Der Erreger ist empfindlich gegen Austrocknung und Kälte und bleibt auch außerhalb des Organismus einige Tage infektiös. Die Erreger werden durch Tröpfcheninfektion übertragen.

18.2 Klinik

Keuchhusten ist eine hochgradig ansteckende bakterielle Infektionskrankheit der Atemwege. Besonders gefährlich kann die Erkrankung im frühen Säuglingsalter werden, da die Säuglinge keinen ausreichenden Schutz besitzen und in diesem Alter oft kein typischer Husten auftritt, sondern es zu tödlichen Erstickungsanfällen ohne vorherige Krankheitszeichen kommen kann. Mögliche Komplikationen von Keuchhusten sind Mittelohr-, Lungen- und Gehirnentzündung. Das Krankheitsbild verläuft in 3 Stadien:

- **Stadium catarrhale:** In diesem Stadium bestehen Abgeschlagenheit, nur leicht erhöhte Temperatur, Schnupfen und Bindehautreizung. Die Kontagiosität ist in diesem Stadium am höchsten. Dauer dieses Stadiums: etwa 1–2 Wochen.

- **Stadium convulsivum:** Es besteht der typische anfallsweise auftretende trockene Husten, der in einem inspiratorischen Keuchen (inspiratorischer Stridor) endet. Die Attacken treten bis zu 30-mal pro 24 h auf, besonders nachts. Dauer dieses Stadiums: meistens 4–6 Wochen.
- **Stadium decrementi:** Die Hustenanfälle klingen allmählich über einen Zeitraum von über 3–6 Wochen ab, in manchen Fällen dauert es auch länger.

18.2.1 Komplikationen

Als Komplikationen werden Pneumonien, Aspiration, Apnoe und eine mitunter tödlich verlaufende Enzephalopathie beobachtet. Es kann außerdem zu Einblutungen in Konjunktiven und Skleren sowie zu Hernien und Pneumothorax kommen. Pertussis kann vereinzelt auch zum plötzlichen Kindstod (SIDS) führen.

Neben den klassischen Symptomen treten v. a. bei Erwachsenen und Geimpften atypische Verläufe auf. Es sollte deshalb bei jedem Erwachsenen, der 7 Tage oder länger hustet, immer auch an eine Pertussis gedacht werden. Die Erkrankung hinterlässt eine Immunität für etwa 10 Jahre, Zweiterkrankungen sind danach in jedem Lebensalter möglich.

18.3   Diagnose (◻ Tab. 18.1)

Bei einer klassischen Keuchhustensymptomatik wird die Diagnose häufig durch den klinischen Befund gestellt. Eine Indikation für die Labordiagnostik besteht bei längerem Husten und ggf. im Zusammenhang mit der Impfprävention.

■ Hinweis

Antikörper sind meist erst 2–3 Wochen nach Beginn des konvulsiven Stadiums nachweisbar. Die frühzeitige Diagnostik erfolgt mittels Erregernachweis (PCR). Inkubationszeit: 7–14 (–20) Tage.

❗ Cave
Meldepflicht
Es besteht eine Meldepflicht im Todesfall einer Pertussis. Pertussis selbst ist nicht meldepflichtig, jedoch muss das Gesundheitsamt informiert werden, wenn in Gemeinschaftseinrichtungen oder in Kliniken bzw. Entbindungsstation Pertussisfälle auftreten.

18.4   Therapie

Eine antibiotische Therapie beeinflusst die Dauer und Heftigkeit der Hustenattacken häufig nicht wesentlich, da sie in der Regel nicht früh genug eingesetzt wird, um eine deutliche klinische Verbesserung zu erzielen. Sie kann jedoch zur Unterbrechung der Infektionskette von erheblicher Bedeutung sein.

Der Einsatz von Antibiotika ist nur sinnvoll, solange der Patient Bordetellen ausscheidet (Ende der Inkubationszeit, Stadium catarrhale, bis zu 3 Wochen nach Beginn des Stadium convulsivum). Langjährige Erfahrungen bestehen v. a. mit Erythromycin; andere Makrolide wie Azithromycin, Clarithromycin und Roxithromycin sind jedoch ebenso wirksam und aufgrund ihrer besseren Verträglichkeit und Compliance Mittel der Wahl.

18.5   Prävention

18.5.1   Allgemeine Prävention

Bei Verdacht auf bzw. Diagnose von Pertussis dürfen Gemeinschaftseinrichtungen nicht besucht werden.

18.5.2   Impfprävention

Vervollständigung des Impfschutzes, Impfung wenn kein adäquater Immunschutz vorliegt:
- Frauen mit Kinderwunsch präkonzeptionell
- enge Haushaltskontaktpersonen im Umfeld einer Schwangeren

◻ **Tab. 18.1** Diagnostikschema Pertussis

Stufendiagnostik	Untersuchungsparameter	Methode	Material/Menge	Hinweis	Bewertung
Stufe 1	Nukleinsäurenachweis von Bordetella pertussis	PCR	Rachenabstrich oder Rachenspülwasser	Kassenleistung (EBM 32829)	
Stufe 2	Pertussis-IgG-AK	EIA	Serum, EDTA-Blut		Die Serologie ist der PCR bei der Frage nach einer aktiven Infektion unterlegen.
Stufe 2	Pertussis-IgM-AK	EIA	Serum, EDTA-Blut		

AK Antikörper, *EIA* Enzymimmunoassay, *PCR* Polymerasekettenreaktion

- Betreuer des Neugeborenen (Impfung gemäß STIKO spätestens 4 Wochen vor der Geburt des Kindes, fehlende Impfung der Mutter in den ersten Tagen post partum nachholen),
- Personal in der Schwangerenbetreuung/Geburtshilfe, Pädiatrie

Die Impfung erfolgt 1-mal mit 1 Dosis Pertussis-Kombinationsimpfstoff (Tdap oder ggf. Tdap IPV).

Salmonellen

19.1 Erreger

Die Salmonelleninfektion wird durch Bakterien der Gattung Salmonella hervorgerufen. Aus dieser Gattung sind über 2000 Arten bekannt, von denen 120 für Menschen pathogen sind. Die gramnegativen Stäbchenbakterien sind fakultativ anaerob und eng verwandt mit der Gattung Escherichia. Wichtige Erreger der Salmonelleninfektionen sind:

- S. typhi
- S. paratyphi A, B, C
- S. enteritidis
- S. typhimurium

19.2 Klinik

Salmonellosen sind sporadisch oder als Epidemie weltweit verbreitet und treten hauptsächlich in den warmen Sommermonaten gehäuft auf. Klinisch und mikrobiologisch unterscheidet man zwischen den Krankheitsbildern Typhus, Paratyphus und der sogenannten Enteritis salmonellosae. Die Infektionsübertragung erfolgt in der Regel durch den Verzehr infizierter oder kontaminierter Lebensmittel.

Eine fäkal-orale Übertragung von Mensch zu Mensch ist ebenfalls möglich. Am häufigsten manifestieren sich die Salmonelleninfektionen als sogenannte Enteritis, die ausschließlich auf den Darmtrakt beschränkt bleibt. Die Inkubationszeit der Salmonellenenteritis ist im Gegensatz zum Typhus sehr kurz. Sie ist abhängig von der Anzahl in den Körper gelangter Erreger und beträgt meist wenige Stunden bis 3 Tage, höchstens jedoch bis zu 7 Tage.

Der Krankheitsverlauf der akuten Salmonelleninfektion äußert sich in Form einer Enteritis mit Fieber, Kreislaufbeschwerden, Übelkeit, Erbrechen, Durchfall und Elektrolytverschiebung. Bei einem typischen Verlauf dauern die Symptome 1–2 Tage, in manchen Fällen auch bis zu 1 Woche. Die Keimausscheidung von Enteritissalmonellen dauert ca. 3–6 Wochen, bei Säuglingen auch mehrere Monate. Dauerausscheidungen über 6 Monate sind selten.

Bei schweren Durchfällen und v. a. bei gleichzeitigem Erbrechen und einer ungenügenden Flüssigkeitsaufnahme trocknen die Betroffenen aus. Klinische Zeichen hierfür sind eine trockene und belegte Zunge, eingesunkene Augen, klanglose Stimme, Blutdruckabfall und Wadenkrämpfe. Besonders bei sehr alten Menschen und Säuglingen bedeutet die Dehydrierung eine ernste Gefahr. Durch den Flüssigkeitsverlust kommt es zu einer Konzentration des Blutes mit dem Risiko der Thrombose.

19.2.1 Schwangerschaft

Salmonellen können bei der Geburt oder in der Neugeborenenphase von der Mutter auf das Kind übertragen werden, wenn die Mutter Salmonellen-dauerausscheiderin ist. Auch beim Stillen ist durch den Mutter-Kind-Kontakt eine Erregertransmission zu befürchten. Die Salmonellenerkrankung kann in der Schwangerschaft schwerer verlaufen als außerhalb derselben. Es besteht wahrscheinlich durch die febrile toxische Komponente der Erkrankung ein Zusammenhang zu Aborten, Früh- oder Totgeburten.

19.3   Diagnose

- **Erregernachweis:** Der kulturelle Erregernachweis und die biochemische Identifizierung des Erregers sind die Methode der Wahl.
- **Antikörpernachweis:** Der Antikörpernachweis spielt wegen geringer Sensitivität und Spezifität nur eine untergeordnete Rolle.

- **Hinweise**
- Sehr junge und alte Patienten sind gefährdeter.
- Die perinatale Übertragung auf das Neugeborene ist möglich (v. a. vaginale Geburt, Schmierinfektion).
- Eine Sectio caesarea ist bei hohem Risiko zu erwägen.
- Gegebenenfalls ist eine engmaschige Kontrolle des Neugeborenen und frühzeitige Therapie einzuleiten.
- Generell problematisch sind Dauerausscheider.

19.4   Therapie

Die Therapie der Salmonellenenteritis besteht in erster Linie in der Rehydration der Patienten durch eine Flüssigkeits- und Elektrolytzufuhr. Dabei ist es wichtig, die Kreislauffunktionen zu überwachen. Eine Therapie mit Antibiotika ist nicht in jedem Fall indiziert. Bei schweren Verläufen, bei Säuglingen, Kleinkindern, bei immungeschwächten und bei älteren Menschen werden die Antibiotika Ciprofloxacin, Cotrimoxazol oder Ampicillin verabreicht. Die Resistenzbestimmung des Erregers ist erforderlich.

> **!** **Cave**
> **Meldepflicht**
> Alle Salmonelleninfektionen sind sowohl bei Verdacht als auch bei Erkrankung und Tod meldepflichtig.

19.5   Prävention

Eine Schutzimpfung gegen Enteritissalmonellen steht nicht zur Verfügung. Der beste Weg zur Vorbeugung der Infektion besteht darin, für ausgezeichnete hygienische Verhältnisse in der Lebensmittelindustrie, in Großküchen und im privaten Umfeld zu sorgen. Beim Lebensmitteleinkauf muss insbesondere auf die Einhaltung einer lückenlosen Kühlkette und auf das Verfallsdatum geachtet werden. Besonders wichtig ist es, in jedem Fall nach dem Toilettengang die Hände zu waschen.

Tab. 19.1 Akute Infektion, Stadium I (Frühstadium)

Stufendiagnostik	Untersuchungsparameter	Methode	Material/Menge	Hinweis	Bewertung
Stufe 1	Pathogene Keime, Salomellen	– Bakteriologische Kultur, Erregerisolierung – serologische Salmonellentypisierung	Stuhl, Rektalabstrich, Erbrochenes, verdächtige Lebensmittel, bei V. a. auf Sepsis Blutkultur		

Staphylokokken

20.1 Erreger

Staphylokokken sind grampositive Kugelbakterien die sich zu Haufen oder Paaren anlagern und sich sowohl aerob als auch anaerob vermehren. Die Gattung der Staphylokokken untergliedert sich in zahlreiche Species, von denen Staphylococcus aureus aufgrund der Bildung freier Koagulase von den übrigen, d. h. koagulasenegativen Staphylokokkenspecies wie Staphylococcus epidermidis, Staphylococcus saprophyticus u. a., abgetrennt wird.

20.2 Klinik

20.2.1 Staphylococcus aureus

Die durch Staphylococcus aureus verursachten Erkrankungen lassen sich in lokal oberflächliche, invasive und toxinvermittelte Erkrankungen unterteilen:

- lokal-oberflächliche Erkrankungen:
  - Abszess
  - Furunkel
  - Follikulitis
  - Bartholinitis
  - Wundinfektionen
  - Pyodermie
  - vorzeitiger Blasensprung
- invasive Erkrankungen
  - Sepsis
  - Mastitis
  - Osteomyelitis
- toxinvermittelte Erkrankungen
  - Lebensmittelvergiftungen
  - »staphylococcal toxic shock syndrome« (TSS)

Bei Neugeborenen verursachen Staphylokokken v. a.:
- Nabelinfektionen
- Brustabszesse
- Sepsis
- Pneumonie
- Konjunktivitis
- Ritter-Krankheit
- nosokomiale Infektionen

20.2.2 Koagulasenegative Staphylokokken

Koagulasenegative Staphylokokken sind klassische Opportunisten. Voraussetzung für das Entstehen von Infektionen mit diesen Erregern ist deshalb immer eine entsprechende Disposition des Wirtes (Immuninsuffizienz).

- Staphylococcus epidermidis:
  - Fremdkörperinfektionen

- Endokarditis bei vorgeschädigten Herzklappen
- sehr selten Neugeborenenenterokolitis
- Staphylococcus saprophyticus:
  - akute, untere Harnwegsinfektion bei jungen Frauen

20.2.3 Gynäkologische Aspekte

Staphylokokken finden sich bei Vulvitis, Kolpitis und Urethritis. Sie besiedeln bei ca. 5% der Frauen die Vagina. Exotoxinbildende Staphylococus-aureus-Stämme der Vagina und der Zervix können auf aszendierendem Wege zu einem TSS führen.

Das TSS steht bei der Mehrzahl der erkrankten Frauen im Zusammenhang mit der Menstruation und dem Gebrauch von besonders saugfähigen langliegenden Tampons. Aber auch bei Wundinfektionen durch Staphylococcus aureus nach vaginaler oder abdominaler Entbindung kann es zum TSS kommen.

20.3 Diagnose

20.3.1 Mikroskopie

Der mikroskopische Staphylokokkennachweis aus Abstrichen von Vulva, Vagina und Zervix ist möglich, wegweisend ist hier der gleichzeitige Nachweis von polymorphkernigen Granulozyten und in Haufen gelagerten grampositiven Kokken. Eine morphologische Unterscheidung von koagulasenegativen Staphylokokken und anderen Species ist aber nicht möglich, sodass die Mikroskopie der Abstrichpräparate nur eine Verdachtsdiagnose ermöglicht.

20.3.2 Labordiagnostik

Der Schwerpunkt der Labordiagnostik liegt in der kulturellen Anzucht des Erregers, dem Nachweis der Koagulasebildung, sowie der Resistenztestung.

■ **Kultur**

Die kulturelle Anzucht gilt als Standardnachweismethode der Staphylokokken. Auf einfachen festen Nährböden (z. B. Blutagar) oder in Nährbouillon (z. B. Traubenzucker) wachsen Staphylokokken in goldgelb bis gelb-weißlichen, großen, überwiegend hämolysierenden Kolonien.

■ **Erregeridentifizierung**

Die Erregeridentifizierung erfolgt durch den Nachweis der Katalase- und Koagulasebildung.

■ **Spezielle Untersuchung**

Der Nachweis der spezifischen Toxinbildung in Staphylococcus-aureus-Stämmen ist möglich durch (keine Routineverfahren!):

- Ouchterlony-Test
- ELISA
- PCR

20.4 Therapie

Bei der Auswahl geeigneter Antibiotika für die systemische Behandlung von Staphylokokkeninfektionen ist zu berücksichtigen, dass 30–50% der S.-aureus-Stämme bei ambulanten Patienten und 60–80% der Hospitalstämme penicillinresistent sind. Es bestehen vermehrt Resistenzen gegen Oxacillin und Methicillin (MRSA = »methicillin resistente S. aureus«). Aufgrund der Antibiotikamultiresistenzen der Staphylokokken, die sich auf alle β-Laktam-Antibiotika erstreckt, sollte sich die Antibiotikatherapie generell nach dem Antibiogramm richten.

20.4.1 Systemische Therapie

Leichte Staphylokokkeninfektionen können mit einem oralen Antibiotikum behandelt werden (orale Cephalosporine der 1. und 2. Generation oder Aminopenicilline in Kombination mit β-Laktamase-Hemmer). Bei schweren Infektionen ist eine intravenöse Therapie mit Cephalosporinen der 2. Generation, Clindamycin oder auch mit Rifampicin und Fusidinsäure angezeigt. Methicillinresistente Stämme erfordern meist den Einsatz von Reserveantibiotika (Vancomycin, Linezolid).

20.4.2 Lokaltherapie

Die Lokaltherapie der staphylokokkenbedingten Vulvitis und Kolpitis durch Antiseptikaapplikationen (z. B. Octenisept-Vaginaltherapeutikum) zeigt gute Ergebnisse.

20.5 Prävention

Da Staphylokokken in allererster Linie von Mensch zu Mensch übertragen werden, sollte man bei entsprechender Exposition Schutzmaßnahmen wie Mundschutz, Handschuhe und insbesondere die Händedesinfektion einhalten. Ein übertriebenes Waschen mit alkalischen Seifen sollte vermieden werden, denn dadurch wird der Fettsäuremantel und die natürliche Flora gestört, sodass pathogene Keime, darunter auch S. aureus, verstärkt auftreten.

Streptokokken der Gruppe A

21.1 Erreger

Hämolysierende Streptokokken der Gruppe A sind grampositive Kettenkokken, die Toxine bilden und eine starke Tendenz zur Ausbreitung im Gewebe aufweisen.

21.2 Klinik

Die Übertragung der A-Streptokokken erfolgt durch direkten Kontakt mit infizierten wie auch asymptomatischen Keimträgern (Mutter, Krankenhauspersonal, Begleitpersonen). Bei einer rektovaginalen oder zervikalen Streptokokken-A-Kolonisation besteht sub partu das Risiko der vertikalen Transmission. Streptokokken der Gruppe A sind weit verbreitet. Sie verursachen ein großes Spektrum von Erkrankungen, das sich in nicht invasive und invasive Infektionen unterteilt:

- nicht invasive Infektionen:
    - Tonsillitis, Pharyngitis, Otitis media, Sinusitis
    - Scharlach
    - Vulvitis (präpubertär)
    - Kolpitis (adulte Patientin)
- invasive Infektionen:
    - Endometritis, Peritonitis
    - Puerperalsepsis (toxisches Schocksyndrom)
    - chirurgische Wundinfektion
    - Neugeboreneninfektion

Insbesondere die invasiven Streptokokken-A-Infektionen können in ein toxisches Schocksyndrom übergehen.

21.3 Diagnose (◘ Tab. 21.1)

▪ Hinweise

Ein Vorbefund ist in aller Regel nach der Übernachtbebrütung (Erregernachweis) verfügbar. Ein Endbefund mit Erregeridentifizierung und Antibiogramm steht nach spätestens 3 Tagen ab Probeneingang zur Verfügung. Bei Mischkulturen mit mehreren Erregern kann dieser Zeitraum um 1–2 Tage überschritten werden.

◘ **Tab. 21.1** Diagnostikschema Streptokokken der Gruppe A

Stufendiagnostik	Untersuchungsparameter	Methode	Material/Menge	Hinweis	Bewertung
	Kultureller Erregernachweis	Kultur	Mikrobiologischer Abstrich	Zusätzlich zur Kultur wird ein Gram-Präparat angefertigt und mikroskopisch ausgewertet.	

21.4   Therapie

Bei einem Streptokokken-A-Nachweis auch ohne jegliche klinische Symptomatik wird als Mittel der Wahl die Antibiotikabehandlung mit Penicillin durchgeführt:

- Ampicillin 3-mal 2 g i.v. über 10 Tage
- Alternative: Cephalosporine, Makrolide

21.5   Prävention

Die Möglichkeiten einer Prävention sind sehr begrenzt. Sie beziehen sich in erster Linie auf die Einhaltung wirksamer Hygienemaßnahmen.

Streptokokken der Gruppe B

22.1 Erreger

Streptokokken der Gruppe B (GBS) sind grampositive Kokken, bei denen 4 verschiedene Serotypen und Subtypen unterschieden werden Die Typenspezifität wird durch Polysaccharide der äußeren Zellwand bestimmt, sie definieren die Serotypen I, II und III. Die Erreger können Endotoxine und Enzyme bilden. Der natürliche Standort der B-Streptokokken ist der Darm.

22.2 Klinik

Die B-Streptokokken kommen infolge einer rektovaginalen Kolonisation bei ca. 10–15% der Frauen in der Vagina vor. Bei Erwachsenen können die Erreger Ursache von Meningitis, Pneumonie und insbesondere von Infektionen im Urogenitalbereich sein, zu denen Harnwegsinfektionen, Pyelonephritis, Endomyometritis und entzündliche Adnexerkrankungen gehören. Die Infektionen erfolgen durch Schmierinfektion und Kontakt über Schleimhäute.

Eine große Rolle spielt die Streptokokkeninfektion in der Geburtsmedizin. 10–30% aller Schwangeren sind mit B-Streptokokken besiedelt. Bei etwa einem Drittel der Trägerinnen ist die Besiedlung des Urogenitaltrakts während der gesamten Schwangerschaft nachzuweisen, bei den anderen scheint die Besiedlung vorübergehend oder intermittierend zu sein. Die Streptokokken-B-Infektion in der Schwangerschaft geht häufig mit einer vorzeitigen Wehentätigkeit einher und führt zu septischem Abort, Amnioninfektionssyndrom sowie zur asymptomatischen Bakteriurie.

Das Neugeborene infiziert sich beim Durchtritt durch den Geburtskanal der mit B-Streptokokken besiedelten Mutter, aber auch präpartal teilweise bei noch erhaltener Fruchtblase. Beim Neugeborenen werden eine Früh- und eine Spätform der GBS-Sepsis unterschieden. Die frühe Form der Infektion führt bereits innerhalb von 20 h nach der Geburt zu ersten Symptomen, die sich bei den Neugeborenen als Sepsis, Pneumonie und seltener als Meningitis äußert. Der Verlauf dieser frühen Form der Streptokokken-B-Infektion kann dramatisch sein und rasch in einen septischen Schock mit tödlichem Ausgang münden. Die Letalität liegt um 4% und ist bei sehr unreifen Frühgeborenen deutlich höher.

Als Risikofaktoren der frühen Form der GBS bedingten Neugeborenensepsis gelten die in der Übersicht zusammengestellten Faktoren.

Risikofaktoren der GBS-bedingten frühen Form der Neugeborenensepsis

- Nachweis von GBS im Anogenitalbereich der Mutter zum Zeitpunkt der Entbindung
- GBS-Bakteriurie während der Schwangerschaft

- Dauer zwischen vorzeitigem Blasensprung und Entbindung >18 h
- Fieber unter der Geburt >38°C
- Frühgeburt vor 37+0 SSW
- vorausgegangene Geburt eines an GBS erkrankten Kindes

Die Spätform der GBS-Sepsis beginnt 7 Tage nach der Geburt, meist innerhalb von 3 Monaten. Die klinische Symptomatik besteht in einer Bakteriämie und Meningitis. Die Letalität liegt bei ca. 2%. Die Spätform der Neugeborenensepsis ist prophylaktischen Maßnahmen gegenüber nicht zugänglich, es fehlen auch Risikofaktoren.

22.3   Diagnose (□ Tab. 22.1)

Der Schwerpunkt der Labordiagnostik liegt in der kulturellen Erregeranzucht und der anschließenden serologischen Gruppenbestimmung.

- Hinweise
- Durch gepoolte Abstriche vom Introiutus vaginae und Anorektum wird ein diagnostischer Zugewinn von 30% erreicht.
- Die bakteriologische Kultur ist die sicherste Methode, um eine GBS-Besiedlung der Mutter festzustellen. Im mikrobiologischen Labor werden Selektivmedien verwendet, da die Sensitivität von Blutagarplatten für den Nachweis einer GBS-Besiedlung nicht ausreicht.
- Übliche Transportmedien für bakterielle Mikroorganismen garantieren die Anzüchtbarkeit von GBS für bis zu 4 Tage.

- Von der Verwendung von Schnelltests zum GBS-Nachweis ist abzuraten, da die Treffsicherheit dieser Tests zu gering ist, um Schwangere zu identifizieren.
- Diagnostik der GBS-Sepsis (Frühform): Klinik, Blutbild, CRP, Erreger im Blut bzw. Liquor.

22.4   Therapie

Streptokokken der Gruppe B sind empfindlich gegen alle β-Laktam-Antibiotika. Es besteht eine zunehmende Resistenz gegen Erythromycin und Clindamycin. Die Antibiose zur Prophylaxe der Frühform der Sepsis besteht aus:
- Mittel der Wahl:
    - Penicillin G i.v. 5 Mio. E, dann 2,5 Mio. E alle 4 h bis zur Geburt
- Alternativen:
    - Cefazolin i.v. 2 g, dann 1 g alle 8 h
    - Ampicillin i.v. 2 g, dann 1 g alle 4 h
    - Vancomycin i.v. 1 g alle 12 h

Penicilline und Cefazolin erreichen bereits nach 30 min ausreichende Blut- und Fruchtwasserspiegel. Beste Ergebnisse werden erreicht, wenn zwischen der ersten Antibiotikaapplikation und der Geburt mindestens 2 h liegen.

22.5   Prävention

Verhindern kann man die B-Streptokokken-Besiedlung des Muttermundes praktisch nicht. Wichtig ist lediglich zu wissen, ob diese Keime vorhanden sind. Es sollte insbesondere bei Schwangeren

□ **Tab. 22.1** Diagnostikschema Streptokokken B

Stufen-diagnostik	Untersuchungs-parameter	Methode	Material/Menge	Hinweis	Bewertung
	Kultureller Erregernachweis	Kultur	Mikrobiologischer Abstrich	Zusätzlich zur Kultur wird ein Gram-Präparat angefertigt und mikroskopisch ausgewertet.	

eine ausführliche Anamnese erfolgen und festgestellt werden, ob bereits früher einmal nach der Geburt eine B-Streptokokken-Infektion beim Kind bestand oder ob die Patientin selbst einmal einen Harnwegsinfekt mit diesem Keim gehabt hat.

Zur Vermeidung der Frühform des GBS wird ein generelles GBS-Screening aller Schwangeren zwischen der 35. bis 37. SSW durchgeführt. Mittels eines Abstrichs vom Introitus vaginae und Anorektum (auch gepoolt) kann dann eine Aussage über den GBS-Kolonisationsstatus getroffen werden. Bei einem positiven Nachweis erfolgt bei der symptomlosen Patientin (Ausnahme: GBS-Bakteriurie in der Schwangerschaft) keine sofortige Antibiotikatherapie. Diese wird erst zum Zeitpunkt der Entbindung (Wehenbeginn bzw. nach Blasensprung) subpartal als Antibiotikaprophylaxe vorgeschlagen (Van Dyke 2009).

Die prophylaktische Antibiotikatherapie längere Zeit vor der Geburt ist deshalb nicht ratsam, da bis zu 70% der behandelten Frauen zum Zeitpunkt der Geburt wieder eine B-Streptokokken-Kolonisation aufweisen.

Bei einer primären Sectio caesarea (ohne Blasensprung und ohne Wehentätigkeit) wird auf eine antibiotische GBS-Prophylaxe verzichtet, da das Risiko für eine kindliche GBS-Infektion gering ist. Andere Indikationen für eine Antibiotikaapplikation bleiben davon unberührt (Larsen 2008).

Dieses Screening ist nicht Gegenstand der bisherigen Mutterschaftsrichtlinien und auch nicht Gegenstand des Leistungskatalogs der gesetzlichen Krankenkassen. Untersuchungen zeigen aber zweifelsfrei, dass mit diesem Vorgehen bei einem hohen Prozentsatz eine Neugeborenensepsis durch GBS verhindert wird.

22.5.1 Risikoerfassung

Als Risikofaktoren der frühen Form der Neugeborenensepsis durch GBS gelten:

- Nachweis von GBS im Anogenitalbereich zum Zeitpunkt der Entbindung
- GBS-Bakteriurie während der Schwangerschaft als Zeichen einer hohen Keimdichte im Anogenitalbereich
- Blasensprung ≥18 h
- Fieber unter der Geburt ≥38,0°C (Kerntemperatur)
- Frühgeburt vor 37+0 SSW,
- vorausgegangene Geburt eines an GBS erkrankten Kindes

Die Empfehlungen zur subpartalen Antibiotikaprophylaxe zur Vermeidung der frühen Form der Neugeborenensepsis durch GBS sind in ◘ Tab. 22.2 zusammengefasst.

◘ **Tab. 22.2** Subpartale Antibiotikaprophylaxe zur Vermeidung der frühen Form der Neugeborenensepsis durch Streptokokken der Gruppe B und Vorgehen beim Neugeborenen (Leitlinie AWMF 2008)

Klinische Situation	Empfehlung

– Positives GBS-Screening 35–37. SSW
– Zustand nach Geburt eines Kindes mit GBS-Infektion
– GBS-Bakteriurie während dieser Schwangerschaft
– GBS-Status unbekannt und einer der folgenden Risikofaktoren*:
  – drohende Frühgeburt <37+0 SSW
  – mütterliches Fieber >38,0°C unter der Geburt
  – Blasensprung >18 h
	Subpartale Antibiotikaprophylaxe mit Penicillin G (Mittel der Wahl):
	– einmalig 5 Mio. E i.v., anschließend 2,5 Mio. E. alle 4 h bis zur Entbindung
	– Alternativen z. B.:
	  – Ampicillin einmalig 2 g i.v., anschließend 1 g alle 4 h
	  – Cefazolin einmalig 2 g i.v., anschließend 1 g alle 8 h
	  – Clindamycin i.v. 900 mg alle 8 h, jeweils bis zur Entbindung

** Wenn das GBS-Screening durch geeignete Methoden innerhalb von 5 Wochen vor der Entbindung ein negatives Ergebnis erbrachte, kann unabhängig von den 3 genannten Risikofaktoren auf eine Antibiotikaprophylaxe verzichtet werden.*

Syphilis

23.1 Erreger

Erreger der Syphilis ist Treponema pallidum, ein spindelförmiges Bakterium aus der Gruppe der Spirochäten.

23.2 Klinik

Die Übertragung erfolgt durch:
- engen körperlichen und sexuellen Kontakt
- Blut und Körpersekrete

Die Inkubationszeit ist abhängig von der Konzentration der aufgenommenen Erregermenge. Sie beträgt durchschnittlich 3 Wochen (2–10 Wochen). Die Syphilis ist eine zyklische Infektionskrankheit mit Generalisation und einem vielfältigen Erscheinungsbild. Sie verläuft in verschiedenen Stadien mit zwischendurch klinisch unauffälligen Latenzphasen.

23.2.1 Stadien der Syphilis

▪ Primärstadium (Lues I)

Das Primärstadium ist klinisch gekennzeichnet insbesondere durch:
- Läsionen im Bereich der Eintrittspforte, Primäraffekt an Vulva (◘ Abb. 23.1) und Portio
- einzelne schmerzlose Papeln mit Übergang in ein induriertes schmerzloses Ulkus
- schmerzlose regionale Lymphadenopathie (Knoten der derb beweglich abgrenzbar ist)

▪ Sekundärstadium (Lues II)

Lues II entsteht durchschnittlich 6 Wochen (2–12 Wochen) nach Kontakt. Die Ausbreitung der Erreger im gesamten Körper ist abgeschlossen, in diesem Stadium sind zu 90% die Haut und die Schleimhäute betroffen. Allgemeinsymptome sind:
- Fieber
- Gewichtsverlust
- Krankheitsgefühl

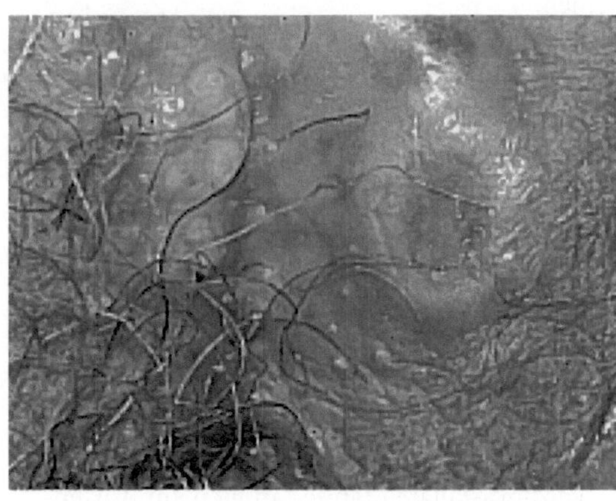

◘ **Abb. 23.1** Primäraffekt der Syphilis im Bereich der Vulva

- Anorexie
- Kopfschmerzen
- Arthralgien

Es bestehen in diesem Stadium eine Reihe klinischer Manifestationen.

> **Klinische Manifestationen der Syphilis Stadium II**
>
> - Condylomata lata im Bereich von Labien und Anus (hochinfektiös)
> - schubweise auftretende makulöse, papulöse, pustulöse, ulzeröse Exantheme (Palmoplantarsyphilide)
> - Plaques muguenses der Zunge
> - Angina syphilitica
> - Alopecia specifica
> - syphilitisches Leukoderm
> - generalisierte harte Lymphknotenschwellung
> - Immunkomplexnephritis (Polysklerodenitis)
> - Befall des ZNS (in 40% der Fälle)

■ Latenzstadium

Nach Abklingen der Symptome folgt das klinisch symptomfreie Stadium mit einer Dauer von bis zu 4 Jahren. Oft kann es innerhalb eines Jahres zur Rekurrenz der Symptome des Sekundärstadiums kommen.

■ Tertiärstadium (Lues III)

Bei ca. einem Drittel der Patienten kommt es zum Tertiärstadium mit verschiedenen Erkrankungsformen:
- kardiovaskuläre Form: Läsionen der Aorta
- neurovaskuläre Form: Schäden im ZNS
- granulomatöse Form: Gummata mit Endarteriitis der kleinen Gefäße in Haut, Leber, Knochen, Milz

■ Neurosyphilis (Lues IV)

Durchschnittliches Intervall von Infektionsbeginn bis zum Auftreten der Lues IV:
- meningovaskuläre Form 5–10 Jahre
- Auftreten von generalisierten Paresen 20 Jahre
- Tabes dorsalis 25–30 Jahre
- kardiovaskuläre Manifestationen am Aortenbogen (Aneurysma) 10–40 Jahre

23.2.2 Schwangerschaft

Bei der Infektion in der Schwangerschaft handelt es sich meistens um eine primäre Syphilis oder um eine Syphilis im Latenzstadium. In jedem Fall werden der Embryo bzw. der Fetus infiziert. Der Infektionszeitpunkt der Mutter bestimmt die Schwere der kindlichen Erkrankung (Enders 2002). Die vertikale Transmissionsrate von unbehandelten Schwangeren beträgt:
- bei Primärsyphilis 70–100%
- in der Frühlatenz 40%
- in der Spätlatenz 10%

Die Infektionsgefahr des Kindes ist besonders bei hoher Keimbelastung groß (Stadium II). Eine unbehandelte Syphilis kann den Verlauf einer Schwangerschaft entscheidend beeinflussen. Es kommt zu:
- Spontanabort
- Frühgeburt
- Totgeburt

■ Lues connata

Das infizierte Neugeborene kann asymptomatisch sein oder es zeigt sehr variable Symptome von diskreten Erscheinungen bis hin zu einem Multiorganbefall (Lues connata). Klinische Manifestationen der Lues connata sind:
- Frühgeburt
- Hydrops
- persistierende Rhinitis
- papulomakulöses Exanthem
- bullöses Pemphigoid unter Einbeziehung von Hand- und Fußflächen
- Hepatosplenomegalie
- Ikterus
- Anämie
- Lymphknotenschwellungen
- Knochenveränderungen

■ Lues connata tarda

Die klinischen Symptome der Lues connata tarda treten Jahre nach der Geburt im 2. bis 6. Lebensjahr auf. Symptome und Manifestationen sind:
- unspezifische Gedeihstörungen
- selten spezifische Symptome wie:
  - Keratitis parenchymatosa
  - Hörstörungen

- Zahnmissbildungen
- Exostosen
- Säbelscheidentibia
- Sattelnase

- Die Beurteilung der Behandlungsbedürftigkeit kann ggf. durch weitere Tests spezifiziert werden.
- Die Diagnose beim Neugeborenen und Säugling entspricht in der Regel den oben aufgeführten Testarten.

23.3　Diagnose

Der direkter Erregernachweis (Stadium I und II) im Reizserum (durch Auspressen gewonnenes Material aus der Primärläsion) zeigt in der Dunkelfeldmikroskopie 6–15 µm lange, dünne, korkenzieherartig gewundene, um die Längsachse rotierende Organismen.

Die serologische Diagnose der Syphilis erfolgt als Stufendiagnostik (◘ Tab. 23.1).

- Hinweise
- Der direkte Erregernachweis mittels Dunkelfeldmikroskopie, direkte Immunfluoreszenz und Polymerasekettenreaktion bleiben speziellen Fragestellungen vorbehalten.
- Zur Abklärung unklarer Befunde werden ggf. weitere sensitivere Methoden wie Immunoblots eingesetzt.

Ausschlussuntersuchung:
- Antikörpersuchtest: TPHA-/TPPA-Test (TPHA = Treponema-pallidum-Hämagglutinations-Assay, TPPA = Treponema-pallidum-Partikelagglutinations-Assay) oder polyvalenter Enzymimmunoassay
- Bestätigungsreaktion: Bei fraglichem oder positivem Ergebnis des Suchtests folgt zur Absicherung der Befundspezifität der FTA-Abs-Test (Fluoreszenz-Treponema-pallidum-Absorptionstest)

Zur Beurteilung der Aktivität der Infektion und der eventuellen Behandlungsbedürftigkeit schließen sich Untersuchungen zum Nachweis von Lipoidantikörpern (VDRL-[»venereal disease research laboratory«-]Test oder Kardiolipin-KBR[-Komplementbindungsreaktion]) und/oder T.-pal-

◘ **Tab. 23.1** Diagnostikschema Syphilis

Stufendiagnostik	Untersuchungsparameter	Methode	Material/Menge	Hinweis	Bewertung
Stufe 1	TPPA (erregerspezifische IgG-Antikörper)	Partikelagglutination	Serum (1,0 ml)	Primärdiagnostik	
Stufe 2a	FTA-Abs	IFT	Serum (1,0 ml)	Bei positivem Ergebnis der Stufe 1	Sind TPPA und FTA-Abs eindeutig positiv, gilt eine Treponemainfektion als gesichert
Stufe 2b	IgM-Antikörpernachweis mittels 19S-(IgM-)FTA-Abs.*	IFT	Serum (1,0 ml)	Bei positivem Ergebnis der Stufe 1	Infektionsstadium akut/abgelaufene Infektion
Stufe 3	Mikrolipoidantikörpertest (VDRL)	Agglutination	Serum (1,0 ml)	Bei positivem Ergebnis der Stufe 1	Infektionsstadium bzw. Therapiekontrolle

FTA-Abs Fluoreszenz-Treponema-pallidum-Antikörper-Adsorptionstest, *IFT* Immunfluoreszenztest, *TPPA* Treponema-pallidum-Partikelagglutination, *VDRL* »veneral disease research laboratory«
*Abtrennung der IgG- von den IgM-Antikörpern des Patientenserums durch Säulenchromatographie oder Ultrazentrifugation. Anschließend Untersuchung der IgM-Fraktion unter Verwendung eines FITC-konjugierten Anti-Human-IgM-Serums mit µ-Kettenspezifität

lidum-spezifischen IgM-Antikörpern (19S-IgM-FTA-Abs-Test) an.

23.4   Therapie

Die Therapie der Syphilis Stadium I–III ist in ◻ Tab. 23.2 zusammengefasst.

23.4.1   Schwangerschaft

Für die Therapie in der Schwangerschaft gilt lediglich die Einschränkung, dass Clemizolpenicillin G dem Benzathinpenicillin wegen der geringeren Plazentagängigkeit vorzuziehen ist und dass Tetracycline in der Schwangerschaft kontraindiziert sind.

Therapie der konnatalen Syphilis: Unter stationären Bedingungen 2-mal 25000 IE/kg Penicillin G i.v. oder i.m. über 10 Tage (Deutsche Gesellschaft zur Bekämpfung von Geschlechtskrankheiten).

Bei Diagnose einer Syphilis in der Schwangerschaft ist eine umgehende Behandlung erforderlich. Mittel der Wahl ist Penicillin, da es plazentagängig ist und daher auch der Fötus intrauterin ausreichend mitbehandelt wird.

! Cave
Standardtherapie der Frühsyphilis ist die Gabe von Clemizolpenicillin, Dosierung: 1 Mio. IE/Tag i.m. für 14 Tage.

Alternativen:
- Benzylpenicillinbenzathin (Tardocillin): 1-mal wöchentlich eine i.m.-Injektion von je 2 Ampullen Tardocillin 1200 am 1. und 8. Behandlungstag links und rechts intragluteal
- Alternativen bei Unverträglichkeit: Tetracyclin-, Doxycyclin- oder in der Schwangerschaft Erythromycinpräparate

Bei Lege artis durchgeführter Therapie der Mutter vor der Schwangerschaft ist eine erneute Sicherheitsbehandlung während der Schwangerschaft nicht erforderlich, sofern sich bei serologischen Verlaufskontrollen keine Hinweise auf eine mögliche aktive Infektion ergeben.

! Cave
Meldepflicht
Die serologisch gesicherte Syphilis ist eine meldepflichtige Geschlechtskrankheit.

23.5   Prävention

Die sicherste Methode, sich vor einer Syphilisinfektion zu schützen, ist die Kondomanwendung. Zumindest Kontaktinfektionen im Genitalbereich sind damit ausgeschlossen. Mütter, bei denen der Verdacht auf eine frische Syphilisinfektion besteht und die nicht ausreichend therapiert wurden, sollten ihr Kind nicht stillen.

◻ **Tab. 23.2** Therapie der Syphilis

Diagnose	Kalkulierte Therapie	Bemerkungen
Syphilis I und II	– Clemizolpenicillin G 1,2 Mio. IE 1-mal täglich i.m. über 14 Tage – Alternativ: Ceftriaxon 1-mal täglich 1 g i.v. oder i.m. über 14 Tage	Erkrankung und Tod durch diese Infektion sind meldepflichtig
Syphilis III, alle Formen der Neurosyphilis	– Penicillin G 10–20 Mio. IE täglich i.v., aufgeteilt auf 3 Dosen über 14 Tage – Alternativ: Ceftriaxon 1-mal 2 g tägl. i.v. über 14 Tage	

Tetanus

24.1 Erreger

Der Erreger, Clostridium tetani, ist ein obligat anaerobes, grampositives Bakterium, das in sehr widerstandsfähigen Sporen ubiquitär im Erdreich und in den Faeces von Mensch und Tier vorkommt. Das Bakterium bildet die Exotoxine Tetanolysin und Tetanospasmin, wobei Tetanospasmin eine besondere Affinität zum ZNS aufweist.

24.2 Klinik

Die Tetanusinfektion kann zu einer lokalisierten, zerebralen, generalisierten und neonatalen Erkrankung führen. Der Krankheitsverlauf beginnt mit Kopfschmerzen, Schweißausbrüchen, Abgeschlagenheit und erhöhter Reizbarkeit.

Typische Symptome der Tetanusinfektion sind klonische Krämpfe der quergestreiften Muskulatur. Auf dem Höhepunkt der Erkrankung kommt es zu Streckkrämpfen der Extremitäten, generalisierten Krämpfen sowie zu Glottis- und Zwerchfellspasmen. Das Endstadium der Krankheit ist charakterisiert durch Arrhythmien, Kammerflimmern und Herzstillstand. Die Letalität liegt bei 25–50% und ist bei älteren Menschen besonders hoch. Die Tetanuserkrankung hinterlässt keine sichere Immunität. Zweiterkrankungen sind möglich.

24.2.1 Tetanus neonatorum

In Entwicklungsländern erkranken überwiegend Neugeborene durch Infektion des nekrotischen Nabels an Tetanus neonatorum. Die Erkrankung beginnt mit Allgemeinsymptomen wie Unruhe, Trinkunlust, gefolgt von den typischen Tetanussymptomen. Letalität fast 100%.

24.3 Diagnose

Die Diagnose ergibt sich aus dem klinischen Bild und der Anamnese. Toxin- und Erregernachweis spielen eine untergeordnete Rolle.

24.3.1 Differenzialdiagnose

Alle entzündlichen Erkrankungen des ZNS (Meningitis, Enzephalitis), Hyperkalzämie, Hirnblutungen, raumfordernde intrakraniale Prozesse, Kiefergelenkentzündungen, Tonsillar- und Backenzahnabszesse mit Schwellung im Kiefergelenk.

◘ Tab. 24.1 Diagnostikschema Tetanus

Stufen-diagnostik	Untersuchungs-parameter	Methode	Material/Menge	Hinweis	Bewertung
	Kultureller Erregernachweis	Kultur	Wundabstrich/intra-operativer Abstrich		
	Tetanusantitoxin (IE-WHO)	EIA	Serum (1 ml)	Nur geeignet zum AK-Nachweis nach Impfung	

AK Antikörper, *EIA* Enzymimmunoassay

24.4   Therapie

Die Therapie der Tetanuserkrankung besteht in einer intensivmedizinischen Versorgung und Antibiotikaapplikation.

- Penicillin G, 10–20 Mio. IE über 5 Tage
- Alternative: Cefazolin i.v. oder Doxycyclin i.v.

❶ Cave

Wichtig ist das gründliche Säubern von verschmutzten Wunden bzw. die Exzision. Nach Möglichkeit keine festen Verbände anlegen, an die wenig Luft kommt.

24.5   Prävention

Wenn der Impfstatus unklar ist, erfolgt die Simultanimmunisierung (STIKO 2009), auch für Schwangere.

Aktive Tetanusimpfung gemäß Impfkalender der STIKO (Stand 2009)

- Grundimmunisierung: Nichtgeimpfte oder Personen mit nicht eindeutig dokumentierter Grundimmunisierung sollten 2 Impfungen im Abstand von 4–6 Wochen und eine dritte Impfung 6–12 Monate nach der 2. Impfung erhalten. Diese Zeitabstände sind als Mindestabstände zu verstehen, d. h. jede Impfung gilt (es gibt keine unzulässig großen Abstände zwischen den einzelnen Impfungen)!
- Auffrischung: Wenn die letzte Impfung länger als 10 Jahre zurückliegt, erfolgt eine einmalige Auffrischungsimpfung. Die Wirksamkeit ist sehr zuverlässig.
- Impfschutz: 10 Jahre
- Impfstoff: Totimpfstoff (Toxoid)

Besonders wichtig ist ein aktueller Impfschutz für ältere Menschen mit gestörten Durchblutungsverhältnissen, Diabetiker und Personen mit Erkrankungen der Hautoberfläche (z. B. Ulcus cruris, offenes Ekzem). Die Impfung Erwachsener sollte in der Regel in Kombination mit der Impfung gegen Diphtherie und Pertussis durchgeführt werden.

24.5.1   Tetanusimmunprophylaxe im Verletzungsfall

Bei nicht oder nicht ausreichend Geimpften wird im Fall einer gefährdeten Verletzung eine Tetanusimmunprophylaxe empfohlen (STIKO 2009). Sie ist unverzüglich durchzuführen. Fehlende Impfungen der Grundimmunisierung sind entsprechend den für die Grundimmunisierung geplanten Empfehlungen nachzuholen (◘ Tab. 24.2).

□ Tab. 24.2 Tetanusimmunprophylaxe im Verletzungsfall (STIKO 2009)

Vorgeschichte der Tetanus-immunisierung (Anzahl der Impfungen)	Saubere, geringfügige Wunden		Alle anderen Wunden[a]	
	DTaP/Tdap[b]	TIG[c]	DTaP/Tdap[b]	TIG[c]
Unbekannt	Ja	Nein	Ja	Ja
0–1	Ja	Nein	Ja	Ja
2	Ja	Nein	Ja	Nein[4]
3 oder mehr	Nein[5]	Nein	Nein[6]	Nein

[a] Dazu gehören:
- tiefe und/oder verschmutzte (mit Staub, Erde, Speichel, Stuhl kontaminierte) Wunden
- Verletzungen mit Gewebezertrümmerung und reduzierter Sauerstoffversorgung
- eingedrungene Fremdkörper (z. B. Quetsch-, Riss-, Biss-, Stich-, Schusswunden)
- schwere Verbrennungen und Erfrierungen
- Gewebenekrosen
- septische Aborte

[b] Kinder unter 6 Jahren erhalten einen Kombinationsimpfstoff mit DTaP, ältere Kinder Tdap (d. h. Tetanus-Diphtherie-Impfstoff mit verringertem Diphtherietoxoidgehalt und verringerter azellulärer Pertussiskomponente). Erwachsene erhalten ebenfalls Tdap, wenn sie noch keine Tdap-Impfung im Erwachsenenalter (>18 Jahre) erhalten haben oder sofern eine aktuelle Indikation für eine Pertussisimpfung besteht.

[c] TIG =Tetanus-Immunglobulin , im Allgemeinen werden 250 IE verabreicht, die Dosis kann auf 500 IE erhöht werden; TIG wird simultan mit Tdap bzw. DTaP-Impfstoff angewendet.

[d] Ja, wenn die Verletzung länger als 24 h zurückliegt.

[e] Ja (1 Dosis), wenn seit der letzten Impfung mehr als 10 Jahre vergangen sind.

[f] Ja (1 Dosis), wenn seit der letzten Impfung mehr als 5 Jahre vergangen sind.

Virale Infektionen

Enteroviren

25.1 Erreger

Die Gattung Enterovirus beinhaltet kleine RNA-Viren, die zur Familie der Picornaviridae gehören. Die Gattung umfasst 9 Species mit insgesamt 68 verschiedenen Subtypen. Bekannte Arten sind:

- Poliomyelitisvirus
- Coxsackie-Virus A und B
- ECHO-Viren (»enteric cytopathogenic human orphan virus«)
- humane Enteroviren (ENV 70–71, 73)

Eine saisonale Häufung von Enterovirusinfektionen tritt im Spätsommer und Herbst auf.

25.2 Klinik

Enteroviren werden vorwiegend fäkal-oral übertragen. Bei der Übertragung von Mensch zu Mensch spielen kontaminierte Hände die wichtigste Rolle. Es gibt keine strenge Korrelation von Enterovirustypen zu einem spezifischen Krankheitsbild. Krankheiten durch Coxsackie- und ECHO-Viren befallen verschiedene Organsysteme und führen zu einer Reihe klinisch relevanter Erkrankungen (◻ Tab. 25.1).

◻ Tab. 25.1 Von Coxsackie- und ECHO-Viren verursachte Erkrankungen

Organ	Erkrankung
Zentralnervensystem	Meningitis, Enzephalitis, chronische Meningoenzephalitis
Skelett und Herzmuskel	Myokarditis, Perikarditis, Pleurodynie
Haut und Schleimhaut	Hand-Fuß-Mundkrankheit, makulopapulöses Exanthem
Obere Luftwege	Schnupfen, Grippe
Auge	Hämorrhagische Konjunktivitis

25.2.1 Schwangerschaft

Coxsackie-Viren werden von der Mutter auf das Kind übertragen. Bei der Geburt oder postpartal kann es zu einer Neugeboreneninfektion kommen. In schweren Fällen bilden sich innerhalb von 8 Tagen post partum fulminante Infektionen (Sepsis, Myokarditis, Hepatitis, Enzephalitis). Ein teratogenes Risiko besteht nicht.

25.3   Diagnose

Aufgrund der Vielfalt der durch Enteroviren verursachten Erkrankungen reicht die rein klinische Diagnosestellung nicht aus. Der direkte Erregernachweis erfolgt mittels Virusanzucht in Zellkultur mit anschließender Typisierung (Neutralisationstest) bzw. Virusgenomnachweis mit molekularen Methoden (Nukleinsäureamplifikationstechniken, z. B. Real-time-PCR) aus Stuhl, Liquor oder Rachenspülwasser (◘ Tab. 25.2). Es bestehen starke Kreuzreaktionen zwischen den einzelnen Serotypen. Der Erregernachweis, z. B. aus Stuhl oder Liquor, ist die Methode der Wahl.

■ Hinweis

Virusanzucht in der Zellkultur: Zur Anzucht stehen verschiedene Zelllinien zur Verfügung, die entsprechend der Fragestellung eingesetzt werden.

25.4   Therapie

Die Therapie erfolgt symptomatisch und richtet sich nach dem betroffenen Organsystem. Eine spezifische antivirale Therapie steht nicht zur Verfügung. Nach der Infektion resultiert eine vermutlich lebenslange serotypenspezifische Immunität.

25.5   Prävention

Zu den wichtigsten Maßnahmen der Risikoreduktion gehören gründliches Händewaschen und ggf. Desinfektion vor jeder Zubereitung von Speisen (sorgfältige Lebensmittelhygiene), der Verzehr von gekochten Speisen oder geschältem Obst, die Verwendung von Einwegtaschentüchern sowie die Vermeidung größerer Menschenansammlungen (»face-to-face contact«).

◘ **Tab. 25.2** Diagnostikschema Coxsackie-Viren

Stufendiagnostik	Untersuchungsparameter	Methode	Material/Menge	Hinweis	Bewertung
	Coxsackie-ECHO-Pool-AK	KBR	Serum		
	Coxsackie-A9-AK	KBR	Serum	KBR für den Einzeltypus A9	Erreger der Hand-Fuß-Mund-Krankheit
	Coxsackie-B-AK	KBR	Serum	KBR für Einzeltypen B1, B2, B3, B4, B5, B6	
	ECHO-Pool-AK	KBR	Serum	Pool enthält ECHO 4, 6, 9, 14, 24, 30	
	Enteroviren	PCR	Liquor, Stuhl, native Biopsie	Der Test erfasst Coxsackie-, ECHO- und Polioviren	

AK Antikörper, *KBR* Komplementbindungsreaktion, *PCR* Polymerasekettenreaktion

Epstein-Barr-Virus

26.1 Erreger

Das Epstein-Barr-Virus (EBV) gehört zu der Familie der humanpathogenen Herpesviren. Die Virussynthese erfolgt im Kern der infizierten Zelle. Das EBV hat die Fähigkeit, nach der Erstinfektion in einer latenten Form in B-Lymphozyten und undifferenzierten Epithelzellen zu persistieren und bei Resistenzsenkungen endogen reaktiviert zu werden.

26.2 Klinik

Infektionen mit EBV kommen weltweit vor, wobei die sozialen und hygienischen Bedingungen den Zeitpunkt der Primärinfektion beeinflussen. In sozioökonomisch unterprivilegierten Gegenden sind bereits 80–100% der 3- bis 6-jährigen Kinder EBV-positiv, während diese Serokonversion in privilegierten Ländern erst im Alter zwischen 10 und 30 Jahren erfolgt.

Etwa 80–95% der erwachsenen Bevölkerung besitzen Antikörper gegen EBV. Infektionen mit EBV können unter sehr unterschiedlichen Krankheitsbildern verlaufen. Die meisten Infektionen sind inapparent. Das charakteristische Krankheitsbild einer EBV-Infektion ist die infektiöse Mononukleose (Pfeiffer-Drüsenfieber). Außerdem werden beobachtet:

- Fieber
- Angina, Pharyngitis
- Hepatitis
- Exanthem (sehr selten)

Seltene Komplikationen einer EBV-Infektion sind:
- thrombozytopenische Purpura
- aplastische und hämolytische Anämie
- Milzruptur
- Enzephalitis
- Guillain-Barré-Syndrom

26.2.1 EBV-induzierte Tumoren

Im Zusammenhang mit der EBV-Infektion werden auch EBV-assoziierte maligne Erkrankungen beobachtet:
- Burkitt-Lymphom:
    - nosopharyngisches Karzinom
    - Hodgkin-Krankheit
- T-Zell Lymphom:
    - immunoblastisches Lymphom

26.2.2 Schwangerschaft

Drei bis vier Prozent der Schwangeren sind für eine EBV-Infektion anfällig. Durch die maternofetale EBV-Transmission wird das Risiko für eine erhöhte Rate an Aborten und Frühgeburten sowie für die Entstehung von Fehlbildungen für möglich gehalten (Friese 2003).

26.3   Diagnose

Die Diagnostik der EBV-Infektion erfolgt durch den serologischen Nachweis von IgG-, IgM- oder IgA-Antikörpern gegen die verschiedenen Strukturantigene der EBV oder bei Verdacht auf eine Reaktivierung auch mittels EBV-PCR (◘ Tab. 26.1).

Typischerweise sind bei Vorhandensein einer symptomatischen EBV-Infektion VCA-IgM-Antikörper in hoher Konzentration nachweisbar. Als EBV-unspezifische Antikörper sind auch die heterophilen Antikörper nachweisbar. Die VCA-IgG-Antikörper Serokonversion erfolgt rasch innerhalb weniger Tage. EBNA-IgG-Antikörper bilden sich erst im Verlauf mehrerer Wochen bis Monate aus (◘ Abb. 26.1).

Ein diagnostisches Problem kann eine akute EBV-Infektion ohne typische Symptomatik darstellen, da es aufgrund einer polyklonalen B-Zell-

◘ **Tab. 26.1** Diagnostikschema Epstein-Barr-Virus (Pfeiffer-Drüsenfieber)

Stufendiagnostik	Untersuchungsparameter	Methode	Material/Menge	Hinweis	Bewertung
Stufe 1	EBV-VCA-IgG-AK	IFT	Serum, EDTA-Blut		
Stufe 1	Epstein-Barr-Virus VCA-IgM-AK	IFT	Serum, EDTA-Blut		
Stufe 1	EBV-EBNA1-AK	EIA	Serum, EDTA-Blut		
Stufe 2	EBV-EA-AK	EIA	Serum, EDTA-Blut		
Stufe 2	EBV-AK-Blot	Immunoblot	Serum, EDTA-Blut		
Stufe 3	EBV-PCR	PCR	Biopsien, Sekrete, Liquor, EDTA-Blut	V. a. Reaktivierung, z. B. bei Immunsuppression	

AK Antikörper, *EA* »early antigen«, *EBNA* EBV-spezifisches nukleäres Antigen, *EIA* Enzymimmunoassay, *IFT* Immunfluoreszenztest, *PCV* Polymerasekettenreaktion, *VCA* Viruskapsidantigen

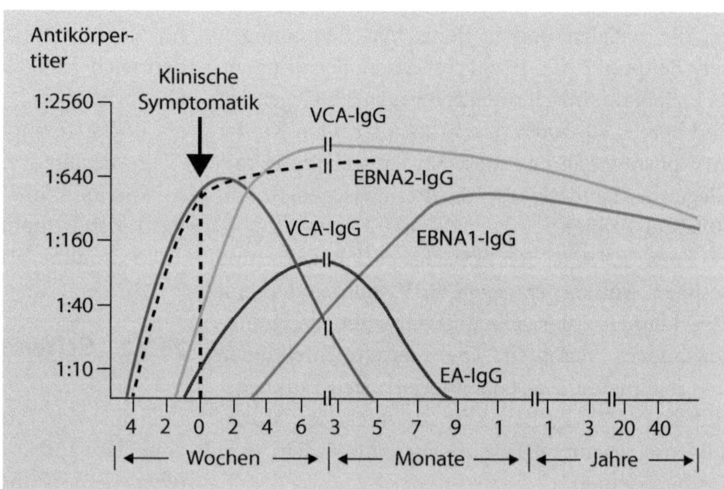

◘ **Abb. 26.1** Ablauf einer EBV-Infektion. Darstellung des Auftretens der VCA-, EBNA1 und 2, sowie der EA-Antikörper. *EA* »early antigen«, *EBNA* EBV-spezifisches nukleäres Antigen, *VCA* Viruskapsidantigen

Stimulation zu unspezifischen IgM-Aktivitätsanstiegen gegen eine Vielzahl von Erregern kommt. Solche polyklonalen Stimulationen werden auch parainfektiös nach akuten Zytomegalievirusinfektionen, Syphilis, Röteln oder Toxoplasmoseinfektionen gefunden.

26.4 Therapie

Die Therapie einer EBV-Infektion erfolgt symptomatisch, da keine antivirale Kausaltherapie zur Verfügung steht. Die Anwendung von Aciclovir hat sich klinisch nicht bewährt.

26.5 Prävention

Expositionsprophylaxe. Zurzeit keine Immun- oder Chemoprophylaxe bekannt.

Frühsommer-Meningoenzephalitis (FSME)

27.1 Erreger

Der FSME-Erreger gehört zur Familie der Flaviviren. Es werden 2 Subtypen beschrieben:
- europäischer Subtyp (FSME-Virus) mit dem gemeinen Holzbock (Ixodes ricinus) als Hauptvektor
- fernöstlicher Subtyp (»russian spring-summer encephalitis« = RSSE-Virus), Hauptvektor ist Ixodes persulcatus

Das Virus vermehrt sich zunächst im Mitteldarm der Zecke und gelangt im Rahmen einer virämischen Phase in die Speicheldrüse. Während des Saugaktes wird das Virus auf den Zeckenwirt übertragen. Bereits der erste Speichel kann virushaltig sein. Extrem selten kommt es zu einer Übertragung durch virusinfizierte Milch von Ziegen und Schafen (Hülße 2002).

27.2 Klinik

Die Inkubationszeit der FSME-Infektion beträgt 7–14 (3–28) Tage. Von den Erkrankten geht keine Ansteckungsgefahr aus. Die FSME-Virusinfektion ist durch einen 2 phasigen Krankheitsverlauf gekennzeichnet. In der ersten Phase kommt es 7–14 Tage nach dem infizierten Zeckenbiss zu grippeähnlichen unspezifischen Symptomen wie Fieber, Kopfschmerzen und leichten Magen-Darm-Beschwerden. In der zweiten Krankheitsphase bilden sich Entzündungsreaktionen des zentralen Nervensystems mit Enzephalitis und Meningoenzephalitis. Von diesen Patienten sterben 1–2%, jeder Zehnte erleidet einen Dauerschaden.

27.2.1 Schwangerschaft

Eine vertikale Transmission von der Schwangeren auf den Fetus mit Fehlbildung ist nicht bekannt. Aufgrund der Schwere des Krankheitsbildes einer FSME-Infektion ist eine Schwangere im 2. oder 3. Trimenon mehr gefährdet als eine nicht schwangere Frau.

27.3 Diagnose

Mit dem Antikörpernachweis ist es möglich, eine akute Erkrankung zu diagnostizieren und eine differenzierte Beurteilung der Immunitätslage vorzunehmen. Mittels PCR ist ein Direktnachweis von FSME-spezifischer RNA bzw. c-DNA möglich.

 Cave

Meldepflicht
FSME ist eine meldepflichtige Erkrankung.

□ Tab. 27.1 Diagnostikschema Frühsommer-Meningoenzephalitis (FSME-Virus)

Stufen-diagnostik	Untersuchungs-parameter	Methode	Material/Menge	Hinweis	Bewertung
Stufe 1	FSME-IgG-AK	EIA	Serum, EDTA-Blut		
Stufe 1	FSME-IgM-AK	EIA	Serum, EDTA-Blut	V. a. akute Infektion	
Stufe 2	FSME-IgG-AK	EIA	Liquor	ZNS-Beteiligung	
Stufe 2	FSME-Virus-Nuklein-säurenachweis	PCR	EDTA-Blut, Liquor, Zecke		

AK Antikörper, *EIA* Enzymimmunoassay, *PCR* Polymerasekettenreaktion

27.4   Therapie

Es steht keine spezifische Therapie zur Verfügung, sodass nur eine symptomatische Behandlung erfolgen kann. Eine schnelle Zeckenentfernung verhindert nicht die Infektion, reduziert aber möglicherweise die Schwere der Erkrankung, weil weniger Erreger übertragen werden.

27.5   Prävention

Geeignete Präventionsmaßnahmen umfassen Maßnahmen zur Expositionsprophylaxe sowie die aktive Immunisierung.

Hepatitis A

28.1 Erreger

Bei dem Hepatitis-A-Virus (HAV) handelt es sich um ein RNS-enthaltendes hüllenloses Virus, das zu der Familie der Picornaviren gehört.

28.2 Klinik

Hepatitis A ist eine weltweit vorkommende Infektionskrankheit, die überall dort verbreitet ist, wo ungenügende Hygienestandards bestehen. Eine Infektionsgefährdung von nicht immunen Personen ist hauptsächlich bei Reisen in subtropische und tropische Länder gegeben. Es wird in der Bundesrepublik Deutschland von 10000–24000 Erkrankungsfällen pro Jahr ausgegangen.

Die Durchseuchung mit Hepatitis A ist bei uns bis zum 25. Lebensjahr mit unter 10% sehr niedrig. Demgegenüber weist die ältere Bevölkerung bedingt durch Erkrankungen in der Kriegs- und frühen Nachkriegszeit eine mit zunehmendem Alter erhöhte Hepatitis-A-Immunität auf (60–80%).

Die Virusübertragung erfolgt fäkal-oral durch Schmierinfektion, verunreinigtes Trinkwasser oder kontaminierte Nahrungsmittel. Die Inkubationszeit der Hepatitis A beträgt ca. 20–45 Tage. Der klinische Verlauf der Hepatitis A unterscheidet sich nicht von den Virushepatitiden anderer Genese. Nach einem uncharakteristischen Prodromalstadium von ca. 2–7 Tagen tritt der Ikterus auf. Dabei sind die Skleren verfärbt, der Urin ist dunkel und der Stuhl hell. Die akute Krankheitsphase, in der auch die Leber druckdolent vergrößert ist, dauert zwischen 4 und 8 Wochen. Schwere Verläufe sind selten, chronische Hepatitis-A-Fälle sind nicht bekannt.

28.2.1 Schwangerschaft und Neugeborene

Eine besondere Neigung zu fulminanten Verläufen bestehen bei Schwangeren nicht. Eine intrauterine Infektion kann in seltenen Fällen zum Hydrops fetalis führen.

Die postnatale Hepatitis-A-Erkrankung ist gutartig. Eine akute postnatale Hepatitis A kann durch stillende Mütter in der virämischen Phase entstehen. Es besteht die Gefahr einer Ausbreitung auf Neugeborenenstationen, da der klinische Verlauf meist anikterisch ist und auf Symptome wie Erbrechen und Durchfall beschränkt bleibt. Bei immunen Müttern besteht eine Leihimmunität für das Neugeborene für 6–9 Monate.

28.3 Diagnose

Der Virusnachweis erfolgt durch das Hepatitis-A-Antigen im Stuhl und die Hepatitis-A-Antikörper IgM und IgG im Serum.

◨ Tab. 28.1 Diagnostikschema der Hepatitis A

Stufen-diagnostik	Untersuchungs-parameter	Methode	Material/Menge	Hinweis	Bewertung
Akute Infektion					
Stufe 1	Anti-HAV (IgG + IgM)	EIA	Serum (1,0 ml)		
Stufe 2a	Anti-HAV IgM	EIA	Serum (1,0 ml)	2. Test bei positivem Ergebnis der Stufe 1	
Stufe 2b	ASAT, ALAT, Bilirubin, AP, γ-GT,	Klinisch-chemisch	Serum (2,0 ml)	Ergänzende Analytik	
Stufe 3	Virus-RNA	PCR	Stuhl (3,0 g)	Nur in Ausnahme-fällen	
Chronische Infektion					
				Keine Chronizität	

ASAT Aspartat-Aminotransferase, *ALAT* Alanin- Aminotransferase, *AP* alkalische Phosphatase, *EIA* Enzymimmunoassay, *γ-GT* Gammaglutamyltransferase, *PCR* Polymerasekettenreaktion

■ **Hinweise**
— Übertragung fäkal-oral
— Inkubationszeit 2–6 Wochen

❶ Cave
Meldepflicht
Namentlich bei Erkrankung und Tod.

◨ Tab. 28.2 Immunitäts- und Impfkontrolle der Hepatitis A

Stufen-diagnostik	Unter-suchungs-parameter	Methode	Material/Menge
Stufe 1	Anti-HAV (IgG + IgM)	EIA	Serum (1,0 ml)

■ **Hinweise**
Bei folgenden Patienten ist vor aktiver Immunisierung eine Abklärung der Immunitätslage indiziert:
— Verdacht auf eine Infektion mit Hepatitis A
— anamnestisch Hepatitis A
— Geburtsjahr vor 1945
— längerer Aufenthalt in einem Entwicklungsland

Die Immunität bleibt nach einer Infektion lebenslang bestehen. Nach erfolgreicher Impfung besteht in der Regel ein Impfschutz für mindestens 10 Jahre.

28.4 Therapie

Eine spezifische Hepatitis-A-Behandlung ist nicht möglich. Sie erfolgt symptomatisch.

28.5 Prävention

Als Präventionsmaßnahmen gelten die aktive und passive Immunisierung:
— aktive Immunisierung mit Totimpfstoff:
  — 2-mal 1 Impfung, die 2. Impfung erfolgt nach 1–6 Monaten
  — Impfschutz mindestens 10 Jahre
  — Impfung in der Schwangerschaft möglich
  — bei Impfung gegen Hepatitis A und Hepatitis B Anwendung des Kombinationsimpfstoffs Twinrix
— passive Immunisierung:
  — Applikation von Standardimmunglobulin: 5–10 ml i.m.
  — Impfschutz 3–12 Wochen

Hepatitis B

29.1 Erreger

Das Hepatitis-B-Virus (HBV), ein DNA-Virus, besteht aus einer Hülle (HBs), dem Kern (HBc), der DNS und der DNS-Polymerase. Das HBe-Antigen (HBeAg) ist Bestandteil des Kernproteins und ein wichtiger Marker für die Infektiosität.

29.2 Klinik

In Deutschland muss jährlich von 50000 Hepatitis-B-Erkrankungen mit ca.1000 Todesfällen ausgegangen werden. Etwa 10% aller Hepatitis-B-Infektionen verlaufen chronisch mit den Folgen von Leberzirrhose und hepatozellulärem Karzinom. Bei zwei Dritteln der Infizierten ist der Krankheitsverlauf asymptomatisch (Manns 2009).

Die Übertragung des Hepatitis-B-Virus erfolgt durch Sperma, Zervixsekret, ungeschützten hetero- oder homosexuellen Geschlechtsverkehr oder parenteral durch Blut, Blutprodukte und i.v.-Drogenkonsum (Nadelstichverletzung). Die Inkubationszeit kann 40–200 Tage betragen (im Durchschnitt 60–90 Tage). Es besteht eine Abhängigkeit von der Erregerdosis.

29.2.1 Schwangerschaft

Eine vertikale Transmission ist plazentar, pränatal und intranatal durch maternofetale Transfusion und kurz nach der Geburt durch engen Kontakt zu infektiösen Personen möglich. Bei Schwangeren mit akuter Infektion im 2. bis 3.Trimenon beträgt das Risiko der maternofetalen Übertragung ca. 90%. Infizierte Säuglinge leiden zu 90% unter der chronischen Verlaufsform.

29.3 Diagnose

 **Cave**

Bei allen Patienten sollten im Rahmen von Check-up-Untersuchungen auch die Lebertransaminasen bestimmt werden. Eine Erhöhung von AST (Aspartataminotransferase, syn. Glutamat-Oxalacetat-Transaminase [GOT]) und Alaninaminotransferse (AlT, syn. Glutamat-Pyruvat-Aminotransferase [GPT]) kann immer auf eine chronische Hepatitis B hinweisen.

Die Diagnose der Infektion, das Stadium und der Infektionsverlauf lassen sich über Virusmarker im Serum bestimmen. Die serologische Diagnostik ermöglicht folgende Aussagen:

◘ Tab. 29.1 Serologische Diagnostik der Hepatitis-B-Infektion

Stadium	Ergebnis der serologischen Diagnostik
Fehlen einer HBV-Infektion – keine akute oder zurückliegende Infektion	HBsAg und Anti-HBc negativ
Akute HBV-Infektion	Hohe Transaminasen + HBsAg positiv, evtl. Anti-HBc-IgM positiv
Chronische HBV-Infektion	HBsAg persistiert für >6 Monate hohe Infektiosität: HBeAg positiv, HBV-PCR >100000 Kopien/ml
Zurückliegende, ausgeheilte HBV-Infektion	HBsAg negativ + Anti-HBc positiv + Anti-HBs positiv
Immunschutz nach erfolgreicher Immunisierung	Anti-HBs >100 IE/l und Anti-HBc negativ

◘ Tab. 29.2 Diagnostikschema Hepatitis-B-Infektion

Stufen-diagnostik	Untersuchungs-parameter	Methode	Material/Menge	Hinweis	Bewertung
Akute Infektion					
Stufe 1	HBsAg	EIA	Serum (2,0 ml)	Primärdiagnostik	
Stufe 2a	HBsAg (Bestätigungstest), Anti-HBc-IgM	EIA	Serum (1,0 ml)	Bei positivem Ergebnis der Stufe 1	
Stufe 2b	ASAT, ALAT, Bilirubin, AP, γ-GT	Klinisch-chemisch	Serum (2,0 ml)	Ergänzende Analytik	
Stufe 3	HBV-DNA	PCR	EDTA-Blut (3,0 ml)	Bei positivem Ergebnis der Stufe 2	
Chronische Infektion					
Stufe 1	HBsAg, HBeAg, Anti HBc	EIA	Serum (2,0 ml) EDTA-Blut (3,0 ml)		
	HBV-DNA	PCR			
Stufe 2 a	HBsAg	EIA	Serum (1,0 ml)	Verlaufskontrolle monatlich bis Testergebnis negativ oder bis zum Ablauf von 6 Monaten; Persistenz nach 6 Monaten bedeutet V. a. Chronizität	
Stufe 2b	HBeAg	EIA	Serum (1,0 ml)	Prognoseparameter	
Pränatalscreening					
Stufe 1	HBsAg	EIA	Serum (1,0 ml)	Nach der 32. SSW, möglichst nahe am Geburtstermin	Wenn negativ, akute Infektion unwahrscheinlich
Stufe 2	HbsAg (Bestätigung)	EIA	Serum (1,0 ml)	Bei positivem Ergebnis in Stufe 1	
Stufe 3	HbeAg, Enzymwerte (ASAT, ALAT, AIT, γ-GT)	EIA	Serum (1,0 ml)	Bei positivem Ergebnis der Stufe 2	
		Klinisch-chemisch	Serum (2,0 ml)		

Ag Antigen, *AIT* Agglutinationsimmobilisationstest, *ASAT* Aspartamaminotransferase, *ALAT* Alaninaminotransferase, *EIA* Enzymimmunoassay, *γ-GT* Gammaglutamyltransferase, *HBc* Hepatitis-B-Viruskern, *HBs* Hepatitis-B-Virushülle, *PCR* Polymerasekettenreaktion

- Vorhandensein oder Fehlen einer Hepatitis-B-Erkrankung
- Unterscheidung zwischen akuter, chronischer oder abgelaufener Infektion
- Prüfung auf Impfimmunität und Infektiosität

- **Hinweise**
- HBsAg-Nachweis bei Schwangeren:
  - Eintragung des Ergebnisses in den Mutterpass (ansonsten nur aktive Impfung des Neugeborenen!)
  - zusätzliche Untersuchung des HBe-Antigens und der Leberwerte
  - Untersuchung des Partners, ggf. Impfung (je nach Immunitätslage)
- Neugeborene HbsAg-positiver Mütter
  - Die Neugeborenen erhalten unmittelbar nach der Geburt innerhalb von 12 h eine aktiv-passive Hepatitis-B-Simultanimpfung (Hepatitis-B-Immunglobulin, Hepatitis-B-Impfstoff).
  - Der Impfschutz wird 1 Monat danach durch die zweite und 6–12 Monate nach der ersten Dosis durch die dritte Impfdosis vervollständigt.

Tab. 29.3 Immunitäts- und Impfkontrolle

Stufen-diagnostik	Unter-suchungs-parameter	Methode	Material/Menge
Stufe 1	Anti-HBs quantitativ	EIA	Serum (1,0 ml)

- **Hinweise**
- Je nach Anamnese ist vor der aktiven Immunisierung eine Abklärung der Immunitätslage indiziert (Anti-HBc, Anti-HBs).
- Die Kontrolle des Immunschutzes sollte ca. 1–2 Monate nach der dritten Impfung erfolgen (Anti-HBs).

! Cave
Meldepflicht
Namentlich bei Erkrankung und Tod.

29.4 Therapie

Eine kausale Therapie der akuten Hepatitis B ist nicht möglich. Bei der chronischen Hepatitis B wird eine Behandlung mit α-Interferon oder Lamivudin, Adefovir oder Tenofovir (reverser Transkriptasehemmer) empfohlen. In der Schwangerschaft sind diese Präparate kontraindiziert.

Tab. 29.4 Monitoring der Interferontherapie

Stufen-diagnostik	Untersuchungs-parameter	Material/Menge
Stufe 1	Quantitativer Nachweis der HBV-DNA, AIT, Blutbild	EDTA (3,0 ml), Serum (1,0 ml)

29.5 Prävention

29.5.1 Postexpositionelle Hepatitis-B-Prophylaxe

Entsprechend der Mutterschaftsrichtlinie ist bei allen Schwangeren nach der 32. Schwangerschaftswoche möglichst nahe am Geburtstermin das Serum auf HBs-Antigen zu untersuchen. Ist das Ergebnis positiv, wird das Neugeborene unmittelbar post partum simultan geimpft.

Tab. 29.5 Hepatitis-B-Prophylaxe nach Exposition

Aktueller Anti-HBs-Wert	Erforderliche Gabe von HB-Impfstoff	HB-Immunglobulin
>100 IE/l	Nein	Nein
10–100 IE/l	Ja	Nein
<10 IE/l	Ja	Ja
Nicht innerhalb von 48 h zu bestimmen	Ja	Ja

29.5.2 Impfprävention

Die aus 3 Injektionen bestehende Grundimmunisierung erfolgt nach dem Standardimpfschema 0-1-6 bis 12 Monate (Indikationen zur Hepatitis-

B-Impfung siehe Empfehlung der STIKO). Die Hepatitis-B-Impfung ist in der Schwangerschaft möglich. Bei Impfung gegen Hepatitis A und B wird ein Kombinationsimpfstoff (Twinrix) eingesetzt. Die Kombinationsimpfung zeigt auch bei erneuter Impfung von Nonrespondern oft gute Ergebnisse (Cardell 2008).

Hepatitis C

30.1 Erreger

Das Hepatitis-C-Virus (HCV) ist ein RNA-Virus, das sich in 8 Genotypen einteilen lässt. Es gehört zur Gruppe der Flaviviren.

30.2 Klinik

Das HCV ist weltweit mit wechselnder Prävalenz verbreitet. In Deutschland treten pro Jahr ca. 5000 Neuinfektionen auf. Die Kontagiosität des HCV ist relativ gering. Die Übertragung erfolgt durch Blut und Blutprodukte, aber auch durch sexuelle Kontakte und perinatal. Das Risiko einer vertikalen Übertragung von der Mutter auf das Kind ist geringer als bei einer HBV-Infektion. Es wird mit 3–5% angegeben und ist insbesondere abhängig von der Viruskonzentration im mütterlichen Blut. Die Inkubationszeit beträgt 6–8 Wochen.

Die meisten HCV-Infektionen verlaufen zunächst inapparent oder symptomarm. Ausgesprochen fulminante Verläufe sind sehr selten. In 80–90% der Fälle nimmt die Infektion einen chronischen Verlauf mit dem Risiko der Organschädigung und der Langzeitfolge einer Leberzirrhose und des hepatozellulären Karzinoms.

Die akute HCV-Infektion verläuft meist mild, ohne Ikterus, mit mäßiger Transaminaseerhöhung, oft aber auch asymptomatisch. Im Verlauf der Schwangerschaft kann sich eine Hepatitis-C-Infektion deutlich bessern, aber postpartal dann wieder verschlechtern. Ein besonderes Augenmerk, speziell bei Drogenabhängigen, gilt den Koinfektionen. Eine gleichzeitige HIV-oder HBV-Infektion können den Verlauf einer Hepatitis-C-Infektion ungünstig beeinflussen.

30.3 Diagnose

Die Bestimmung von Transaminasewerten oder der Bilirubinkonzentration erlauben keine Diagnosestellung der Hepatitis C. Die Diagnose einer Hepatitis C erfolgt über den Nachweis spezifischer Antikörper im Blut und mittels PCR. Der serologische Antikörpernachweis gegen virale Struktur- und Nichtstrukturproteine gelingt erst mehrere Monate nach Infektionsbeginn, in Einzelfällen erst nach einem Jahr, und bei 10% kommt es zu überhaupt keiner Reaktion. Mit der PCR lässt sich schon in der Frühphase der Infektion der HCV-Nachweis führen.

- **Hinweise**
- Übertragung v. a. durch menschliche Sekrete, Drogenabusus
- Inkubationszeit ca. 6–12 Wochen
- vertikale Transmission positiver Mütter auf das Kind <10%

◻ Tab. 30.1 Diagnostikschema Hepatitis C

Stufen-diagnostik	Untersuchungs-parameter	Methode	Material/Menge	Hinweis	Bewertung
Akute Infektion					
Stufe 1	Anti-HCV (ggf. HCV-RNA)	EIA	– Serum (1,0 ml) – EDTA-Blut (3,0 ml)	HCV-RNA bei dringendem Verdacht	
Stufe 2a	Anti-HCV (Bestätigung), HCV-Immunoblot	EIA, Immunoblot	Serum (3,0 ml)	Bei fraglichem oder positivem Ergebnis in Stufe 1	
Stufe 2b	ASAT, ALAT, Bilirubin, AP, γ-GT,	Klinisch-chemisch	Serum (2,0 ml)	Ergänzende Analytik	
Stufe 3	HCV-RNA (quantitativ, Viruslast)	PCR	EDTA-Blut (3,0 ml)	Ggf. auch in Stufe 1	
Stufe 4	HCV-Genotypisierung	PCR	EDTA-Blut (3,0 ml)	HCV-Genotypisierung	
Chronische Infektion					
Stufe 1	HCV-RNA	PCR	– EDTA-Blut (3,0 ml) – Serum (1,0 ml)		
	Anti-HCV	EIA			

EIA Enzymimmunoassay, *PCR* Polymerasekettenreaktion

◻ Tab. 30.2 Monitoring der Interferontherapie

Stufen-diagnostik	Untersuchungs-parameter	Methode	Material/Menge	Hinweis	Bewertung
Stufe 1	Quantitativer Nachweis der HCV-RNA, AIT, Blutbild		– EDTA-Blut (3,0 ml) – Serum (1,0 ml)		

❶ Cave

Meldepflicht
Namentlich bei Erkrankung und Tod.

Die quantitative PCR stellt ein Maß der Virusreplikation dar und wird für die Verlaufsbeobachtung bzw. Verlaufskontrolle der Infektion herangezogen. Bei Neugeborenen ist zu beachten, dass mütterliche Antikörper bis zum Alter von 18 Monaten im Blut nachweisbar sein können. In diesen Fällen sollte eine PCR zur Diagnostik herangezogen werden.

❶ Cave

Bei der Hepatitis-C-Infektionsdiagnostik muss auch ein Ausschluss von Koinfektionen wie HBV und HIV erfolgen.

30.4 Therapie

Mit einem Kaiserschnitt lässt sich eine Übertragung von Hepatitis C von der Mutter auf das Kind nicht verhindern (Übertragungsrate 3–4%). Bedeutsamer ist die Bestimmung der Viruslast.

Lassen sich Viren im Blut der Mütter nachweisen, liegt die Übertragungsrate bei 7,1%, ohne nachweisbare Viren bei 0%.

Die therapeutischen Möglichkeiten sind gering. Die Applikation des Nukleosidanalogons Ribavirin in Kombination mit α-Interferon führt bei einem Teil der Behandelten zu einem Rückgang der Entzündungszeichen. Beide Präparate sind in der Schwangerschaft kontraindiziert.

Eine Therapie ist angezeigt, wenn HCV-Antikörper und Virus-RNA nachgewiesen werden können, der Befund einer chronischen Hepatitis gesichert ist und keine Kontraindikationen gegen eine Behandlung mit Interferon oder Ribavirin bestehen. Die Standardtherapie kann ambulant erfolgen. Eine stationäre Aufnahme der Patienten ist nur bei Auftreten von Komplikationen erforderlich. Bei chronischer HCV-Infektion mit normalen Transaminasewerten kann zunächst der Spontanverlauf beobachtet werden. Die Therapiedauer und das Therapieansprechen sind abhängig vom HCV-Genotyp.

30.5 Prävention

Eine Schutzimpfung gegen Hepatitis C ist bisher nicht verfügbar. In der Frühphase (erste 3–6 Monate) einer bekannten Infektion (z. B. Nadelstichverletzung) führt eine Therapie mit α-Interferon in mehr als 98% zu einer Viruselimination.

Hepatitis D

31.1 Erreger

Das Hepatitis-D-Virus (HDV) besteht aus einem negativen RNA-Ring, der die Eigenschaft hat, die Hüllproteine (HBsAg) des Hepatitis-B-Virus zu binden. Es können sich daher nur Patienten mit einer HBV-Infektion mit HDV infizieren.

31.2 Klinik

Hepatitis D wird besonders durch infizierte Spritzen sowie durch Körpersekrete (Blut, Sperma) übertragen. Für die Prognose des Patienten ist von Bedeutung, ob die Infektion mit Hepatitis D gleichzeitig mit Hepatitis B erfolgte (Koinfektion) oder im Rahmen einer Superinfektion.

Bei einer gleichzeitigen Infektion mit Hepatitis-B- und Hepatitis-D-Viren kommt es in 90% der Fälle zu einer gemeinsamen Ausheilung, jedoch verlaufen ca. 2% der Fälle schwerer und schreiten rascher fort, als bei einer reinen Hepatitis-B-Infektion. Bei der Superinfektion entwickelt sich meist ein sehr schweres Krankheitsbild, und in 90% der Fälle zeigt sich ein chronischer Verlauf mit häufigem Übergang in eine Leberzirrhose.

Die Hepatitis-D-Infektion weist keine spezifischen Symptome auf. An eine Hepatitis D muss immer bei HBsAg-Persistenz und Verschlechterung der Hepatitis B gedacht werden.

31.3 Diagnose

- **Hinweise**

Nur als Koinfektion mit Hepatitis B oder als Superinfektion eines HBV-Trägers!

◻ Tab. 31.1 Diagnostikschema der akuten Hepatitis-D-Infektion

Stufen-diagnostik	Untersuchungsparameter	Methode	Material/Menge	Hinweis	Bewertung
Stufe 1a	HBsAg, Anti-HDV (IgM und IgG)	EIA	Serum (1,0 ml)		
Stufe 1b	HDV-RNA	PCR	Serum (1,0 ml)		
Stufe 2	ASAT, ALAT, Bilirubin, AP, γ-GT	Klinisch-chemisch	Serum (2,0 ml)	Ergänzende Analytik	

Ag Antigen, *ALAT* Alaninaminotranferase, *ASAT* Aspartataminotransferase, *AP* alkalische Phosphatase, *EIA* Enzymimmunoassay, *γ-GT* Gammaglutamyltransferase, *HBs* Hepatitis-B-Virushülle, *HDV* Hepatitis-D-Virus, *PCR* Polymerasekettenreaktion

◨ Tab. 31.2 Immunitäts- und Impfkontrolle

Stufen-diagnostik	Untersuchungs-parameter	Methode	Material/Menge	Hinweis	Bewertung
Stufe 1	Anti-HBs quantitativ	EIA	Serum (1,0 ml)	Immunschutz durch Impfung gegen Hepatitis B	

❶ Cave
Meldepflicht
Namentlich bei Erkrankung und Tod.

31.4   Therapie

Eine spezifische antivirale Therapie gegen das Hepatitis-D-Virus steht nicht zur Verfügung.

31.5   Prävention

Da die Hepatitis-B-Infektion eine Grundbedingung für das Angehen einer Hepatitis-D-Infektion ist, gelten die gleichen Hygienevorschriften und Impfstrategien wie bei der Hepatitis B. Durch eine aktive Immunisierung kann ein Schutz vor einer Hepatitis-D-Infektion indirekt nur dadurch erreicht werden, dass eine Hepatitis-B-Virusinfektion durch die entsprechenden Hepatitis-B-Impfungen aktiv oder passiv verhindert wird. Besteht bereits eine chronische Hepatitis B, kann durch Impfung kein weiterer Schutz vor einer sich aufpfropfenden Infektion mit Hepatitis-D-Viren erreicht werden.

Hepatitis E

32.1 Erreger

Das Hepatitis-E-Virus (HEV) ist ein kompaktes Virus mit einer einsträngigen RNA.

32.2 Klinik

Die Stämme des Hepatitis-E-Virus, die bei Menschen hauptsächlich als Erreger auftreten, kommen vorwiegend in den Tropen vor. In Europa sind v. a. Wildtierbestände mit anderen Erregerstämmen infiziert. Das Virus wird auf fäkal-oralem Weg übertragen. Der Infektionsverlauf ist im Allgemeinen blande.

32.2.1 Schwangerschaft

Bei Schwangeren im letzten Trimenon der Schwangerschaft können schwere Verläufe beobachtet werden. Besteht eine akute Infektion der Mutter erfolgt die Übertragung auf das Neugeborene unter oder nach der Geburt zu 100%. Die perinatale Infektion geht mit einem hohen Morbiditätsrisiko einher.

32.3 Diagnose

❗ Cave
Meldepflicht
Namentlich bei Erkrankung und Tod.

32.4 Therapie

Spezifische therapeutische Maßnahmen oder Impfungen stehen nicht zur Verfügung.

32.5 Prävention

Einhalten der Hygienevorschriften. Bei akuter Infektion der Mutter besteht Stillverbot.

◻ Tab. 32.1 Diagnostikschema Hepatitis E

Stufen-diagnostik	Untersuchungs-parameter	Methode	Material/Menge	Hinweis	Bewertung
Akute Infektion					
Stufe 1a	Anti-HEV	EIA	Serum (1,0 ml)		
Stufe 1b	HEV-RNA	PCR	Serum (1,0 ml), Stuhl		
Stufe 1c	Anti-HAV (IgG und IgM), HBsAg, Anti-HBc-IgM	EIA	Serum (2,0 ml)	Ausschluss-diagnostik einer HAV- und HBV-Infektion	
Stufe 1d	ASAT, ALAT, Bilirubin, AP, γ-GT,	Klinisch-chemisch	Serum (2,0 ml)	Ergänzende Analytik	
Chronische Infektion					
				Keine Chronizität	

Ag Antigen, *ALAT* Alaninaminotranferase, *ASAT* Aspartataminotransferase, *AP* alkalische Phosphatase, *EIA* Enzymimmu-noassay, *γ-GT* Gammaglutamyltransferase, *HAV* Hepatitis-A-Virus, *HBs* Hepatitis-B-Virushülle, *HEV* Hepatitis-E-Virus, *PCR* Polymerasekettenreaktion

◻ Tab. 32.2 Immunitäts- und Impfkontrolle

Stufendia-gnostik	Untersuchungs-parameter	Methode	Material/Menge	Hinweis
Stufe 1	Anti-HEV	EIA	Serum (1,0 ml)	Zurzeit keine Impfung möglich; nur Kontrolle der Immunitätslage

Herpes simplex

33.1 Erreger

Der Herpes-simplex-Virus (HSV) ist ein DNA-Virus aus der Familie der Herpesviridae. Es existieren verschiedene Typen, die jeweils Auslöser für unterschiedliche Krankheiten sind:

- HHV-1: Herpes simplex Typ 1, Krankheitsbild: Herpes labialis, Stomatitis aphthosa, in ca. 40% der Fälle auch Ursache für Herpes genitalis
- HHV-2: Herpes simplex Typ 2, Krankheitsbild: Herpes genitalis, in ca. 40% der Fälle auch Ursache für Herpes labialis

Herpesviren replizieren schnell, haben ein breites Wirtsspektrum und persistieren in den Ganglien des Wirtes dauerhaft.

33.2 Klinik

Die Primärinfektion äußert sich durch Brennen, Schmerzen, Bläschen und herpetiforme Ulzerationen an Labien, Portio und Vagina bzw. Glans penis und Penisschaft. Häufig ist auch die Perianalregion betroffen. Typisch ist die Beteiligung der regionalen Lymphknoten. Rezidive sind in den meisten Fällen symptomatisch. Die typischen Herpesbläschen finden sich nur an einer Stelle.

Zu den Folgeschäden gehören Generalisierung, Enzephalitis und Neuralgien. Das Virus kann sowohl auf den Sexualpartner als auch auf das Neugeborene übertragen werden. Bei Schwangeren mit Herpes genitalis kann es zum Herpes neonatorum kommen (Inzidenz 1 pro 7500 Geburten)

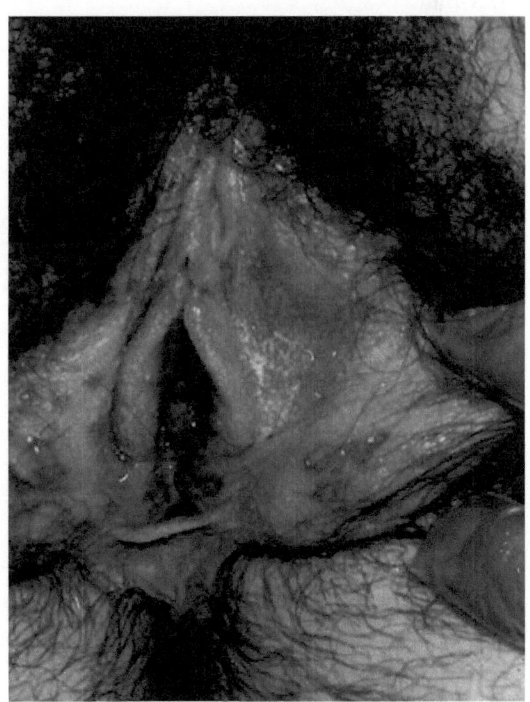

■ Abb. 33.1 Herpes genitalis mit Ulzerationen insbesondere im Vulvabereich

33.3   Diagnose

Das klinische Bild der Herpes-simplex-Infektion ist oft typisch, sodass eine Labordiagnostik nicht unbedingt notwendig ist. Die Sicherung der Diagnose kann durch den direkten Erregernachweis aus Bläscheninhalt mittels PCR, Elektronenmikroskopie oder Virusanzucht in der Viruskultur erfolgen. Serologische Antikörperbestimmungen zeigen an, dass eine Infektion bereits durchgemacht wurde.

Schwieriger ist die serologische Diagnostik einer reaktivierten Herpesinfektion. Ein Anstieg der IgM- oder IgA-Antikörper fehlt häufig. In diesen Fällen hilft bei Vorhandensein von Effloreszenzen ein Bläschenabstrich auf HSV-PCR, bei Fehlen von Effloreszenzen eine HSV-PCR aus EDTA-Blut.

- **Hinweis**
- Virusanzucht in der Zellkultur: Zur Anzucht stehen verschiedene Zelllinien zur Verfügung, die entsprechend der Fragestellung eingesetzt werden.
- Aufgrund der Verfügbarkeit typenspezifischer diagnostischer Methoden lassen sich symptomatische und asymptomatische HSV-2-infizierte Frauen identifizieren (Möglichkeit eines Screenings für STD-Risikogruppen [STD = »sexually transmitted disease«]).
- Bei Verdacht auf fetale Infektion: ggf. Virusnachweis aus Fruchtwasser oder fetalem Blut.

33.3.1   Differenzialdiagnose

Bei den anogenitalen Effloreszenzen muss differenzialdiagnostisch auch an andere Erkrankungen gedacht werden:
- Vulvitis pustulosa
- Trichomoniasis
- Verletzungen nach Kohabitation
- Kratzen bei Juckreiz
- Vulvitis
- Pemphigus vulgaris
- Herpes gestationis
- Mollusca contagiosa
- Syphilis (Primäreffekt)
- Urethritis, Proktitis
- Kontaktdermatitis

33.4   Therapie

Es stehen folgende orale Virustatika zur Verfügung:
- Aciclovir 3-mal 400 mg/Tag über 10 Tage oder
- Aciclovir 5-mal 200 mg/Tag über 10 Tage oder
- Famciclovir 3-mal 250 mg über 10 Tage oder
- Valociclovir 2-mal 1 g über 10 Tage

33.4.1   Schwangerschaft

- 1. Trimenon: Aciclovirtherapie möglich, aber bisher nicht zugelassen
- 2./3. Trimenon: Aciclovirtherapie möglich, da keine fetotoxischen Wirkungen zu erwarten sind.

Tab. 33.1 Diagnostikschema Herpes genitalis

Stufendiagnostik	Untersuchungsparameter	Methode	Material/Menge	Hinweis	Bewertung
	HSV-Nukleinsäurenachweis	PCR	Abstrich, EDTA-Blut, Liquor		Abstrich von Bläscheninhalt
	HSV-Typ-1- bzw. -2-IgG-AK	EIA	Serum, EDTA-Blut		Bei Reaktivierung nur begrenzte Aussagekraft
	HSV-Typ-1- bzw. -2-IgM-AK	EIA	Serum, EDTA-Blut	V. a. akute Infektion	Bei Reaktivierung nur begrenzte Aussagekraft

- Bei einer klinisch relevanten Infektion kurz vor der Geburt ist die Sectioindikation gegeben.
- Beim Rezidiv: Möglichkeit der Aciclovirtherapie und der vaginalen Entbindung

33.5 Prävention

Es existiert bislang kein Verfahren zur Vorbeugung einer Herpes-simplex-Erkrankung. So gibt es bisher weder eine vorbeugende Impfung noch eine Behandlung, durch die ein Wiederauftreten der Erkrankung verhindert werden könnte. Es bleibt lediglich der Versuch, die Ansteckung durch Körperkontakt mit Menschen zu vermeiden, bei denen eine offensichtliche Herpesinfektion besteht. Präventionsmaßnahmen bestehen aus:

- Kontakt mit Bläschen, Geschwüren und deren Sekreten vermeiden
- Safer Sex
- Kondome vermindern das Risiko einer Ansteckung, schließen sie jedoch bei Weitem nicht aus, da eine Übertragung an allen Körperstellen möglich ist.
- Sectio caesarea bei Schwangeren mit aktivem Herpes genitalis

HIV-Infektion

34.1 Erreger

Das humane Immundefizienzvirus (HIV) ist ein RNA-Virus aus der Familie der Retroviridae. Es werden das HIV-1 und HIV-2-Virus unterschieden. Vom HIV-Virus Typ 1 sind 9 und von HIV-Typ 2 sind 5 Subtypen bekannt.

34.2 Klinik

Bis zum 01.03.2009 wurden dem RKI für das Jahr 2008 insgesamt 2806 neu diagnostizierte HIV-Infektionen gemeldet (RKI 2009d). Gegenüber dem Jahr 2007 (n=2774) bedeutet dies keine nennenswerte Veränderung bei der Gesamtzahl der HIV-Neudiagnosen. Der seit 2001 beobachtete Anstieg der HIV-Neudiagnosen hat sich damit deutlich verlangsamt.

Die absolute Zahl der HIV-Neudiagnosen bleibt nach Angaben des RKI bei Männern, die Sex mit Männern haben, im Jahr 2008 gegenüber dem Vorjahr (2007) praktisch unverändert (1555 vs. 1552) und hat damit erstmals seit dem Jahr 2002 nicht weiter zugenommen (RKI 2009). Die Zahlen sinken bei Personen mit Angabe eines heterosexuellen Infektionsrisikos um 3,5% (von 418 auf 403) und bei Konsumenten intravenös verabreichter Drogen um 14% (von 154 auf 123). Sie stiegen bei Migranten aus Hochprävalenzländern von 253 auf 296 und erreichten damit fast wieder das Niveau des Jahres 2006 (n=309). Ebenso stiegen sie bei der Gruppe der Personen, bei denen keine Angabe zum Infektionsrisiko vorliegt von 371 auf 418 (◘ Abb. 34.1).

In Deutschland sind derzeit mehr als 56000 Menschen mit HIV infiziert, davon etwa 19% Frauen.

34.2.1 Übertragungswege

Die Übertragung von HIV erfolgt durch Eindringen infektiöser Körperflüssigkeiten (Blut, Sperma, Vaginalsekret, Muttermilch) eines HIV-Infizierten in die Blutbahn eines anderen Menschen. Die Infektiosität beginnt bereits einen halben Tag nach der Ansteckung.

- **Sexueller Kontakt**

Die Infektion kann erfolgen bei vaginalem, analem oder oralem Geschlechtsverkehr mit einem HIV-infizierten Partner. Vorhandensein anderer sexuell übertragbarer Erkrankungen erhöht das Infektionsrisiko.

- **HIV-infiziertes Blut**

HIV kann durch infiziertes Blut und Blutprodukte, die transfundiert werden, übertragen werden. In Deutschland wird die Möglichkeit einer HIV-Übertragung durch eine Bluttransfusion auf unter 1 pro 3 Millionen Transfusionen geschätzt.

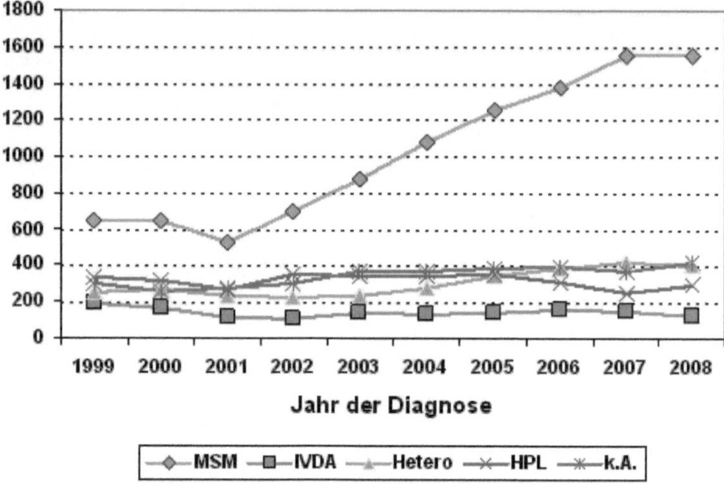

◘ Abb. 34.1 Anzahl der HIV-Erstdiagnosen in den 4 wichtigsten Betroffenengruppen nach Diagnosejahr 1999–2008. *hetero* heterosexuelles Infektionsrisiko, *HPL* Hochprävalenzländer, *IVDA* intravenöser Drogenabusus, *k. A.* keine Angaben, *MSM* Männer, die Sex mit Männern haben (RKI 2009)

■ **Nadeln, Kanülen, Nadelstiche**

Verletzung der intakten Haut mittels kontaminierter Instrumente v. a. beim medizinischen Personal stellt ein Infektionsrisiko dar (Risiko durchschnittlich 0,3%). HIV wird sehr leicht durch Spritzentausch unter i.v.-Drogenabhängigen übertragen Dabei kann es auch zur Übertragung anderer Infektionen wie Hepatitis B kommen.

■ **Von der Mutter auf das Kind**

Die Möglichkeit einer maternofetalen HIV-Übertragung während der Spontangeburt wird mit 20–40% angegeben. Durch antiretrovirale Therapie der Mutter, primär durchgeführte Sectio und Verzicht auf das Stillen lässt sich die Infektionsrate auf unter 2% senken.

Eine HIV-Übertragung ist nicht möglich durch:
- übliche soziale Kontakte (Händegeben, gemeinsame Wohn- und Arbeitsräume)
- Tröpfcheninfektion (z. B. Niesen, Husten, Sprechen)
- Anfassen von Gegenständen (Türklinken, Handtücher)
- Benutzung von Gemeinschaftstoiletten, gemeinsames Essgeschirr und Besteck
- stechende Insekten

Das Infektionsrisiko für HIV ist abhängig von der Menge der virushaltigen Körperflüssigkeiten, der Virenkonzentration in der jeweiligen Flüssigkeit, der Art der Eintrittspforten und der Dauer des Kontaktes mit der virushaltigen Körperflüssigkeit.

Die der HIV-Erkrankung zugrunde liegenden immunpathologischen Mechanismen sind extrem komplex und bilden einen vielschichtigen Prozess mit vielfach überlappenden Phasen. Der für den klinischen Verlauf entscheidende Faktor besteht in der Unfähigkeit des infizierten Organismus, die HI-Viren zu eliminieren und ihre Ausbreitung im Organismus langfristig zu unterbinden. Demzufolge verläuft die HIV-Infektion progredient und ohne Rückbildungstendenz. Am Ende des in der Regel letal ausgehenden Krankheitsprozesses stehen eine starke Immunsuppression und der Zusammenbruch des Immunsystems, das nicht mehr in der Lage ist, sich spontan zu regenerieren.

34.2.2 Krankheitsverlauf

Der Krankheitsverlauf der HIV-Infektion lässt sich in 4 Stadien unterteilen.

■ **Akute HIV-Infektion**

Eine bis sechs Wochen nach einer primären Infektion können grippeähnliche Symptome wie Fieber, Nachtschweiß, geschwollene Lymphknoten, Glieder-, Kopf- oder Halsschmerzen auftreten. Manche Patienten bemerken diese Symptome jedoch nicht oder haben keine.

■ **Latenzphase der HIV-Infektion**

In dieser Zeit vermehrt sich das Virus im Organismus und zerstört die Immunzellen. Die Phase ist symptomfrei und dauert unterschiedlich lang, von einigen Monaten bis zu vielen Jahren (10 Jahre). In dieser Zeit sind gegen HIV gerichtete Antikörper und HIV-RNA im peripheren Blut nachweisbar.

■ **Lymphadenopathiesyndrom (LAS)**

Auftreten von Lymphknotenschwellungen, die an mehreren Stellen des Körpers generalisieren.

■ **»Aquired immune deficiency syndrome« (AIDS)**

AIDS ist das Endstadium der HIV-Infektion. Kennzeichnend für das Immundefizienzstadium ist das Auftreten von zahlreichen opportunistischen Infektionen sowie Malignomen und neurologischen Erkrankungen.

Erreger opportunistischer Infektionen der AIDS-Erkrankung

- **Viren:**
    - Zytomegalievirus
    - Herpes-simplex-Virus
    - Varicella-Zoster-Virus
- **Bakterien:**
    - Pneumocystis carinii (führt zur Pneumonie bei 50% des Vollbildes AIDS)
    - Toxoplasma gondii (zerebrale Abszesse)
    - Mycobacterium tuberculosis
    - atypische Mykobakterien (M. avium intracellulare)
- **Pilze:**
    - Candida albicans (Auslösung von Ösophagitiden)
    - Aspergillus
    - Cryptococcus neoformans
- **Protozoen:**
    - Kryptosporidien
- **maligne Tumoren der AIDS-Erkrankung:**
    - Kaposi-Sarkom
    - B-Zell-Lymphome
    - Zervixkarzinome

Zwischen den einzelnen Stadien gibt es fließende Übergänge, Übersprünge, Besserungen, jedoch im-

mer ein Fortschreiten der Erkrankung. Das »wasting syndrome« oder »slim disease« bezeichnet die erhebliche Kachexie infolge der schweren Krankheitsbilder und Komplikationen. Bei zusätzlichen Durchfällen kommt es zu rascher Verschlechterung mit oft letalen Verläufen. Die häufigsten Todesursachen bei Patienten mit dem Krankheitsbild AIDS sind unbeherrschbare Komplikationen von Infektionen.

34.2.3　Schwangerschaft

Schwangerschaft und Geburt führen nicht zu einer Verschlechterung des Verlaufs einer vorbestehenden HIV-Infektion. Bei der HIV-infizierten Schwangeren gibt es auch keinen Hinweis auf ein HIV-spezifisches Syndrom oder auf die Auslösung von speziellen Fehlbildungsmustern. Der durch die Schwangerschaft physiologisch vermittelte immunsuppressive Einfluss auf die mütterlichen T-Lymphozyten ist peripher zu gering, um klinisch relevant zu werden. Demgegenüber ist aber bei HIV-infizierten Schwangeren ein erhöhtes Morbiditätsrisiko in der Schwangerschaft zu erwarten.

34.2.4　Neugeborene

Die Übertragungswahrscheinlichkeit von HIV der Mutter auf das Kind konnte durch die antiretrovirale Therapie während der Schwangerschaft in Verbindung mit einer primären Sectio am wehenlosen Uterus und durch das Stillverbot auf 2% gesenkt werden.

Bei den perinatal infizierten Kindern kommt es in ca. 20–30% zu einer frisch einsetzenden schweren Verlaufsform der HIV-Infektion. Diese Neugeborenen haben bereits bei der Geburt eine hohe Viruslast und zeigen einen schnellen Verlust der T-Helferzellen bereits im Säuglingsalter. Das Auftreten opportunistischer Infektionen und/oder einer schweren Enzephalopathie in den ersten 18 Lebensmonaten führt zur frühen Diagnose von AIDS. Ohne eine gezielte Therapie liegt in diesen Fällen die Lebenserwartung unter 5 Jahren.

34.3   Diagnose

◻ Tab. 34.1 Diagnostikschema Humanes Immundefizienzvirus (HIV)

Stufen-diagnostik	Untersuchungs-parameter	Methode	Material/Menge	Hinweis	Bewertung
Stufe 1	HIV-1- bzw. -2-AK + p24-Ag	EIA	Serum, EDTA-Blut	HIV-Screening-Test	Beachte das diagnostische Fenster: sichere Aussage des Tests erst 3 Monate nach dem Risikokontakt
Stufe 2	HIV-p24-Ag	EIA	Serum, EDTA-Blut	Abklärung eines reaktiven HIV-Suchtests	
Stufe 2	HIV-1- bzw. -2-AK (Bestätigungstest)	Immunoblot	Serum, EDTA-Blut	Abklärung eines reaktiven HIV-Suchtests	
Stufe 3	HIV-1-Viruslast	PCR	EDTA-Blut, Abstrich, Liquor	Verlaufs- und Therapiekontrolle bei HIV-Infektion	
	HIV-1-Resistenzbestimmung	PCR	EDTA-Blut	Genbereich angegeben, falls neben Transkriptase und Protease die Integrase und Korezeptoraussage erwünscht sind	

Ag Antigen, *AK* Antikörper, *EIA* Enzymimmunoassay, *PCR* Polymerasekettenreaktion

❗ Cave
Meldepflicht
Anonyme Meldepflicht des Labors!

◻ Tab. 34.2 Standarddiagnostik und Differenzialdiagnostik der HIV-Infektion

Standarddiagnostik	Differenzialdiagnostik
– HIV-AK-Test (ELISA) – im diagnostischen Fenster (erste 3 Wochen) oft noch negativ – HIV-RNA-Bestimmung im Blut (PCR)	– Pfeiffer-Drüsenfieber – fieberhafte Infekte anderer Genese

❗ Cave
Methode der Wahl im Rahmen des HIV-Screenings in der Schwangerschaft ist der spezifische Nachweis von HIV-1- bzw. -2-Antikörpern (im Kombitest mit p24-Antigen-Nachweis). Da falsch reaktive EIA-Ergebnisse auftreten können, muss das erstmalige positive EIA-Ergebnis durch Bestätigungstests (Immunoblot) gesichert werden.

34.4   Therapie

Das Behandlungsziel von HIV-positiven Patientinnen besteht hauptsächlich darin, durch eine wirksame Suppression der HIV-Replikation eine ausreichende Immunfunktion des Organismus zu erhalten, die Progression der Krankheit zu verhindern, das Leben der Patientin zu verlängern und die Lebensqualität zu verbessern.

Die verbesserten Therapiemöglichkeiten der letzten Jahre haben die Lebenserwartung deutlich erhöht, sodass Menschen mit HIV eine annähernd normale Lebenserwartung haben. Dies bringt für viele Menschen auch die Möglichkeit der Entwicklung langfristiger Lebensplanungen in Bezug auf

Ausbildung, Beruf und Familie mit sich. Da 75% der Infizierten zwischen 20 und 40 Jahre alt sind, gehört dazu oft auch der Kinderwunsch, der in vielen Fällen durch die therapeutische Verhinderung einer maternofetalen Virustransmission erfüllt werden kann.

Die Kriterien für den besten Startzeitpunkt einer medikamentösen Therapie sind in den nationalen und internationalen Leitlinien definiert. Es werden dabei u. a. besonders 3 Faktoren berücksichtigt:

- klinisches Bild der Patientin
- CD4$^+$-Wert
- Viruslast

Zur medikamentösen Therapie einer HIV-Infektion steht eine Reihe von Medikamenten aus verschiedenen Wirkstoffgruppen zur Verfügung:

- nukleosidale Reverse-Transkriptase-Inhibitoren (NA, NRTI)
- nichtnukleosidale Reverse-Transkriptase-Inhibitoren (NN, NNRTI)
- Proteinaseinhibitoren (PI)
- Fusionsinhibitoren
- Integraseinhibitoren

Unter der »highly active antiretroviral therapy« (HAART) wird die medikamentöse Kombinationstherapie aus mindestens 3 antiretroviralen Wirkstoffen verstanden. Die Therapie drückt die Viruslast unter die Nachweisgrenze und erhöht die CD4$^+$-Zellwerte, d. h. das Immunsystem wird gegen opportunistische Infektionen und andere AIDS-bestimmende Erkrankungen gestärkt. Es ist aber nicht möglich, das HI-Virus durch HAART aus dem Organismus zu eliminieren. Das Thera-

pieziel besteht hauptsächlich darin, den Ausbruch des Krankheitsbildes AIDS hinauszuzögern.

Die HIV-Therapie in der Schwangerschaft besteht in der antiretroviralen Therapie, einer primären Sectio caesarea am wehenlosen Uterus sowie in der antiviralen Prophylaxe. Post partum besteht ein generelles Stillverbot.

Insgesamt betrachtet muss die Auswahl und Durchführung einer HIV-Therapie in Kooperation mit einem HIV-Behandlungszentrum erfolgen. Bei der Durchführung der verschiedenen Therapiestrategien sind in jedem Fall auch die aktuellen Richtlinien bzw. Leitlinien zur HIV-Erkrankung zu berücksichtigen.

34.5 Prävention

Die HIV-Prävention bezieht sich besonders auf die Aufklärung der Bevölkerung hinsichtlich der Gefährdung durch ungeschützten Sexualverkehr (Kondome, Safer Sex) sowie auf die sorgfältige Kontrolle von Blutkonserven, Plasmaprodukten und Transplantaten. Drogenabhängige sind auf die Gefahren der gemeinsamen Nutzung von Spritzen und Kanülen hinzuweisen.

34.5.1 Impfprävention

Eine Prävention durch Impfung gegen HIV-1 und HIV-2 steht nicht zur Verfügung. Impfungen mit Standardimpfstoffen bei HIV-Patienten sind unter Berücksichtigung von Nutzen und Risiko sowie des klinischen Bildes nur bedingt möglich (◨ Tab. 34.3).

◨ Tab. 34.3 Impfung bei HIV-Infektion (STIKO 2009)

Impfstoff	HIV-Infektion Asymptomatisch	Symptomatisch
Inaktivierte Impfstoffe/Toxoide	Empfohlen	Empfohlen
Masernimpfstoff	Empfohlen	Nicht empfohlen
Mumps-, Röteln- u. a. Lebendimpfstoffe	Empfohlen	Nicht empfohlen
Varizellen	Möglich	Kontraindiziert
Bacille-Calmette-Guérin (BCG)	Kontraindiziert	Kontraindiziert

◾ Hinweise

- Masern können bei HIV-Infizierten einen besonders schweren Verlauf nehmen. Bei erhöhter Maserngefährdung ist deshalb eine Masernimpfung indiziert. Eine gleichzeitig durchgeführte IgG-Substitution kann den Impferfolg infrage stellen. Eine Kontrolle des Impferfolgs ist in diesen Fällen angeraten. Im Falle einer akuten Masernexposition ist bei nichtimmunen Personen eine IgG-Gabe zu erwägen.
- Die Varizellenschutzimpfung kann bei varizellenempfänglichen HIV-infizierten Personen mit noch funktionierender zellulärer Abwehr (altersentsprechende CD4$^+$-Zellzahl mit einem Anteil der CD4$^+$-Zellen an den Gesamtlymphozyten von 25%) erwogen werden.

34.5.2 Indikationen einer HIV-Postexpositionsprophylaxe (PEP)

Zur Durchführung einer HIV-Postexpositionsprophylaxe gelten die in der Übersicht aufgelisteten Indikationen.

> **Indikationen zur HIV-Postexpositionsprophylaxe (PEP)**
>
> - Bei ungeschütztem vaginalen oder analen Geschlechtsverkehr mit einer HIV infizierten Person, z. B. nach Reißen des Kondoms
> - bei gemeinsamem Gebrauch HIV-kontaminierter Drogeninjektionsbestecke
> - bei Schnitt- oder Stichverletzungen mit chirurgischen Instrumenten oder Nadeln (z. B. Kanülen)
> - bei direktem Kontakt mit geschädigter Haut (Wunden) oder Schleimhäuten
> - bei der Transfusion von kontaminiertem Blut oder Blutprodukten

Die HIV-PEP sollte innerhalb der ersten 24 h durchgeführt werden, wobei innerhalb der ersten 2 h die Effektivität am größten ist. Nach 72 h ist die Einleitung einer PEP sinnlos (Alternative: engmaschiges Monitoring). Bei jedem längeren Abstand (36 h) zwischen Exposition und Prophylaxebeginn ist eine Verlängerung der Standardtherapiedauer in vielen Fällen indiziert. → Experten zu Rate ziehen

34.5.3 Antiretrovirale Therapie (ART) zur Postexpositionsprophylaxe

Die Einnahme von antiretroviralen Therapeutika setzt immer das Einverständnis des/der Betroffenen voraus. Für eine ART zur Postexpositionsprophylaxe müssen 3 verschiedene Arzneistoffe über einen Zeitraum von 28 Tagen eingenommen werden. Bei Frauen muss eine Schwangerschaft ausgeschlossen werden und während der Behandlungszeit eine Kontrazeption erfolgen. Um Nebenwirkungen zu überwachen, ist eine ärztliche Beratung und Betreuung notwendig.

◻ Tab. 34.4 Risiko einer HIV-Übertragung nach der Expositionsart (dargestellt im Verhältnis zum Durchschnitt)

Art der Exposition	Relatives Risiko
Sehr tiefe Schnitt-/Stichverletzung	16:1
Indexperson: sehr hohe Viruslast (akute HIV-Infektion, AIDS)	6:1
Sichtbare, frische Blutspuren auf dem Instrument	5:1
Verletzende Kanüle zuvor in Vene oder Arterie	5:1
Exposition von Schleimhaut	1:10
Exposition von entzündlich veränderter Haut	1:10

Humane Papillomaviren

35.1 Erreger

Papillomaviren (HPV) gehören zur Familie der Papillomaviridae. Sie bilden eine Gruppe von unbehüllten doppelsträngigen DNA-Viren, zu denen weit über 100 verschiedene Typen mit einer erheblichen Varianz gehören. Über 30 HPV-Typen können zu Infektionen im Anogenitalbereich führen (Vinokurova 2008).

HP-Viren infizieren Epithelzellen und zeigen einen hohen Gewebetropismus mit Anpassung der Virusexpression und der Virusreplikation an Plattenepithelien. Das onkogene Potenzial des HP-Virus ist unterschiedlich stark ausgeprägt und mit einzelnen Genotypgruppen assoziiert. Man unterteilt die verschiedenen Genotypen in Hochrisiko-HPV-Typen (»high risk«; Abb. 35.1) und Niedrigrisiko-HPV-Typen (»low risk«; Abb. 35.2).

Die »low-risk«-Typen verursachen in der Regel gutartige Veränderungen. Bei Vorliegen eines »high-risk«-Typs haben die Patientinnen ein 100-fach höheres Risiko, an einer Dysplasie oder an einem Karzinom zu erkranken (Lelle 2008). Die HPV-Typen 16, 18, 45 sind onkogene HPV-Typen, die mit dem Schweregrad der Läsion in ihrer Häufigkeit zunehmen (Verteramo 2009).

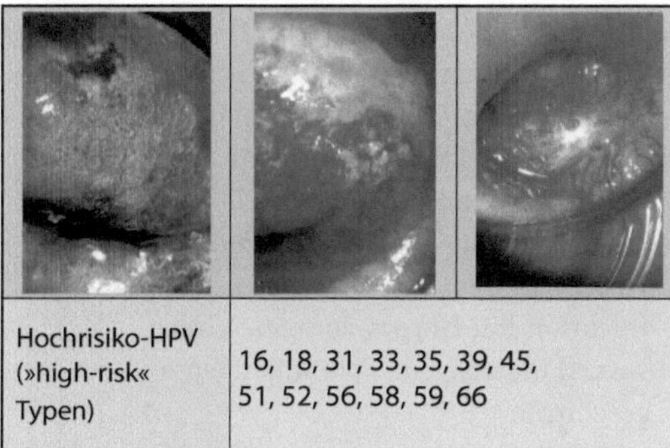

Hochrisiko-HPV (»high-risk« Typen)	16, 18, 31, 33, 35, 39, 45, 51, 52, 56, 58, 59, 66

Abb. 35.1 Von der WHO als Klasse-1-Karzinogene eingestufte Hochrisiko-HPV-Typen

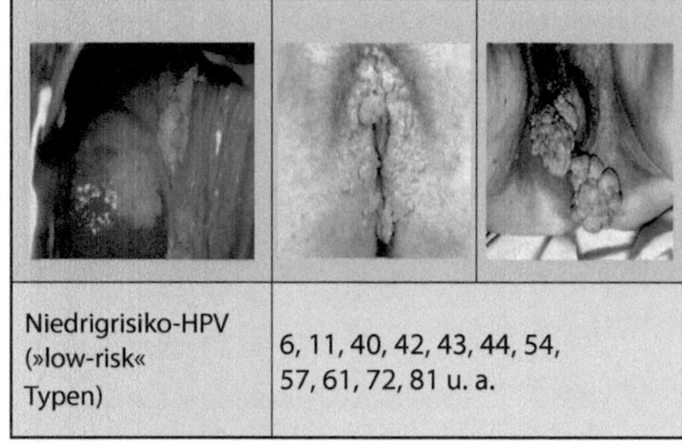

Niedrigrisiko-HPV (»low-risk« Typen)	6, 11, 40, 42, 43, 44, 54, 57, 61, 72, 81 u. a.

Abb. 35.2 Niedrigrisiko-HPV-Typen

35.2   Klinik

Die genitalen HPV-Infektionen zählen zu den häufigsten sexuell übertragbaren Erkrankungen, die v. a. junge Frauen im frühen reproduktiven Alter betreffen (Doerfler 2009). In der Altersgruppe der 20- bis 25-Jährigen liegt der Häufigkeitsgipfel für nachweisbare HPV-Infektionen in Abhängigkeit vom Sexualleben bei 30–50% (◼ Abb. 35.3).

Die Prävalenz nimmt mit zunehmendem Alter deutlich ab und wird in den Altersstufen von 35–50 Jahren mit 3–10% angegeben. Bei 66% der HPV-Infizierten ist nach einem Zeitraum von 12 Monaten der Erreger nicht mehr nachweisbar. Bei einem Drittel der Patientinnen wird in Abhängigkeit vom HPV-Typ eine Persistenz oder Progredienz beobachtet (Ralston 2009).

Die Übertragung der HPV-Viren findet neben der sexuellen Transmission auch durch einen direkten Kontakt von Mensch zu Mensch statt. Eine Übertragung durch kontaminierte Gegenstände ist ebenfalls möglich. Zur maternofetalen Transmission der genitalen Infektion kommt es in neueren Studien in 10–15% der Fälle (Rintala 2005). Kofaktoren für die Entstehung von HPV-Infektionen sind:

- Nikotinabusus
- Infektion mit Herpes-simplex-Viren
- sexuell übertragene Erkrankungen in der Vorgeschichte
- früher Beginn der sexuellen Aktivität
- Anzahl der Sexualpartner
- Zahl der Sexualpartner des männlichen Partners

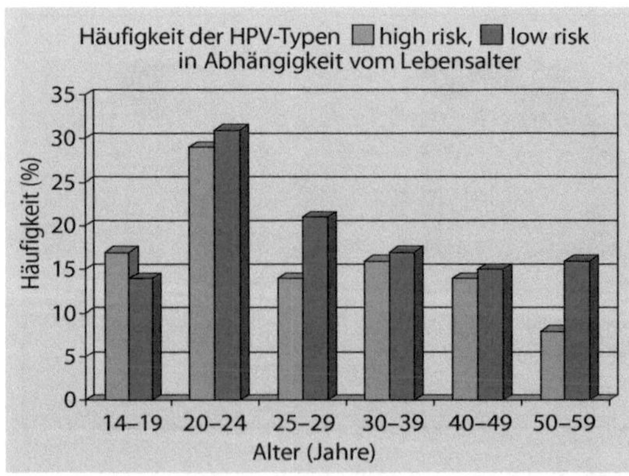

◼ **Abb. 35.3** Prävalenz der HPV-Typen in Abhängigkeit vom Lebensalter

Cave
Bei der HPV-Infektion handelt es sich um eine örtlich begrenzte Infektion, die nicht mit einer Virämie einhergeht. Die Infektion verläuft überwiegend unbemerkt und ohne klinische Symptomatik oder mit unterschiedlichen subklinischen und klinischen Manifestationen (◼ Abb. 35.4 und 35.5).

Von den klinischen HPV-Manifestationen haben insbesondere die intraepithelialen Neoplasien, die

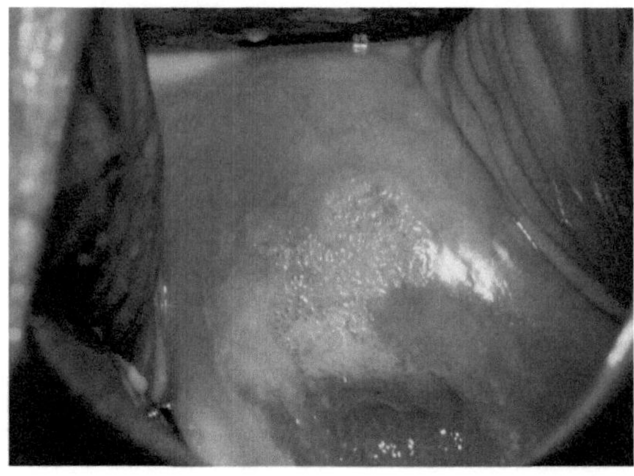

◼ **Abb. 35.4** Mikropapilläre Spikes als morphologischer Ausdruck einer frühen HPV-Infektion (Foto J. Heinrich)

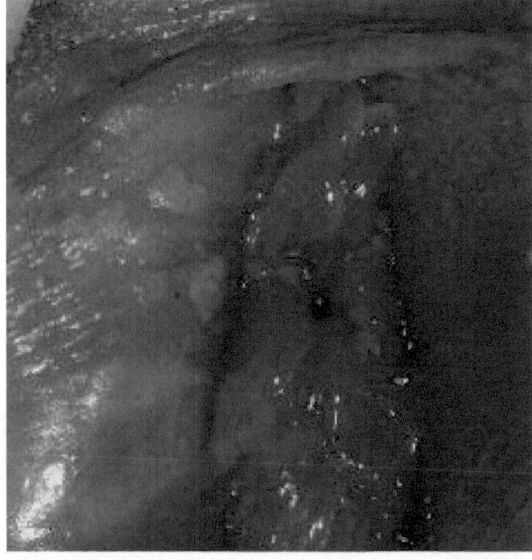

◼ **Abb. 35.5** Flache Papillome der Vulva (Foto J. Heinrich)

Karzinombildung und die verschiedenen Erscheinungsformen der Kondylome eine große Bedeutung.

35.2.1 Karzinome und HPV

Besteht eine HPV-Infektion im unteren Genitaltrakt über mehrere Jahre fort, kann sich eine Krebsvorstufe entwickeln. Nur wenige der persistierenden Hochrisiko-HPV-Infektionen führen nach einem Intervall von mindestens 7 Jahren zum Karzinom (◘ Tab. 35.1).

Die intraepithelialen Neoplasien (IN) als morphologischer Ausdruck der HPV-Infektion werden nach ihrer Lokalisation in folgende Läsionen unterteilt:

- vulväre intraepitheliale Neoplasie (VIN)
- vaginale intraepitheliale Neoplasie (VAIN)
- zervikale intraepitheliale Neoplasie (CIN; ◘ Abb. 35.6 und 35.7)
- anale intraepitheliale Neoplasie (AIN) (◘ Abb. 35.8)
- penile intraepitheliale Neoplasie (PIN)

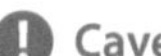

> **Cave**
>
> Bei Frauen unter 30 Jahren ist die Prävalenz von HPV-Infektionen höher als bei älteren Frauen. Die Infektionen persistieren bei ihnen aber seltener. Die Prävalenz von HPV nimmt bei Frauen ab 30 ab. Die Inzidenz des Zervixkarzinoms nimmt bei Frauen ab 30 zu.

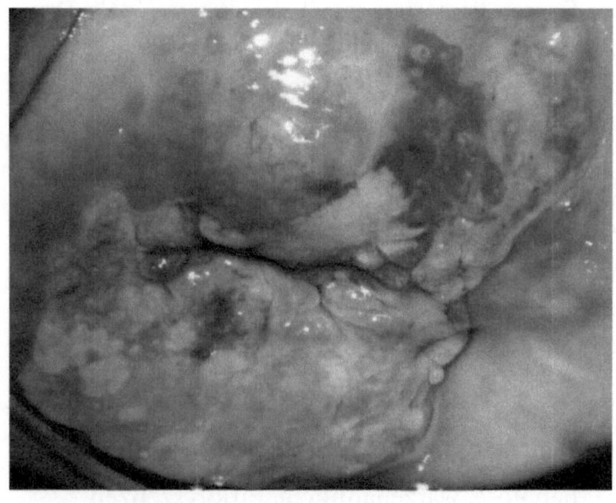

◘ **Abb. 35.7** CIN III (Foto J. Heinrich)

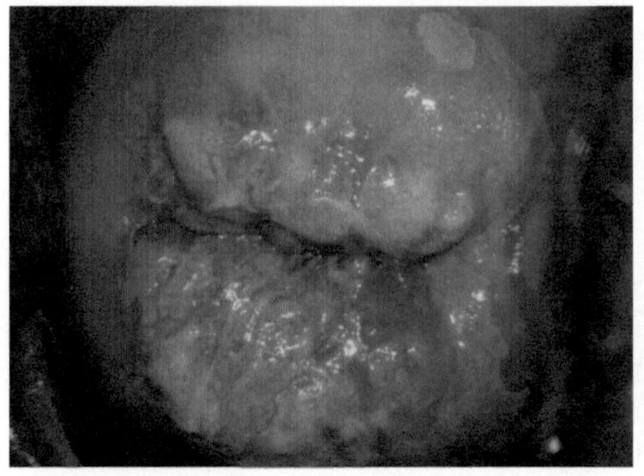

◘ **Abb. 35.6** CIN II (Foto J. Heinrich)

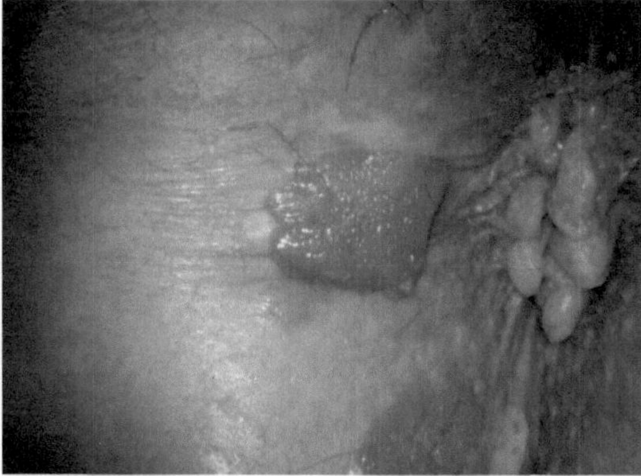

◘ **Abb. 35.8** Perianale intraepitheliale Neoplasie (AIN) (Foto J. Heinrich)

◘ **Tab. 35.1** Progression der zervikalen intraepithelialen Neoplasie (CIN)

CIN-Befunde	Regression (% in 2 Jahren)	Persistenz (%)	Progression
CIN I/CIN II	50–70	30–50	Einzelfälle
CIN III	Nur in ganz vereinzelten Fällen	50	Jede 2. bis 3. CIN III entwickelt sich zum Karzinom

35.2.2   Kondylome und HPV

Bei den Kondylomen handelt es sich um stecknadelkopfgroße, bis mehrere Zentimeter große Papeln rötlicher, grau-bräunlicher oder weißlicher Farbe (◘ Abb. 35.9). Kondylome der Vulva und Vagina wachsen in 80% der Fälle exophytisch, Portiokondylome dagegen in ca. 70% der Fälle als flache, leicht erhabene Läsionen. Bei ca. jeder zweiten dieser Frauen liegt eine zervikale oder vaginale Dysplasie vor. Beim Vorliegen eines Zervixkondyloms ist daher immer auch an das gleichzeitige Bestehen von Neoplasien zu denken.

Condylomata acuminata treten meistens in der Vielzahl auf. Sie neigen zur Beetbildung und können gelegentlich riesenhafte Tumorkonglomerate ausbilden (Condylomata gigantea). Folgende Erscheinungsformen der Kondylome werden unterschieden:

- Condylomata acuminata
- Condylomata gigantea
- keratotische Genitalwarzen
- papulöse, warzenähnliche Effloreszenzen
- Condylomata plana

▪ Condylomata acuminata und Schwangerschaft

In der Schwangerschaft ist ein leichtes Wachstum von Kondylomen möglich, die sich aber postpartal meist zurückbilden. Eine Progredienz epithelialer Läsionen wird während der Schwangerschaft nicht beobachtet. Ein Risiko für die HPV-Übertragung auf die Neugeborenen besteht hauptsächlich bei Erstgebärenden, die jünger als 20 Jahre sind. Die Folge ist eine juvenile Papillomatose des Larynx. Eine transplazentare Virusübertragung findet nicht statt.

35.3   Diagnose

Zur Erkennung von HPV-Infektionen werden aufgrund der unterschiedlichen Lokalisationen und klinischen Manifestationen verschiedene diagnostische Strategien angewandt.

Diagnostisches Management der HPV-Infektion

- Klinische Untersuchung des gesamten unteren Genitaltrakts
- Kolposkopie/Vulvaskopie
- Essigsäuretest
- Schiller-Jodprobe
- Zytologie (konventionell oder flüssigkeitsgestützt)
- Histologie
- molekulare Diagnostik (»hybrid capture test«, PCR)
- Ausschluss sexuell übertragbarer Begleiterkrankungen
- ggf. urologische/proktologische Diagnostik und Partneruntersuchung

35.3.1   Kolposkopie

Die Kolposkopie ist keine geeignete Methode zum Nachweis von HPV, sie ist aber ein Standardverfahren bei der Erkennung und Abklärung von durch HPV- induzierten Gewebeveränderungen. Die Kolposkopie wird durch die Zytologie sowie durch die HPV-Bestimmung ergänzt.

Mithilfe der Kolposkopie ist eine exakte Differenzierung des Kanzerisierungsprozesses nicht möglich, da mit dieser Methode nur die Hautoberfläche und das Kapillarbild beurteilbar sind. Etwa ein Drittel aller Präkanzerosen und Karzinome sind intrazervikal lokalisiert und entziehen sich der optischen Diagnostik.

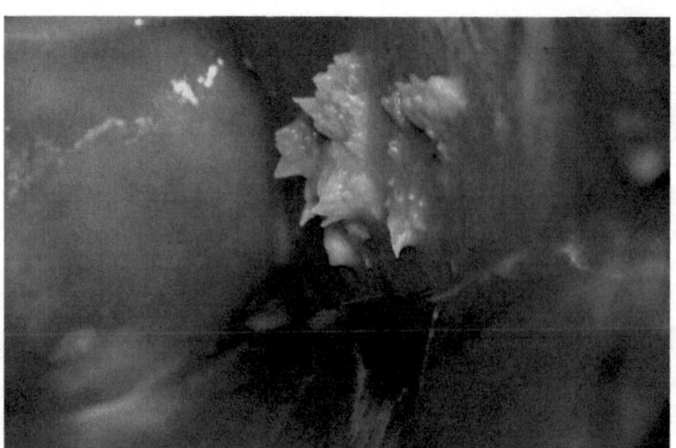

◘ **Abb. 35.9** Condylomata acuminata an der linken Vaginalwand

> ❗ **Cave**
> Die Virusätiologie von Dysplasien an Zervix, Vulva, Vagina und Perianalregion erfordert die kolposkopische Untersuchung des gesamten unteren Genitaltraktes!

Die kolposkopischen Kennzeichen einer leichtgradigen und hochgradigen CIN sind in ◘ Abb. 35.6 und 35.7 dargestellt. Ihre Kenntnis ist eine Grundvoraussetzung zur Erkennung der HPV-induzierten Gewebsveränderungen.

35.3.2 Zytologie

Die Zytologie ist das Screeningverfahren zur Erkennung des Zervixkarzinoms und seiner Vorstufen. Diese Methode ist aber mangelhaft sensitiv, Abnahmefehler eines Abstrichs und nicht die typischen Laborfehler, wie z. B. die Fehlinterpretation, stehen im Vordergrund. Dünnschichtzytologische Techniken haben den Vorteil, dass von derselben Probe mehrere Präparate hergestellt werden können und zudem ein HPV-Test durchgeführt werden kann (HPV-Reflextestung).

35.3.3 HPV-Test

Zum molekularbiologischen Nachweis der HPV-Infektion stehen als Labormethode der »hybrid capture 2 test« und die Polymerasekettenreaktion (PCR) zur Verfügung (Baleriola 2008). Der »hybrid capture 2 test« ist am weitesten verbreitet und hat eine hohe praktische Relevanz, da zahlreiche Indikationen für die HPV-Testung durch Studien unter Verwendung dieser Methode durchgeführt wurden.

Es werden mit diesem Test insgesamt 18 verschiedene HPV-Typen innerhalb der Gruppen »low risk« und »high risk« qualitativ erfasst. Eine Identifizierung einzelner Virustypen innerhalb der

◘ **Tab. 35.2** Empfehlungen zur weiteren Diagnostik abhängig vom zytologischen und vom HPV-Befund (Leitlinie der DGGG 2008)

Zytologischer Befund	HPV-Befund	Zytologische Kontrolle	Weitere Diagnostik
Pap I/II	HR-negativ	Routineintervall	
	HR-positiv	12 Monate	Gleichzeitig HPV-Kontrolle. Falls erneut HR-positiv oder zytologisch auffällig: Dysplasiesprechstunde[a]
Pap IIW	HR-negativ	12 Monate	Plus erneute HPV-Testung
	HR-positiv	6 Monate	Gleichzeitig HPV-Kontrolle. Falls erneut HR-positiv oder zytologisch auffällig: Dysplasiesprechstunde[a]
Pap III[b]/IIID erstmalig	HR-negativ	6 Monate	Plus erneute HPV-Testung
	HR-positiv	3–6 Monate	Falls erneut HR-positiv: Dysplasiesprechstunde[a]
Pap III[b]/IIID wiederholt	HR-negativ	6 Monate	Plus erneute HPV-Testung. In jedem Fall Dysplasiesprechstunde[a] nach 12 Monaten
	HR-positiv	–	Dysplasiesprechstunde[a]
Pap IVa und höher	Unabhängig	–	Dysplasiesprechstunde[a]

[a] *Dysplasiesprechstunde = Differenzialkolposkopie mit Biopsie evtl. Herdbefunde*
[b] *Bei Pap III mit dringendem Verdacht auf höhergradige Atypie in jedem Fall rasche diagnostische Abklärung*
HR Hochrisiko

□ Tab. 35.3 Wertigkeit der HPV-PCR im Vergleich zu den Hybridisierungsverfahren

	Referenz-PCR	Hybridisierung
Höhere Sensitivität	100%	64,7%
Höhere Spezifität	100%	84,6%
HPV-Typennachweis	>40 Typen	18 Typen
Quantifizierbarkeit	Möglich	Nicht möglich
Nachweis aus Zervixabstrich	Möglich	Möglich
Nachweis aus Urin	Möglich	Nicht möglich
Nachweis aus Biopsie	Möglich	Nicht möglich

beiden Gruppen ist aber im Gegensatz zu PCR-basierten Verfahren nicht möglich. Es kann auch nicht wie bei der PCR die Viruslast quantifiziert werden (□ Tab. 35.3).

Allein die PCR mit nachfolgender Sequenzierung ermöglicht die exakte Bestimmung der HPV-Typen. Eine transiente Infektion mit unterschiedlichen HPV-Typen bzw. das wechselnde Vorhandensein und Fehlen des HPV im Verlauf ist bei jüngeren Patientinnen relativ häufig anzutreffen, in geringerem Maße auch bei älteren Patientinnen. Erst eine persistierende Infektion mit einem identischen Hochrisiko-HPV-Typ ist mit der Entstehung eines Zervixkarzinoms assoziiert. Deshalb ist der exakte und sensitive Nachweis des HPV-Typs mittels PCR so wichtig.

Als Indikationen für eine HPV-Testung werden insbesondere 3 Situationen angesehen:

— bei unklarem zytologischem Abstrichergebnis
— bei Frauen >30 Jahre zusätzlich zum zytologischen Abstrich
— als »test of cure« nach operativer Behandlung einer CIN II oder CIN III

■ **Befundinterpretation**

Ein einmaliger negativer HPV-Test ergibt eine sehr hohe Wahrscheinlichkeit dafür, dass weder Dysplasie noch ein Karzinom bestehen und in den nächsten Jahren auch nicht auftreten werden. Ein positives Testergebnis signalisiert dagegen ein höheres Risiko, dass langfristig eine höhergradige Dysplasie oder ein Karzinom entstehen könnten.

❗ Cave
HPV-Hochrisiko-Positivität ist keine Krankheit, sondern ein Indikator, der die Notwendigkeit regelmäßiger Krebsvorsorgeuntersuchungen unterstreicht.

35.3.4 Ausschlussdiagnostik anderer sexuell übertragbarer Infektionen

Obligate Zusatzuntersuchungen sind bei allen geschlechtsreifen Patientinnen mit genitoanalen Warzen die Syphilis- und HIV-Serologie. Der gleiche Infektionsweg zwingt zum Ausschluss dieser ebenfalls sexuell übertragenen und schwerwiegenden Erkrankungen. Zusätzlich sind der Nukleinsäurenachweis auf Chlamydia trachomatis sowie eine Hepatitis-B- und -C-Serologie zu empfehlen.

35.4 Therapie

Eine spezifische Papillomavirustherapie gibt es gegenwärtig nicht. Bei vorliegenden Läsionen erfolgt eine Behandlung durch Laservaporisation, Trichloressigsäure (TCA) oder chirurgische Sanierung. In der Regel wird mit der Entfernung der Läsion auch der Heilungsprozess eingeleitet, wenngleich Rezidive häufig sind. Systemische oder lokale Therapien, etwa mit Interferonen und anderen Zytokinen, haben bisher zu keinen durchschlagenden Erfol-

◻ Tab. 35.4 Therapiemöglichkeiten der Condylomata acuminata

Ärztlich verordnete Selbsttherapie	Ärztlich durchgeführte Therapie
Podophyllotoxin Creme (0,15%)	Trichloressigsäure
Imiquimod Creme (5%)	Kryotherapie
Interferon-β Gel (0,1 Mio. IE/g) adjuvant	Elektrochirurgie/Laser, Scherenschlag/Kürettage

gen geführt (Deutsche Gesellschaft für Gynäkologie und Geburtshilfe 2008).

Für die Behandlung von Condylomata acuminata und anogenitalen Warzen stehen verschiedene Möglichkeiten zur Verfügung. Einige sind für die Selbstbehandlung der Patientin und andere nur für die ärztliche Anwendung geeignet (◻ Tab. 35.4).

35.5 Prävention

Eine Reduktion der Ansteckungs- oder Reinfektionsgefahr durch die prophylaktische Kondomverwendung bei HPV-assoziierten Erkrankungen ist nicht bewiesen. Bis andere sexuell übertragbare Infektionen ausgeschlossen oder behandelt sind, wird aber die Verwendung von Kondomen empfohlen.

In Deutschland stehen 2 Impfstoffe zum Schutz vor einer HPV-Infektion zur Verfügung: Gardasil® und Cervarix®. Die Impfstoffe verhindern die Infektion mit den HPV-Typen 16 und 18, die für die Mehrzahl von Zervixkarzinomen und einigen selteneren Tumorerkrankungen verantwortlich sind. Gardasil® schützt darüber hinaus vor einer Infektion mit den HPV-Virustypen 6 und 11 und beugt so zusätzlich der Entwicklung gutartiger Genitalwarzen vor.

Influenza

36.1 Erreger

Die Influenza wird durch Orthomyxoviren Typ A, B und C hervorgerufen, von denen Influenzavirus A und C bei Menschen und Tieren (Vögel, Schweine), Influenzavirus B nur bei Menschen vorkommt. Neue Varianten von Influenza A und B sind verantwortlich für das Auftreten von Epidemien und regional begrenzten Ausbrüchen. Die Immunität wird vermittelt durch IgA- und IgG-Antikörper gegen 2 Virusoberflächenantigene (Neuraminidase und Hämagglutinin).

36.2 Klinik

Die Influenza ist weltweit saisonal verbreitet, auf der nördlichen Halbkugel von November bis April und auf der südlichen Halbkugel von Mai bis Oktober. Die Krankheit kann sporadisch, endemisch und in Abständen auch epidemisch auftreten. Dabei wird ein großer Teil der Bevölkerung (10–20%) infiziert. Die Übertragung der Viren erfolgt durch Tröpfcheninfektion, aber auch durch einen direkten Kontakt (hohe Kontagiosität).

Nach einer Inkubationszeit von 1–3 Tagen kommt es in der Regel zu einem akuten Auftreten von hohem Fieber und allgemeinen grippalen Symptomen wie Kopf- und Gliederschmerzen, trockener Reizhusten. Neben symptomarmen Verläufen sind schwerste toxische Krankheitsbilder mit einem letalen Ausgang möglich.

Komplikationen der Influenza werden besonders bei Patienten mit chronischen Erkrankungen (Herz- Kreislauf, Atemwege, Stoffwechsel, Immunsuppression) beobachtet, bei denen es besonders häufig zu Pneumonien mit bakterieller Superinfektion, Myokarditiden, Enzephalitis und anderen Folgekrankheiten kommen kann.

Die echte Virusgrippe sollte nicht mit banalen Atemwegsinfektionen verwechselt werden, die häufig auch als grippale Infekte bezeichnet werden.

36.2.1 Schwangerschaft

Eine influenzabedingte Übersterblichkeit von Schwangeren wurde in den Pandemien von 1918/1919 und 1957/1958 beobachtet (Neumann 2005). Insbesondere bei schwangeren Frauen im 3. Trimenon und frühen Puerperium entsteht ein erhöhtes Risiko für schwere Komplikationen und Todesfälle selbst dann, wenn diese Frauen keine Risikofaktoren aufweisen. Ein möglicher Zusammenhang zwischen einer Influenzainfektion in der Schwangerschaft und Fehlbildungen ist nicht eindeutig erwiesen.

36.3   Diagnose

Die Verdachtsdiagnose wird aus dem klinischen Bild gestellt. Zum Nachweis der Viren ist die PCR aus Nasopharynxabstrich oder Rachenspülwasser die schnellste und zuverlässigste Methode. Da die Inkubationszeit mit 1–3 Tagen bei Influenza sehr kurz ist, spielt der serologische Nachweis von Antikörpern bei der akuten Infektion keine Rolle, da Antikörper frühestens 8–10 Tage nach Infektion gebildet werden.

36.4   Therapie

Aufgrund der raschen Resistenzentwicklung sind Präparate wie der Neuraminidasehemmer Oseltamivir (Tamiflu) bei der saisonalen Influenza nicht mehr wirksam. Zurzeit (Winter 2009/2010) kann noch bei dem inhalativen Neuraminidasehemmer Zanamivir (Relenza) von einer therapeutischen Wirksamkeit bei Gabe in den ersten 48 h der Infektion ausgegangen werden (Harper 2009).

36.5   Prävention

Eine präventive Impfung mit Spaltvakzinen ist gefährdeten Personen anzuraten, möglichst vor einer zu erwartenden Epidemie. Schwangerschaft und Stillzeit sind keine Kontraindikationen zur Influenzaimpfung. Die amerikanische Gesundheitsbehörde (CDC) empfiehlt eine Impfung mit der Spaltvakzine bei Schwangeren, deren errechneter Geburtstermin in der Zeit von November bis April fällt (Zaman 2008). Eine Abwägung des Nutzen-Risiko-Verhältnisses ist aber in jedem Fall notwendig.

Influenza A H1N1 (Neue Grippe)

37.1 Erreger

Es handelt sich dabei um eine für das menschliche Immunsystem neue Variante des Influenzavirus Typ A H1N1 (Oberflächenantigene: H = Hämagglutinin, N = Neuraminidase). Im Gegensatz zum Typ B kann Influenzavirus Typ A neben dem Menschen auch Tiere infizieren. Ausgehend von Schweinen hat sich das Influenzavirus Typ A H1N1 so an den menschlichen Wirt angepasst, dass eine effektive Ausbreitung über eine Tröpfcheninfektion von Mensch zu Mensch stattfindet (Zepp 2009). Es ist damit losgelöst vom Kontakt mit infizierten Tieren, und eine Ausbreitung weltweit von Mensch zu Mensch ist möglich geworden. Die Neue Grippe (auch Schweinegrippe oder Mexikogrippe genannt) hat gegenwärtig zu einer Pandämie geführt.

37.2 Klinik

Das neue Influenzavirus wird wie eine übliche Influenza vorwiegend durch Tröpfcheninfektion beim Sprechen, Husten oder Niesen übertragen. Es besteht aber auch eine aerogene Übertragungsmöglichkeit durch sogenannte Tröpfchenkerne, die kleiner sind und länger in der Luft schweben können. Eine Übertragung von H1N1 erfolgt auch über kontaminierte Oberflächen, die mit virushaltigen Sekreten verunreinigt sind. Die Viren gelangen dann meistens nach einem Kontakt über die Hand in den Mund, die Nase oder die Augen (Kompendium Influenza H1N1 Update 2009).

Von der Neuen Influenza A (H1N1) sind v. a. junge Menschen betroffen. 77% der Erkrankten in Deutschland sind zwischen 10 und 29 Jahre alt (Zylka-Menhorn 2009). Die klinische Symptomatik der Influenza A H1N1 weist unterschiedliche Verlaufsformen auf. In den meisten Fällen treten symptomlose inapparente sowie symptomatische apparente Verläufe mit grippeähnlicher Symptomatik auf (◻ Tab. 37.1; Kompendium Influenza 2009 H1N1 Update).

Gefürchtet ist die schwere Verlaufsform, bei der es nach einer Inkubationszeit von 1–3 Tagen zu plötzlich auftretendem hohen Fieber >39°C (mittags gesund, abends schwer krank) kommt. Die Patienten klagen über starke Muskelschmerzen, am 2. Krankheitstag stellt sich ein starker unstillbarer Reizhusten ein.

❶ Cave

Lebensbedrohliche Komplikationen wurden bei der Neuen Influenza im Rahmen einer fulminanten Viruspneumonie, einer bakteriellen Superinfektion mit schwerer Pneumonie sowie einer Myokarditis und Enzephalitis beobachtet (Lee 2009). Schwangere und Neugeborene gehören ebenso wie chronisch kranke Menschen zu den Risikogruppen.

□ Tab. 37.1 Klinische Daten über bestätigte Krankheitsfälle bei der Influenza A H1N1 2009

Symptome	Symptome bei bestätigten Fällen	Prozent
Fieber (>37,5°C)	87/91	96
Husten	83/87	95
Kopfschmerzen	27/44	61
Schnupfen	24/41	59
Halsschmerzen	29/48	60
Myalgie	29/49	59
Atemnot	18/70	26
Unwohlsein	23/38	61
Diarrhö	17/41	41
Erbrechen/Übelkeit	4/32	13

Todesfälle durch die Schweinegrippe sind bei Schwangeren in den USA, Mexiko und Spanien belegt (Jamieson 2009).

37.3   Diagnose

❗ Cave

Die sichere Diagnostik der Neuen Influenza ist nur durch molekularbiologische Verfahren (PCR) möglich. Die Aussagekraft von Schnelltests ist nicht ausreichend.

Für die Diagnostik dieser Grippeform helfen serologische Tests nicht weiter, da aufgrund der kurzen Inkubationszeit bei Krankheitsbeginn noch keine Antikörper nachweisbar sind. Ein positiver Antikörpertest gegen das Influenza-A-Virus erlaubt ebenfalls keinen Rückschluss auf einen Immunschutz, da verschiedene Varianten der A-Virustypen existieren, gegen die keine Kreuzimmunität besteht (Hancock 2009).

Zur Influenza-A-Diagnostik empfiehl sich eine Influenzavirus-PCR aus dem Rachenspülwasser (gurgeln mit 5 ml physiologischer Kochsalzlösung) bzw. aus einem Nasen-Rachen-Abstrich.

37.4   Therapie

Zur medikamentösen Therapie gegen die Influenza-A-H1N1-Erkrankung werden unter Berücksichtigung zunehmender Resistenzentwicklungen die Neuraminidasehemmstoffe Oseltamivir (Tamiflu) und Zanamivir (Relenza) empfohlen. Die spezifische antivirale Therapie sollte ambulant auf Erwachsene und Kinder mit einem erhöhten Risiko für die Entwicklung von Komplikationen begrenzt werden.

Die Schwangerschaft stellt nach den bisherigen Erkenntnissen keine Kontraindikation für die antivirale Therapie dar. Aufgrund der systemischen Wirksamkeit und der etwas besseren Datenlage ist von den Neuroamidasehemmern das Oseltamivir für die Therapie vorzuziehen. Die Dauer der Prophylaxe beträgt 10 Tage in gewichtsabhängiger Dosierung:

- 1-mal 75 mg/Tag (>40 kgKG)

Unter der Einnahme von Neuraminidaseinhibitoren kann gestillt werden (Tanaka 2009). Die Indikationsstellung zu einer antiviralen Chemotherapie der Influenza-A-H1N1-Infektion sollte den jeweils aktuellen offiziellen Empfehlungen des Robert-Koch-Institutes folgen (RKI 2009c).

37.5   Prävention

Die effektivste Methode der Prävention gegen die Influenza-A-H1N1-Erkrankung ist die aktive Immunisierung. Es ist wichtig, dass möglichst viele Personen sowohl gegen die saisonale Influenza als auch gegen das Pandemievirus geimpft werden.

Allgemein sollte ein direkter Kontakt von Erkrankten zu anderen Patienten und so weit möglich zu Gesunden vermieden werden (Isolierung):

- Händehygiene besonders vor dem Essen und nach Kontakt zu anderen
- ungeschütztes Niesen und Husten unterlassen, ggf. Mund-Nasen-Schutz anlegen
- Händeschütteln vermeiden
- Schleimhautkontakt über die Hände meiden (Augen, Mund, Nase)
- Menschenansammlungen meiden
- regelmäßiges Lüften der Räume
- Aufklärung der Patienten über Verhaltensmaßnahmen zur Reduktion des Übertragungsrisikos

Schutzausstattung bei direktem Kontakt zu infizierten:

- dicht abschließender Mund- und Nasenschutz
- Handschuhe, Schutzkittel, ggf. Schutzbrille

Masern

38.1 Erreger

Das Masernvirus ist ein umhülltes RNA-Virus aus der Familie der Paramyxoviren. Es können unterschiedliche Genotypen abgegrenzt werden. Die Masernviren sind gekennzeichnet durch eine hohe Infektiosität mit einem Kontagionsindex von nahezu 100%.

38.2 Klinik

Weltweit sind Masern mit jährlich 31 Millionen Erkrankungen und 614000 Todesfällen weiterhin eine Hauptursache für Todesfälle im Kindesalter. Maserninfektionen treten in Deutschland neben sporadischen Einzelfällen auch immer wieder als Masseninfektion auf.

Die Maserninfektion erfolgt direkt über Tröpfcheninfektion mit nasopharyngealen Sekreten. Die Inkubationszeit beträgt 8–14 Tage. Am Ende der Inkubationszeit und im Prodromalstadium ist die Infektionsgefahr am größten.

Das klinische Bild ist durch einen 2-phasigen Verlauf gekennzeichnet. Im Prodromalstadium dominieren die Symptome einer fieberhaften Infektion des Nasen-Rachen-Raumes sowie die Konjunktivitis. Verbunden mit einem Fieberanstieg kommt es zum Ausbruch des makulopapulösen Exanthems. Retroaurikulär beginnend breitet es

sich auf dem ganzen Körper aus, nach 5–7 Tagen erfolgt die Rückbildung. Zu diesem Zeitpunkt erlischt die Ansteckungsfähigkeit. Das Überstehen der akuten Infektion hinterlässt eine langdauernde, wahrscheinlich lebenslange Immunität.

Krankheitsverlauf

- Prodromalstadium: 2–3 Tage
  - Mattigkeit
  - Schnupfen, Husten
  - Konjunktivitis
  - Fieber bis 39°C
  - Koplik-Flecken
- Exanthemstadium: 3–4 Tage
  - Fieber
  - typisches Masernexanthem
  - Diarrhö, Bauchschmerzen

38.2.1 Komplikationen

Der Verlauf einer Maserninfektion kann sich durch die virusbedingte Immunsuppression komplizieren. Bei ca. 10% der Patienten werden bakterielle und virale Superinfektionen beobachtet, besonders häufig als Otitis media und Pneumonie sowie als Aktivierung chronischer Infektionen. Bei ca. 1 von 1000 bis 1 von 2000 Fällen wird die schwerwiegende Komplikation einer Enzephalitis beobachtet, die eine hohe Letalität und häufige Defektheilungen aufweist. Mögliche Komplikationen sind:

- Otitis media, Bronchitis, Bronchopneumonie
- Masernenzephalitis
- subakute sklerosierende Panenzephalitis

38.2.2 Schwangerschaft

Das Risiko für Aborte, intrauterinen Fruchttod und Frühgeburtlichkeit ist bei maserninfizierten Schwangeren erhöht.

38.3 Diagnose

Die Diagnose wird überwiegend aufgrund des klinischen Bildes gestellt. Einen pathognomonischen Wert haben die oft zu Krankheitsbeginn erscheinenden Koplik-Flecke auf der Wangenschleimhaut.

Der virusspezifische IgM-Nachweis und die Serokonversion bestätigen die Diagnose. Im Zusammenhang mit dem Masernbekämpfungsprogramm sollten alle Verdachtsfälle kontrolliert werden.

! Cave

Meldepflichtige Erkrankung.

38.4 Therapie

Es gibt keine kausale Therapie, sondern nur eine symptomatische und palliative Behandlungsmöglichkeit.

38.5 Prävention

Erkrankte sind mindestens 5–7 Tage nach Krankheitsbeginn vom Schulbesuch bzw. sonstigen Gemeinschaftseinrichtungen fernzuhalten. Inkubierte ohne dokumentierten Impfschutz werden für die Dauer von 14 Tagen vom Besuch der Einrichtung ausgeschlossen.

Die Masernimpfung ist eine von der STIKO allgemein empfohlene Impfung, die bereits im Kleinkindalter abgeschlossen sein sollte. Als postexpositionelle Maßnahme wird die Masernimpfung empfohlen für Ungeimpfte oder einmal geimpfte Kinder und Jugendliche sowie für andere gefährdete Personen in Gemeinschaftseinrichtungen mit Kontakt zu Masernkranken. Es soll vorzugsweise Masern-Mumps-Röteln-Kombinationsimpfstoff (MMR) gegeben werden. Eine Altersbegrenzung besteht nicht (Impfung: 1 MMR-Impfung im. oder sc.).

■ Tab. 38.1 Diagnostikschema Masern

Stufen-diagnostik	Untersuchungs-parameter	Methode	Material/Menge	Hinweis	Bewertung
Stufe 1	Masern-IgG-AK	EIA	Serum, EDTA-Blut		
Stufe 1	Masern-IgM-AK	EIA	Serum, EDTA-Blut	V. a. akute Infektion	
Stufe 2	Masern-IgG-AK im Liquor	EIA	Serum, EDTA-Blut	ZNS-Beteiligung	
Stufe 2	Masern-Virus-PCR	PCR	Wangenabstrich, Urin		

Ak Antikörper, *EIA* Enzymimmunoassay, *PCR* Polymerasekettenreaktion

Mumps

39.1 Erreger

Das Mumpsvirus ist ein umhülltes DNA-Virus aus der Familie der Paramyxoviren Es gilt als antigenetisch stabil und lässt sich einem Serotyp zuordnen. Molekularbiologische Techniken ermöglichen die Unterscheidung in Wild- und Impfviren. Das Mumpsvirus wird in der Umwelt rasch inaktiviert.

39.2 Klinik

Die Übertragung der Viren erfolgt über eine Tröpfcheninfektion mit nasopharyngealen Sekreten und Speichel. Die Virusvermehrung beginnt in den Zellen der Speicheldrüsen und des Respirationstraktes. Die Inkubationszeit beträgt 12–25 Tage. Die veränderten sozioökonomischen Verhältnisse in den letzten 30–40 Jahren führten zu einer Verschiebung der Mumpsinfektion in höhere Altersgruppen.

Das klinische Bild zeigt in seinem klassischen Verlauf die Entzündung und Schwellung der Parotis und anderer Speicheldrüsen (Gl. submandibularis, Gl. sublingualis), die in einem Abstand von einigen Tagen häufig beiderseits auftreten können.

Es bestehen zudem Allgemeinbeschwerden wie Mattigkeit, Kopf- und Nackenscherzen sowie Fieber. Der Rückgang der Schwellung erfolgt innerhalb von 7 Tagen. Bei 30% der Infizierten besteht ein subklinischer oder inapparenter Verlauf. Der Befall anderer Organe wird als Ausdruck der verschiedenen Organmanifestationen einer Mumpsvirusinfektion gewertet. Diese können parallel, aber auch in einem Abstand bis zu 14 Tagen zum Speicheldrüsenbefall auftreten, wobei die typische Parotitis fehlen kann.

Manifestationen der Mumpsvirusinfektion sind aseptische Meningitis, Meningoenzephalitis und bleibende Hörschäden. Bei 5% der postpubertären Mädchen ist die Mumpsinfektion von einer Adnexitis begleitet. 38% der mumpsinfizierten Männer sind von einer Orchitis betroffen, wobei das Risiko der Sterilität jedoch gering ist.

Die Prognose der Mumpsinfektion stellt sich günstig dar. Spätfolgen sind sehr selten. Das Überstehen der Infektion hinterlässt einen wahrscheinlich lebenslangen Schutz.

39.2.1 Schwangerschaft

In der Schwangerschaft führen Infektionen im 1. Trimenon möglicherweise zum Abort und im 3. Trimenon zur Frühgeburt. Kongenitale Infektionen und perinatale Erkrankungen bei Neugeborenen von Müttern mit akutem Mumps sind möglich, aber relativ selten. Es kommt beim Neugeborenen meist nur zur unkomplizierten Parotitis, es gibt aber auch einige Fälle mit Thrombozytopenie, respiratorischem Disstress und schweren Pneumonien mit tödlichem Ausgang.

39.3 Diagnose

Die Diagnose ergibt sich aus dem klinischen Bild. Eine Labordiagnostik ist nur selten notwendig. Die Methode der Wahl besteht im Nachweis von IgM-Antikörpern.

39.4 Therapie

Eine spezifische Behandlung der Mumpsinfektion ist nicht möglich. Spezielle Immunglobuline sind wirkungslos und bei einer insgesamt günstigen Prognose auch bei immundefizienten Patienten nicht indiziert.

39.5 Prävention

An Mumps erkrankte Personen dürfen frühestens 9 Tage nach dem Auftreten der Parotitis zum Schulbesuch und zu sonstigen Gemeinschaftseinrichtungen zugelassen werden.

Die aktive Immunisierung gegen Mumps ist eine allgemein empfohlene Standardimpfung. Die Impfung erfolgt zweckmäßig mit Masern-Mumps-Röteln-Kombinationsimpfstoffen. Möglichst innerhalb von 3 Tagen nach einer Exposition sollen Ungeimpfte oder nur einmal geimpfte Kinder und Jugendliche sowie andere gefährdete Personen in Gemeinschaftseinrichtungen mit Kontakt zu Mumpskranken geimpft werden. Es besteht keine Altersbegrenzung zur Impfung.

◘ Tab. 39.1 Diagnostikschema Mumps

Stufen-diagnostik	Untersuchungs-parameter	Methode	Material/Menge	Hinweis	Bewertung
Stufe 1	Mumps-IgG-AK	EIA	Serum, EDTA-Blut		
Stufe 1	Mumps-IgM-AK	EIA	Serum, EDTA-Blut	V. a. akute Infektion	
Stufe 2	Mumps-IgG-AK im Liquor	EIA	Liquor	ZNS-Beteiligung	
Stufe 2	Mumps-Virus-Nukleinsäurenachweis	PCR	EDTA-Blut, Liquor, Abstrich des Parotisausgangs		

Ak Antikörper, *EIA* Enzymimmunoassay, *PCR* Polymerasekettenreaktion

Parvovirus B19

40.1 Erreger

Das humanpathogene Parvovirus B19 gehört zur Familie der Parvoviridae. Das Virus enthält als genetisches Material eine einsträngige DNA. Aufgrund seiner fehlenden Hülle sind die Viren sehr resistent gegenüber Umwelteinflüssen. Die Durchseuchung mit Parvoviren liegt in der Bevölkerung bei 50%.

40.2 Klinik

Nach der Inkubationszeit erscheint bei 80% der Betroffenen eine leicht erhabene juckende Wangenrötung, die von Prodromalsymptomen wie Fieber und Kopfschmerzen begleitet sein kann. Am 2. Tag findet man am Körper ein makulopapulöses Exanthem, dass innerhalb von 5 Tagen ein charakteristisches polymorphes ring- bis girlandenförmiges Aussehen annimmt (Ringelröteln). Die Hauterscheinungen klingen innerhalb von 2 Wochen ab. Etwa 20% der Fälle zeigen einen asymptomatischen Verlauf.

Komplikationen der Ringelröteln bestehen bei Erwachsenen in der Arthritis, der aplastischen Krise bei Patienten mit chronisch hämolytischer Anämie sowie in den schweren Krankheitsbildern der Hepatitiden, Enzephalitiden, Meningitiden und Myokarditiden.

40.2.1 Schwangerschaft

In der Schwangerschaft kommt es in ca. 30% der Fälle zu einer transplazentaren Übertragung des Parvovirus B19. Eine weitere Übertragung der Viren besteht in der parenteralen Infektion durch:
- Frischblut
- Erythrozytenkonzentraten
- Blutprodukten

Bei der Infektion in der Schwangerschaft kann es zu Abort, Hydrops fetalis durch aplastische Anämie und zum intrauterinen Fruchttod kommen (Riipinen 2008).

Fehlbildungen von Lebendgeborenen, die durch eine Ringelrötelninfektion bedingt sein könnten, sind nicht bekannt. Neugeborene von Müttern mit Ringelröteln in der Schwangerschaft sind im Allgemeinen unauffällig (Modrow 2006).

40.3 Diagnose

- Virusisolierung: Eine Virusisolierung ist nur in wenigen Speziallabors möglich.
- Mikroskopie: Ein Erregerdirektnachweis aus dem Serum ist mittels elektronenmikroskopischer Untersuchung möglich.
- Serologischer Nachweis: Die serologische Diagnostik erfolgt hauptsächlich durch die Anti-

körperbestimmung mittels kommerzieller EIA und Immunfluoreszenztests mit rekombinanten Antigenen. Die IgM-Antikörperbefunde im EIA werden als Indexwerte, die IgG-Antikörperbefunde als IU/ml angegeben.

- Zusatztests:
  - molekularbiologischer Nachweis
  - Beurteilung der Infektionsdauer mittels PCR

tik nicht routinemäßig induziert ist. Nach der serologischen Diagnosestellung bei der Schwangeren erfolgen wöchentliche Ultraschallkontrollen (auch Dopplersonographie). Bleibt der Befund bis ca. 10 Wochen nach der Infektion der Mutter regelrecht, so ist mit fetaler Komplikation nicht mehr zu rechnen. Bei auffälligem Ultraschallbefund (z. B. Hydrops fetalis) sind eine weitere spezialisierte Diagnostik und Therapie wie Chordozentese, PCR und intrauterine Transfusion durchzuführen.

40.3.1 Pränatale Diagnostik der Parvovirus-B19-Infektionen

Etwa 90% aller Schwangerschaften weisen nach einer Parvovirus-B19-Infektion einen ungestörten Verlauf auf, sodass eine invasive Pränataldiagnos-

40.4 Therapie

Beim Vorliegen einer fetalen Anämie (Hb-Wert <8 g/dl) wird die intrauterine Bluttransfusion empfohlen.

◻ **Tab. 40.1** Diagnostikschema Parvovirus B19

Stufen-diagnostik	Untersuchungs-parameter	Methode	Material/Menge	Hinweis	Bewertung
Stufe 1	Parvovirus B19-IgG-AK	EIA	Serum, EDTA-Blut		
Stufe 1	Parvovirus-B19-IgM-AK	EIA	Serum, EDTA-Blut	V. a. akute Infektion	Kann lange persistieren
Stufe 2	Parvovirus-B19-Virus-Nukleinsäurenachweis	PCR	EDTA-Blut, Fruchtwasser, Biopsie	Beurteilung der Infektionsdauer	

Ak Antikörper, *EIA* Enzymimmunoassay, *PCR* Polymerasekettenreaktion

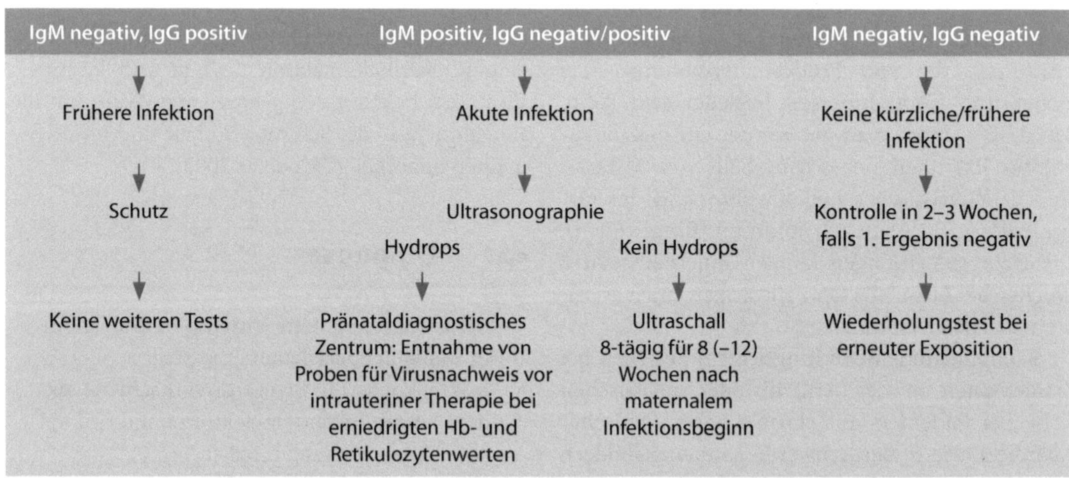

◻ **Abb. 40.1** Vorgehen bei Parvovirus-B19-Exposition oder verdächtigem Befunde in der Schwangerschaft

40.5   Prävention

Da eine spezifische Expositionsprophylaxe nicht zur Verfügung steht, müssen schwangere Frauen den Kontakt zu mit Ringelröteln infizierten Personen meiden.

Eine aktive Immunisierung gegen das Parvovirus B19 steht nicht zur Verfügung. Die passive Immunisierung mit normalen Immunglobulinen wäre prinzipiell möglich, da fast alle Immunglobulinpräparate Parvovirus-B19-IgG-Antikörper in unterschiedlicher Konzentration enthalten. Sie wird aber von der STIKO gegenwärtig nicht empfohlen, da ihr Wert umstritten ist.

Poliomyelitis

41.1 Erreger

Die Poliomyelitisviren sind RNA-Viren, die dem Genus der Enteroviren und der Familie der Picornaviren zugehörig sind. Es werden die Typen I, II und III unterschieden. Die Übertragung erfolgt fäkal-oral. Poliomyelitisviren gehören zu den Enteroviren, wie auch Coxsackie- und ECHO-Viren. Letztere führen im Gegensatz zu den Poliomyelitisviren sehr häufig zu Infektionen, insbesondere in den Sommermonaten.

41.2 Klinik

Nach 1990 wurden in Deutschland keine autochthonen Poliofälle mehr beobachtet. Das einzige Reservoir ist der Mensch. Die Inkubationszeit für die Poliomyelitis wird mit 3–14 Tagen angegeben. Über 95% der Infizierten haben einen inapparenten Infektionsverlauf. Bei den symptomatischen Infektionen sind folgende Krankheitsbilder möglich:

- abortive Poliomyelitis (unspezifische grippale Symptome)
- nichtparalytische Poliomyelitis (aseptische Meningitis)
- paralytische Poliomyelitis (akut eintretende schlaffe Lähmung einer oder mehrerer Extremitäten mit verminderten oder fehlenden Sehnenreflexen in den betroffenen Extremitäten, ohne sensorische oder kognitive Defizite)

- Postpoliomyelitissyndrom (Jahre bis Jahrzehnte nach der Erkrankung, Zunahme der Paralysen mit Muskelschwund)

Die Erkrankung hinterlässt eine lebenslange Immunität, die typenspezifisch ist.

41.3 Diagnose

 **Cave**
Meldepflicht
Namentlich bei Erkrankung und Tod.

41.4 Therapie

Eine spezifische antivirale Poliomyelitistherapie steht nicht zur Verfügung. Die Behandlung erfolgt nur symptomatisch, im Bedarfsfall durch intensivmedizinische Maßnahmen.

41.5 Prävention

- Expositionsprophylaxe: Da die Poliomyelitis vorwiegend fäkal oder oral übertragen wird, ist die Einhaltung hygienischer Maßnahmen (Händewaschen) strikt indiziert.
- Immunprophylaxe: durch aktive Immunisierung.

Tab. 41.1 Diagnostikschema Poliomyelitisvirus

Stufen-diagnostik	Untersuchungs-parameter	Methode	Material/Menge	Hinweis	Bewertung
	Poliomyelitisvirus	PCR	Rachenspülwasser, Stuhl		
	Poliomyelitisvirus	ELISA	Serum	Von untergeordneter Bedeutung	
	Virusanzucht	Zellkultur		Untersuchung in Spe-ziallaboren möglich	
	Impflücke	Neutralisa-tionstest	Serum		

ELISA »enyme linked immunosorbent assay«, *PCR* Polymerasekettenreaktion

Röteln

42.1 Erreger

Das Rötelnvirus ist ein umhülltes RNA-Virus, das in die Familie der Togaviren eingeordnet wird. Es ist genetisch stabil und bildet einen Serotyp. Die Virusausscheidung beginnt meist 7 Tage vor und erlischt wenige Tage nach Exanthemausbruch.

42.2 Klinik

Die Rötelninfektion erfolgt direkt über eine Tröpfcheninfektion mit nasopharyngealen Sekreten. Die Inkubationszeit beträgt 14–21 Tage. Nach einem kurzen fieberhaften Prodromalstadium mit leichten katarrhalischen Erscheinungen treten Lymphadenopathien auf, die v. a. an den nuchalen, postaurikulären und okzipitalen Lymphknoten ausgeprägt sind. Ein kleinfleckiges, hellrotes Exanthem breitet sich innerhalb von 24 h meist hinter den Ohren, im Gesicht und am Hals sowie kontinuierlich an Rumpf und Extremitäten aus. Die Rückbildung des Exanthems wird nach wenigen Tagen beobachtet. Bei fast 50% der Infizierten besteht ein subklinischer Verlauf.

42.2.1 Komplikationen

Komplikationen sind selten. Vor allem bei weiblichen Jugendlichen und Erwachsenen werden häufig Arthralgien und Arthritiden beobachtet, die sich nach kurzer Zeit ohne Restschäden zurückbilden. Sehr selten kommt es zu thrombozytopenischer Purpura, Enzephalitis, Myokarditis und Hämaturie.

42.2.2 Schwangerschaft und Neugeborene

> ❶ Cave
> Bei einer Primärinfektion in der Schwangerschaft werden Rötelnembryopathien und konnatale Röteln mit schweren Folgeerscheinungen beobachtet.

Die Häufigkeit und Art der unterschiedlichen Symptome und kindlichen Schädigung hängen im Wesentlichen vom Zeitpunkt der Infektion ab ( Abb. 42.1). Je früher die Infektion erfolgt, desto größer ist entsprechend der kritischen Phase der Organentwicklung die Gefahr von Fehlbildungen. Die verschiedenen Formen einer Rötelnembryopathie bestehen neben der klinischen Trias, dem sogenannten Gregg-Syndrom, in dem erweiterten Rubellasyndrom, dem Late-onset-Rubellasyndrom sowie den Spätmanifestationen. Bei Erkrankungen im 2. und 3. Trimenon können an Organerkrankungen auftreten: Mikroophthalmie, Katarakt, Herzfehler, Mikrozephalie, Hepatosplenomegalie und Hypothrophie.

Die mit dem Rötelnvirus intrauterin infizierten Neugeborenen sterben in den meisten Fällen in

Häufigkeit von Fruchtschäden [%]

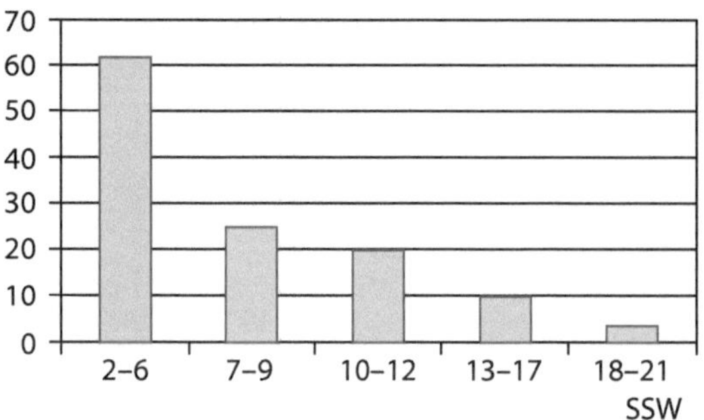

◻ Abb. 42.1 Häufigkeit von Fruchtschäden bei einer gesicherten mütterlichen Rötelnvirusinfektion in der Schwangerschaft

den ersten zwei Monaten an der Rötelnembryopathie. Demgegenüber werden aber auch intrauterin infizierte Kinder gesund geboren, insbesondere dann, wenn die Infektion zu einem späteren Zeitpunkt nach der 18. Gestationswoche erfolgte.

42.3 Diagnose

Die wenig charakteristischen, zum Teil auch fehlenden klinischen Erscheinungen erfordern grundsätzlich die Einbeziehung der Labordiagnostik. Im Vordergrund steht dabei die Einschätzung des Immunstatus.

❗ Cave
Meldepflicht
Anonyme Meldepflicht einer Röteln-embryopathie!

Durch aktive Immunisierung (Lebendimpfung) im zeitlichen Abstand vor der Schwangerschaft kann ein sicherer Immunschutz aufgebaut werden. Dadurch konnte die Inzidenz von Rötelnembryopathien signifikant gesenkt werden. Um

◻ Tab. 42.2 Rötelnimmunitätsgrenzen

HAH-Titer	Bedeutung
<1:8	Nicht immun
1:8 bis 1:32	Immunität ist nur dann anzunehmen, wenn im HIG- oder ELISA-Test bei negativem IgM gleichfalls ein IgG-Nachweis erfolgt
>1:32	Immunität
>1:512	Nach 2 Wochen Antikörperkontrolle

ELISA »enzyme linked immunosorbent assay«,
HIG Hämolysis-in-Gel-Test

◻ Tab. 42.1 Diagnostikschema Röteln

Stufen-diagnostik	Untersuchungs-parameter	Methode	Material/Menge	Hinweis	Bewertung
Stufe 1	Röteln-AK-HAH	HAH	Serum, EDTA-Blut	Immunstatus	
Stufe 2	Röteln-IgG-AK	EIA	Serum, EDTA-Blut	Zusatztest zur Bestimmung der Immunitätslage bei niedrigem HAH-Titer	
Stufe 2	Röteln-IgM-AK	EIA	Serum, EDTA-Blut	V. a. akute Infektion	
Stufe 3	Röteln-IgG-AK-Avidität	Avidi-tätstest	Serum, EDTA-Blut	Zusatztest zur Eingrenzung des Infektionszeitpunktes	
Stufe 3	Röteln-IgG-AK-Blot	Immu-noblot	Serum, EDTA-Blut	Zusatztest zur Eingrenzung des Infektionszeitpunktes	
Stufe 3	Rötelnvirus-Nuklein-säurenachweis	PCR	EDTA-Blut	V. a. Rötelninfektion; v. a. in der Gravidität	

Ak Antikörper, *EIA* Enzymimmunoassay, *HAH* Hämagglutinationshemmtest, *PCR* Polymerasekettenreaktion

zu testen, ob ein sicherer Immunschutz besteht, wird in Deutschland zurzeit noch der Rötelnvirus-Hämagglutinationshemmtest (HAH- oder auch HHT-Test) empfohlen. Dieser wird im Grenzbereich Titer-Grenzbereich von ≥1:8 bis ≤1:32 noch durch Nachweis von Rötelnvirus-IgG- und ggf. IgM-Nachweis im ELISA-Test ergänzt.

Bei der pränatalen Diagnostik erfolgt darüber hinaus die PCR zum Rötelnvirusgenomnachweis im Fruchtwasser und Gewebe durch Chorionzottenbiopsie sowie die fetale IgM-Bestimmung durch Chordozentese.

42.4 Therapie

Eine kausale Therapie der Röteln ist nicht möglich. Aufgrund des milden Krankheitsverlaufes ist eine symptomatische Behandlung nur bei Fieber oder bestehenden Arthritiden notwendig.

42.5 Prävention

- Expositionsprophylaxe: Die Patienten sind für mindestens 7 Tage vom Schulbesuch und sonstigen Gemeinschaftseinrichtungen fernzuhalten.
- Aktive Immunisierung: Indikationen zur aktiven Immunisierung siehe aktuelle Liste der STIKO. Die Impfung ist zweckmäßig mit Masern-Mumps-Röteln-Kombinationsimpfstoff. Bei Frauen ist nach einer Rötelnimpfung die Kontrolle des Impferfolges mittels Antikörperbestimmung notwendig.
- Passive Immunisierung: Es stehen heute keine spezifischen Immunglobuline gegen Röteln zur Verfügung. Nach individueller Beratung kann ein Standardimmunglobulin appliziert werden, die Wirkung ist aber nicht sicher belegt.

Varicella-Zoster-Virus (VZV)

43.1 Erreger

Das Varicella-Zoster-Virus (VZV) ist ein DNA-Virus aus der Familie der Herpesviren. Es ist der identische Erreger für Varizellen (Windpocken) und das Krankheitsbild des Zosters. Die Zosterinfektion entsteht durch eine Reaktivierung des Virusmaterials aus den Spinalganglien, die lebenslang im Organismus persistieren.

43.2 Klink

In Deutschland erkranken jährlich ca. 750000 Personen an Varizellen. Die Durchseuchung nimmt mit steigendem Alter zu und erreicht bis zum 14. Lebensjahr bereits Raten von 90%. Im Erwachsenenalter weisen 95% Antikörper gegen Varizellen auf. Bei Jugendlichen und Erwachsenen bestehen Immunitätslücken von 3–5%.

Die Inkubationszeit beträgt 14–16 Tage. Die Infektion erfolgt durch Tröpfcheninfektion auch über größere Distanzen oder durch Schmierkontakte aus virushaltigem Bläscheninhalt oder Krusten. Eine Infektion gilt als sicher, wenn ein enger Kontakt mit Kranken länger als eine Stunde andauert. Bei immuninkompetenten Kontaktpersonen sind 10 Minuten bereits für eine Ansteckung mit VZV ausreichend. Die Infektiosität beginnt 2 Tage vor Auftreten des Exanthems und dauert 1 Woche bis zur Verkrustung der Läsionen. Varizellen sind hochgradig infektiös. Der Kontagionsindex liegt bei 100%.

Die Primärinfektion mit VZV läuft in der überwiegenden Mehrzahl der Fälle apparent unter dem Bild der Windpocken ab. Dabei kommt es zum schubweisen Auftreten eines stark juckenden makulopapulösen Exanthems in der Reihenfolge:
- roter Fleck
- Papel
- Bläschen
- Krustenbildung
- Superinfektion (häufig bakteriell)
- Bläschen mit Narbenbildung

Durch die unterschiedlichen Effloreszenzen nebeneinander entsteht ein polymorphes Bild (Sternenhimmelphänomen).

Das VZV persistiert latent nach dem Abklingen der Symptome der Primärinfektion in Neuronen und Satellitenzellen von spinalen und zentralen Ganglien. Bei Reaktivierung, insbesondere durch Abnahme der zellulären Immunität, gelangen die Viren über die peripheren Nerven in die Haut, wo sie die typischen Zostereffloreszenzen und die schmerzhafte Neuritis auslösen.

43.2.1 Komplikationen

Die häufigste Komplikation der Windpockeninfektion ist die Superinfektion der Bläschen. Die so entstehenden Pusteln hinterlassen häufig bleibende Narben. Weitere bedeutende Komplikationen sind:

- Pneumonie
- Otitis media
- Enzephalitis
- Thrombozytopenie
- hämorrhagische Nephritis
- Myokarditis

Besonders gefährdet sind Patientinnen mit Immunschwäche, bei denen das Risiko einer schweren Erkrankung mit disseminierten Verlaufsformen besteht.

43.2.2 Zoster

Der Zoster entsteht durch eine Reaktivierung des in den Spinalganglien persistierenden Varicella-Zoster-Virus. Infolge dieses Reaktionsmechanismus ist es möglich, dass jeder einmal an Windpocken erkrankt und im späteren Leben eine Zosterinfektion bekommen kann. Das Krankheitsbild des Zosters äußert sich durch lokalisierte einseitige, meist brennende Schmerzen und Rötung in einem Dermatom. Später kommt es in dieser Region zur Entwicklung von Papeln und Bläschen. Diese enthalten infektiöse Viren. Bei Befall der Kopfnerven können schwere Krankheitsbilder mit Dauerdefekten auftreten. Die Häufigkeit des Zosters nimmt im Alter zu.

43.2.3 Schwangerschaft und Neugeborene

Die intrauterine Varizelleninfektion erfolgt diaplazentar. Aszendierende Infektionen werden diskutiert. Folgen sind Abort, Früh- und Totgeburt. Embryopathien mit Katarakt, Herzfehlern und Innenohrschäden sind relativ selten. In 2% der Fälle kann das kongenitale VZV-Syndrom entstehen.

Im 2. und 3. Trimenon kann es bei Erstinfektion in der Schwangerschaft zu einer lebensbedrohlichen Pneumonie bei der Schwangeren kommen. Dies kann erfolgreich mit Aciclovir therapiert werden. Bei Zoster in der Schwangerschaft sind weder kindliche Schädigungen noch postpartale Infektionen zu erwarten.

Erkrankt die Mutter 4 Tage vor bis 2 Tage nach der Geburt an Windpocken, kann es beim Neugeborenen zu lebensbedrohlichen Varizellen kommen. Die Letalität liegt bei 30%, wobei die häufigste Todesursache eine interstitielle Pneumonie ist. Varizellen nach dem 10. Lebenstag sind exogen erworben und haben bei reifen Neugeborenen eine gute Prognose. Demgegenüber kann bei Frühgeborenen die Varizellenerkrankung in den ersten 6 Lebensmonaten bedrohlich verlaufen.

43.3 Diagnose

- ▪ Hinweis
- Virusanzucht in der Zellkultur: Zur Anzucht stehen verschiedene Zelllinien zur Verfügung, die entsprechend der Fragestellung eingesetzt werden.
- klinisches Bild
- serologische Diagnostik
  - IgM bereits 4 Tage nach Exanthembeginn nachweisbar
  - IgG tritt nach 8–10 Tagen auf; der Anstieg in einer Zweitblutprobe, entnommen nach 14 Tagen, sichert die Diagnose
- pränatale Diagnostik
  - Ultraschalluntersuchung 22. bis 23. SSW
  - PCR von Fetalblut, Fruchtwasser

43.4 Therapie

Die symptomatische Therapie der Varizellen besteht in der Gabe von Antipyretika (keine Salicylate, Gefahr eines Reye-Syndroms) sowie von juckreizstillenden Mitteln als Puder oder Schüttelmixturen. Antibiotika sollten bei bakteriellen Superinfektionen, v. a. durch Streptokokken und Staphylokokken, verabreicht werden. Eine Therapie mit Virostatika (z. B. Aciclovir) ist innerhalb von 24–74 h nach Krankheitsbeginn möglich.

◻ Tab. 43.1 Diagnostikschema Varizellen

Stufen-diagnostik	Untersuchungs-parameter	Methode	Material/Menge	Hinweis	Bewertung
Stufe 1	Varicella-Zoster-Virus-IgG-AK	EIA	Serum, EDTA-Blut	Immunstatus	Bei Reaktivierung nur eingeschränkt beurteilbar
Stufe 1	Varicella-Zoster-Virus-IgM-AK	EIA	Serum, EDTA-Blut	V. a. akute Infektion	Bei Reaktivierung nur eingeschränkt beurteilbar
Stufe 2	Varicella-Zoster-Virus-Nukleinsäurenachweis	PCR	EDTA-Blut, Bläscheninhalt, Fruchtwasser, Liquor		

Ak Antikörper, *EIA* Enzymimmunoassay, *PCR* Polymerasekettenreaktion

Acicloviranwendung

- Indikationen:
  - Varizellen und Zoster bei abwehrgeschwächten Patientinnen
  - Patientinnen mit Komplikationen durch VZV
  - höheres Lebensalter
  - konnatale Varizellen zwischen dem 5. und 10. (bis 12.) Lebenstag
  - Varizellen bei Frühgeborenen in den ersten 6 Lebenswochen
- Dosierung:
  - 30(–40) mg/kgKG/Tag i.v., maximal 2,5 g/Tag oder
  - 60–80 mg/kgKG/Tag p.o., maximal 4-mal 800 mg/Tag über 5–10 Tage

Bei Varizellenverdacht am Entbindungstermin ist die zusätzliche Tokolyse sinnvoll, um die Geburt um 3–4 Tage zu verzögern, damit die mütterlichen IgG-Antikörper, die erst ca. 5–6 Tage nach akuter Infektion ansteigen, auf den Feten bzw. das Neugeborene übertragen werden können. Bei mütterlichen Varizellen 2–3 Tage nach der Entbindung erhält nur das Neugeborene eine Immunglobulinprophylaxe.

43.5 Prävention

43.5.1 Expositionsprophylaxe

Bei Verdacht auf eine Varizellenerkrankung besteht nach § 34 Abs. 1 des Infektionsschutzgesetzes Tätigkeits- bzw. Besuchsverbot für Gemeinschaftseinrichtungen. Eine Wiederzulassung ist eine Woche nach Beginn (Auftreten der ersten Bläschen) einer unkomplizierten Erkrankung möglich. Ein schriftliches ärztliches Attest ist dazu nicht erforderlich.

Bei der Varizellen-Erstinfektion der Mutter und negativem Antikörperstatus müssen Mutter und Kind voneinander isoliert werden. Es besteht ein Stillverbot, bis bei der Mutter Antikörper nachzuweisen sind.

43.5.2 Aktive Immunisierung

Eine aktive Immunisierung ungeimpfter Personen mit negativer Varizellenanamnese und Kontakt zu Risikopersonen ist postexpositionell innerhalb von 5 Tagen nach Exposition oder innerhalb von 5 Tagen nach Beginn des Exanthems zu erwägen.

Eine aktive Immunisierung ist nur außerhalb der Schwangerschaft möglich. Bei Schwangeren mit einer Varizelleninfektion kann eine passive Immunisierung durchgeführt werden.

Zytomegalie

44.1 Erreger

Das Zytomegalievirus (CMV, Humanes Herpesvirus 5) gehört zur Familie der Herpesviridae. In Abhängigkeit vom Immunstatus repliziert es in einer Vielzahl verschiedener Gewebe und Zelltypen und ist zur Reaktivierung fähig. Die Viren persistieren nach der Infektion ein Leben lang im lymphatischen Gewebe und können selbst nach Beendigung der Erkrankung wochenlang mit Speichel und Urin ausgeschieden werden.

44.2 Klinik

Die Zytomegalievirusübertragung erfolgt durch den direkten Kontakt mit virushaltigen Körperflüssigkeiten wie Urin, Speichel, Vaginal- und Zervikalsekret sowie durch Spermien und Muttermilch. Von der Infektion bis zum Auftreten von ersten Krankheitszeichen kann eine Zeit von 2–6 Wochen vergehen. Da viele Infektionen unbemerkt bleiben, kann die Inkubationszeit bisher nicht genauer angegeben werden.

Das Ausmaß und der Verlauf einer CMV-Infektion sind vom Immunstatus der Patientin abhängig. Die CMV-Primärinfektion zeigt bei immunkompetenten Patientinnen am häufigsten einen asymptomatischen Verlauf oder unspezifische Symptome wie Fieber, Müdigkeit, Kopf- und Gliederschmerzen sowie Lymphknotenschwellung.

In seltenen Fällen kann es auch zu mononukleoseähnlichen Krankheitsbildern kommen. Nach der Primärinfektion entsteht meistens eine chronisch persistierende Infektion, aus der heraus eine Reaktivierung entstehen kann.

Immungeschwächte Personen sind durch eine CMV-Infektion besonders gefährdet. In fast allen Organen kann es zu lymphozytären, plasmazellulären interstitiellen Infektionen mit Riesenzellbildung in Kern und Zytoplasma kommen. Komplikationen wie Pneumonien, bakterielle Infektionen und Ulzerationen im Magen-Darm-Trakt sind besonders gefürchtet und haben oft einen letalen Verlauf (Meyer-Wittkopf 2009).

Ein hohes CMV-Gefährdungspotenzial besteht insbesondere:

- nach Nierentransplantation
- bei Leukämie nach Stammzelltransplantation (häufiges Auftreten von CMV-Pneumonie)
- bei Zytostatikatherapie
- bei AIDS mit niedriger $CD4^+$-Zellzahl (Hier droht eine CMV-Retinitis mit akuter Erblindungsgefahr.)

44.2.1 Schwangerschaft

Die Zytomegalievirusinfektion ist die häufigste Infektion, die während einer Schwangerschaft von der Mutter transplazentar auf den Fetus übertragen wird. Die Infektionsrate bei Schwangeren beträgt ca. 0,3–1%, in 40% der Fälle wird die Infektion auf das ungeborene Kind übertragen (Hamprecht 2008).

In der virämischen Phase einer primären mütterlichen Infektion vermag das Virus in jedem Trimenon transplazentar die Frucht zu erreichen. Bei einer Reaktivierung kann die Übertragung ebenfalls transplazentar ablaufen.

Ist das humane Zytomegalievirus für gesunde Erwachsene in der Regel harmlos, so stellt sich das Virus in der Schwangerschaft mit verschiedenen klinischen Krankheitserscheinungen dar, die in vielen Fällen lebensgefährlich sein können. Bei der CMV-Erstinfektion kann es zu einem sogenannten kongenitalen Zytomegaliesyndrom kommen, das gekennzeichnet ist durch eine Vielzahl klinischer Manifestationen mit schweren Folgeschäden (◘ Tab. 44.1).

44.3 Diagnose

■ Hinweise

Die serologische CMV-Diagnostik ist ohne Vorbefunde nicht immer einfach. Konstellationen in der Schwangerschaft:

— CMV-IgG positiv und IgM negativ: zurückliegende CMV-Infektion, keine Gefährdung durch Erstinfektion während der Schwangerschaft.

— CMV-IgG negativ und IgM negativ: serologisch kein Anhaltspunkt für eine akute oder zurückliegende CMV-Infektion. Es besteht kein Schutz für eine Infektion. Kontrolle im Abstand von 8 Wochen (Keine Kassenleistung!).

— CMV-IgG und IgM positiv: Diese Konstellation muss nicht für eine akute, kurzzeitig

◘ **Tab. 44.1** Klinische Manifestationen des kongenitalen CMV-Syndroms

Zerebrale Manifestationen	– Mikrozephalie
	– Hydrozephalus
	– lymphozytäre Meningitis
	– Enzephalitis mit oder ohne Verkalkung
	– periventrikuläre Verkalkungen
	   – Neugeborenenkrämpfe
	   – Chorioretinitis

Viszerale Manifestationen	– Hepatosplenomegalie – Aszites – Leberenzymerhöhung – Ikterus – Thrombozytopenie (petechiale Blutungen) – Purpuraanämie
Weitere Folgen	– Frühgeburtlichkeit – intrauterine Wachstumsretardierung – Neugeborenensepsis – Zytomegalievirusausscheidung im Urin
Spätschäden	– Sprachstörungen – Taubheit – Intelligenzdefekte: geistige und körperliche Entwicklungsrückstände

◘ **Tab. 44.2** Diagnostikschema Zytomegalievirus (CMV)

Stufendiagnostik	Untersuchungsparameter	Methode	Material/Menge	Hinweis	Bewertung
Stufe 1	CMV-IgG-AK	EIA	Serum, EDTA-Blut		
Stufe 1	CMV-IgM-AK	EIA	Serum, EDTA-Blut	V. a. akute Infektion	
Stufe 2	CMV-IgG-Avidität	Aviditätstest	Serum, EDTA-Blut	Zusatztest zur Eingrenzung des Infektionszeitpunktes	
Stufe 3	CMV-Virus-Nukleinsäurenachweis	PCR	Fruchtwasser, Liquor, Urin, Zervixsekret, EDTA-Blut, Serum		

Ak Antikörper, *EIA* Enzymimmunoassay, *PCR* Polymerasekettenreaktion

bestehende CMV-Infektion sprechen. Häufig (> 70%) sind es erregerunspezifische IgM-Aktivitäten bei länger zurückliegender CMV-Infektion vor Beginn der Schwangerschaft.
- Die IgG-Aviditätstests helfen bei CMV-Infektionen in der Schwangerschaft oft nicht weiter. Optimal wären Rückstellproben im betreuenden Labor von serologischen Voruntersuchgen zu Beginn der Schwangerschaft.
- Ultraschall Stufe 2 oder 3 in der 19. bis 24. SSW

44.3.1 Neugeborene

Kommt es erst im Verlauf der ersten Lebensmonate aufgrund einer entsprechenden kindlichen Symptomatik zum Verdacht auf eine konnatale Infektion, ist eine serologische Diagnostik oft nicht mehr ausreichend. Diagnostisch kann jedoch die lange persistierende CMV-Virurie beim Kind mittels PCR-Nachweis genutzt werden (Nigro 2009). Nach einer konnatalen CMV-Infektion scheidet das Kind während der ersten 18–24 Lebensmonate CMV in hoher Konzentration (>5000 Viren/ml) im Urin aus. Dies spielt auch epidemiologisch eine bedeutende Rolle, da diese Kinder CMV-negative Schwangere z. B. beim Wickeln infizieren können.

44.4 Therapie

Bei serologisch nachgewiesener akuter Erstinfektion in der Schwangerschaft zeigt eine passive Immunisierung mit Hyperimmunglobulingabe eine signifikante Senkung der Fruchtschädigungsrate (Nigro 2005, Pass 2009).
Spezifische Immunglobulinpräparate:
- Cytoglobin 5% i.v.
- Cytotec CP i.v.

44.5 Prävention

Eine gezielte Prophylaxe und Therapie der Zytomegalieinfektion ist nicht möglich. Die CMV-Vorsorge besteht v. a. in der Erkennung von Schwangeren mit fehlendem Immunschutz. Etwa 60% der Frauen im gebärfähigen Alter haben die Infektion bereits durchgemacht und besitzen Antikörper, sodass eine Erstinfektion nicht mehr stattfinden kann. Es sollte daher bei Frauen in der Frühschwangerschaft frühzeitig eine serologische Untersuchung erfolgen. Bei einem fehlenden Immunschutz müssen diese Frauen auf jeden Fall den Kontakt zu erkrankten Kindern und Erwachsenen meiden (Beratung über Hauptinfektionsquellen, ggf. Feststellung des CMV-Immunstatus beim Sexualpartner). Außerdem sind weitere serologische Kontrolluntersuchungen durchzuführen (Neumann 2005).

44.5.1 Stillen

Bei CMV-seropositiven Müttern kommt es in ca. 73% der Fälle zu einer Virusausscheidung über die Muttermilch. Für immunkompetente reife Säuglinge bedeutet eine Infektion mit dem CMV-Virus über die Muttermilch keinerlei Gefahr. Anders stellt sich die Situation bei Frühgeborenen dar, die bedingt durch organische Unreife unter einer passageren Immunschwäche leiden.

Ist die Mutter CMV-positiv und ist das Frühgeborene vor der 32. SSW geboren und/oder hat ein Geburtsgewicht von unter 1500 g, wird das Kolostrum verworfen und die Muttermilch in weiterer Folge pasteurisiert.

Bei den Neugeborenen muss die Entscheidung zum Stillen individuell und möglichst in Absprache mit dem Kinderarzt erfolgen. Bei Frühgeborenen, deren Mütter CMV-infiziert sind, besteht grundsätzlich Stillverbot.

Parasitäre Infektionen

Phthirus pubis (Filzlaus)

45.1 Erreger

Die Filzlaus, Phthirus pubis, ist ca. 1–1,5 mm lang und hat einen kurzen, breiten Körper. An den sechs Beinenden befinden sich Halteklauen, mit denen sich die Tiere an den Haaren der Menschen festhalten. An den Haaren befestigen sich auch die Nissen (Eier). Die Übertragung der Filzlaus geschieht bei Erwachsenen fast ausschließlich durch den Geschlechtsverkehr.

45.2 Klinik

Die Filzlaus befällt Regionen mit appokrinen Schweißdrüsen wie Scham-, Achsel- und Brusthaare. Bei starkem Befall sind auch Barthaare und Wimpern betroffen. Der Stich der Filzlaus verursacht meist starken Juckreiz und eine blaue Verfärbung (Makula) der betroffenen Hautpartien. Kratzspuren können sich sekundär bakteriell infizieren.

45.3 Diagnose

Filzläuse und Nissen sind leicht mit der Lupe zu finden. Weiter kann man sehr kleine bräunliche Punkte in der Unterwäsche als Filzlauskot erkennen.

45.4 Therapie

Die Therapie der Filzlaus erfolgt medikamentös mit Lindan und Pyrethrumpräparaten. Diese Substanzen werden als Lösung, Cremes oder Lotionen aufgetragen. Als eine wirksame Therapie bei Filzlausbefall gilt das Abrasieren der Schamhaare. Bett- und Unterwäsche sollte bei 60°C gewaschen werden, um die Nissen wirkungsvoll abzutöten. In jedem Fall sollten beide Partner die Behandlung durchführen, um eine erneute Ansteckung mit Filzläusen zu vermeiden

45.5 Prävention

Expositionsprophylaxe durch sorgfältige Körperhygiene.

Scabies (Krätze)

46.1 Erreger

Die humane Scabies wird durch den Erreger Sarcoptes scabiei verursacht. Es handelt sich dabei um eine ca. 0,2–0,5 mm große Milbe, deren Weibchen mit ihren starken Mandibeln feine tunnelförmige Gänge in das Stratum corneum graben und dort nach der Begattung Eier ablegen. Aus den Eiern entwickeln sich nach 2–3 Tagen Larven, die an die Hautoberfläche gelangen, um sich dort in Falten, Vertiefungen und Haarfolikeln zu Nymphen und nach 2–3 Wochen zu geschlechtsreifen Milben zu entwickeln (AWMF 2006).

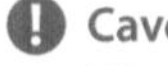 **Cave**
Die Skabiesmilbe wird insbesondere durch sexuellen Kontakt übertragen.

46.2 Klinik

Nach einer Inkubationszeit von 2–6 Wochen kommt es zu entzündlichen Hautreaktionen. Es bilden sich papulovesikuläre bis urtikarielle Hauteffloreszenzen, vorwiegend in Genitalbereich, Perianalregion, Achselfalten, an Brustwarzen, Handgelenken oder Fingern. Außerdem besteht starker Juckreiz, der sich in der Bettwärme bis ins Unerträgliche steigert. Durch Kratzen entstehen bakterielle Superinfektionen der Haut, wodurch viele offene geschwürartige Wunden entstehen. Eine abgelaufene Skabies schützt nicht vor einer Neuerkrankung.

 **Cave**
Meldepflicht
Skabies gilt gemäß Infektionsschutzgesetz als meldepflichtige Erkrankung.

46.3 Diagnose

Die klinische Diagnose wird gesichert durch den Nachweis von Milben, Eiern oder Skybala (Kotballen) aus den Gängen an den Prädilektionsstellen. Dazu werden die Gänge eröffnet und der Inhalt auf einen Objektträger zum mikroskopischen Parasitennachweis aufgetragen. Die Milbengänge können auch durch Auftupfen von Farbstoffen dargestellt werden.

46.4 Therapie

Zur Behandlung der Skabies stehen verschiedene Substanzen zur Verfügung.
- Permethrin 5% Creme: Die Creme wird einmalig für 8–12 h aufgetragen, danach abduschen. Wenn nach 14 Tagen noch Zeichen einer aktiven Scabies bestehen, Wiederholung der Behandlung.

- Lindan (γ-Hexachlorcyclohexan): Die Emulsion wird an 3 aufeinanderfolgenden Tagen (abends) aufgetragen, nach 12 h (am nächsten Morgen) abgeduscht oder abgewaschen. Keine Seifen und Syndets zum Abwaschen von Lindan verwenden, um die Resorption nicht zu fördern (AWMF 2006).
- Benzylbenzoat (z. B. Antiscabiosum 25% Emulsion): An 3 aufeinanderfolgenden Tagen (abends) auftragen, am 4. Tag abduschen bzw. abwaschen.
- Crotamiton (z. B. Crotamitex®): An 3–5 aufeinanderfolgenden Tagen (abends) auftragen, ohne vorher abzuwaschen.

❶ Cave
Erkrankung und Therapie der Scabies führen zu einer Austrocknung der Haut. Deshalb empfiehlt sich als Nachbehandlung die Anwendung rückfettender Bäder und Salben.

46.5   Prävention

Die Prävention besteht in der Einhaltung von Hygieneregeln.

Toxoplasmose

47.1 Erreger

Die Toxoplasmose wird durch den Erreger Toxoplasma gondii verursacht. Es handelt sich dabei um einen einzelligen Parasiten, der eine sexuelle und asexuelle Vermehrungsphase aufweist. Die Parasiten besitzen einen Kern und verschiedene Strukturen, die für das Eindringen in Wirtszellen von Bedeutung sind. Toxoplasmen treten in 3 verschiedenen Entwicklungsstadien auf:

- **Oozysten** sind eiförmige Dauerstadien im Kot der Katzen, sporulieren einige Tage nach der Ausscheidung und enthalten dann 2 Sporozysten mit je 4 infektiösen Sporozoiten.
- **Tachyzoiten (Trophozoiten)** sind replikative, asexuelle Parasitenstadien, die während der akuten Phase der Infektion dominieren. Der Einzelparasit ist sichelförmig gebogen und vermehrt sich intrazellulär innerhalb einer parasitophoren Vakuole (Bildung von 2 Tochterzellen in einer Mutterzelle). Rupturiert die Wirtszelle, so werden die Parasiten freigesetzt und können in weitere Zellen eindringen.
- **Zysten** entstehen, wenn es infolge der Immunantwort des Wirtes zu einer Umwandlung der replikativen Tachyzoiten in die Bradyzoiten kommt. Sie werden aufgrund ihres herabgesetzten Stoffwechsels auch als Ruheform (lebenslanges Dauerstadium) angesehen. Die Bradyzoiten werden von einer Zystenwand umgeben. Die Zysten können viele Tausende von Einzelparasiten enthalten.

Der Wirt für dieses Protozoon ist die Katze. Die geschlechtliche Vermehrung erfolgt im Katzendarm. Nur erstmalig infizierte Katzen sind Oozytenausscheider (0,5–2% der meist jungen Katzen). Zwischenwirte sind der Mensch, Säugetiere und Vögel. Die ungeschlechtliche Vermehrung von Toxoplasma gondii wird durch die Immunantwort gestoppt. Es bilden sich Zysten, die lebenslang persistieren und deshalb bei Schlachttieren eine wichtige Infektionsquelle für den Menschen darstellen können.

47.2 Klinik

Die Toxoplasmoseinfektion ist eine weltweit verbreitete Zoonose. Die Durchseuchung in der Bevölkerung wird in Deutschland mit 30–50% angegeben. Für die Toxoplasmoseinfektion des Menschen sind hauptsächlich 2 Infektionswege verantwortlich:

- Aufnahme von rohem oder ungenügend behandeltem, zystenhaltigem Fleisch bzw. Fleischprodukten
- Aufnahme von Nahrung oder Erde, die mit sporulierten Oozysten kontaminiert ist (z. B. bei der Gartenarbeit)

> **! Cave**
> Ein Kontakt mit kontaminierter Erde oder der Verzehr parasitenhaltiger Fleischprodukte kann ausreichen, um sich mit Toxoplasmen zu infizieren.

Als Übertragungsquellen für Toxoplasma gondii gelten:

- Kontakt mit Katzenkot
- Verzehr von rohem Fleisch
- »Handling« von rohem Fleisch bei der Speisezubereitung
- Hand-Mund-Übertragung von Zysten
- transplazentarer Übertritt von Tachyzoiten auf den Feten während der mütterlichen Parasitämie bei Erstinfektion während der Schwangerschaft

In Abhängigkeit von der Immunkompetenz der Patienten und im Hinblick auf eine Schwangerschaft werden klinisch 3 verschiedene Toxoplasmoseverlaufsformen unterschieden.

47.2.1 Verlaufsform bei immunkompetenten Personen

In 80–90% verläuft die Infektion asymptomatisch. In den übrigen Fällen kann es nach einer Inkubationszeit von 1–3 Wochen zu einem grippeähnlichen Krankheitsbild mit Fieber, Arthralgie, Myalgie und Lymphadenitis kommen. Die Lymphadenitis tritt meistens am Kopf- und Halsbereich auf, kann aber auch gelegentlich generalisiert verlaufen. Die chronische Toxoplasmoseinfektion verläuft meist völlig latent.

47.2.2 Verlaufsform bei immunsupprimierten Personen

Bei dieser Patientengruppe entwickelt sich eine schwere Toxoplasmoseform häufig nach Reaktivierung der latenten Infektion. Es können sich in allen Organen, am häufigsten im Gehirn (Enzephalitis), Entzündungsherde bilden und zu zusätzlichen Symptomen wie Lähmungserscheinungen und Krampfanfällen führen. Bei einer Primärinfektion unter Immunsuppression kann es zu einer interstitiellen Pneumonie kommen.

> **! Cave**
> Bei immunsupprimierten Patienten (z. B. HIV-Erkrankte) kommt es durch die opportunistische Toxoplasmoseinfektion zur generalisierten Enzephalitis. Bei Transplantationspatienten werden generalisierte septikämische Krankheitsbilder beobachtet. Die klinisch apparente Primärtoxoplasmose der immunsupprimierten Patienten ist durch eine hohe Letalität gekennzeichnet.

47.2.3 Verlaufsform bei pränataler Infektion

Die pränatale Toxoplasmoseinfektion entsteht bei der Erstinfektion der Mutter während der Schwangerschaft. Ist die Infektion bereits vor Eintritt der Schwangerschaft nachgewiesen worden, so ist der Fetus durch die Immunität einer immunkompetenten Mutter vor einer Infektion geschützt (Groß 2009).

Das fetale Risiko und das klinische Bild der Toxoplasmoseinfektion hängen in der Schwangerschaft von verschiedenen Faktoren ab (Infektionszeitpunkt, Infektionsdosis, Erregervirulenz, Immunkompetenz). Wie in  Abb. 47.1 dargestellt nimmt mit der Dauer der Schwangerschaft die Wahrscheinlichkeit der diaplazentaren Übertragung zu, während die Schwere der kindlichen Schädigung abnimmt (Abb. 47.2).

Eine im ersten Trimenon der Schwangerschaft eingetretene Infektion kann den Embryo schwer schädigen oder zum Abort führen. Im 2. und 3. Trimenon entwickeln sich eine Vielzahl unterschiedlicher Manifestationen (Tab. 47.1).

Die Mehrzahl der pränatal infizierten Kinder wird klinisch symptomfrei geboren. Bei den klinisch apparenten Infektionen dominiert neben anderen Spätmanifestationen die Retinochorioiditis, die sich bei den postnatal unauffälligen Kindern auch erst nach Monaten oder Jahren manifestieren kann (Kieffer 2008).

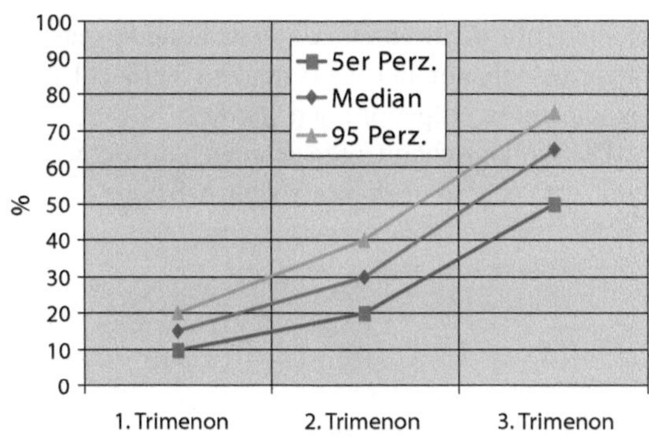

Abb. 47.1 Intrauterine Toxoplasmoseinfektionshäufigkeit des Kindes

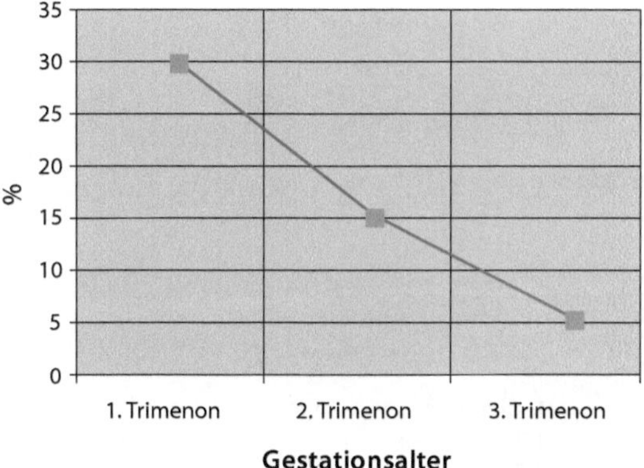

Abb. 47.2 Schädigungsrisiko des Kindes bei Toxoplasmose in Abhängigkeit vom Gestationszeitpunkt

Tab. 47.1 Manifestationen der pränatalen Toxoplasmoseinfektion im 2. oder 3. Trimenon

Häufigkeit (%)	Manifestationen
1	Retinochoriditische Narben, Hydrozephalus, intrazerebrale Verkalkungen, postenzephalitische Schäden
10	Fieber, Splenomegalie, Hepatomegalie, Lymphadenitis, Anämie, Ikterus, Retinochorioiditis
90	Symptomloser Verlauf, es können sich aber in Monaten und Jahren Spätmanifestationen entwickeln

Spätmanifestationen der Toxoplasmose (Kindesalter/Adoleszenz)

- Retinochorioiditis
- postenzephalitische Symptome
- Epilepsie
- mentale Retardierung
- Zerebralparese
- Hydrozephalus

Die Toxoplasmose gilt als eine der häufigsten pränatalen Infektionen, die durch ein generelles Screeningverfahren aller Schwangeren, das gegenwärtig aber in den Mutterschaftsrichtlinien nicht verankert ist, zu verhindern wäre.

 Cave

Meldepflicht

Nach § 7 Abs. 3 IfSG besteht eine nichtnamentliche Meldepflicht bei konnatalen Infektionen. Diese Fälle werden direkt an das RKI gemeldet. Zur Meldung verpflichtet sind gemäß IfSG die Leiter der Einrichtungen, an denen die Erregerdiagnostik durchgeführt wurde.

47.3 Diagnose

In Abhängigkeit von der klinischen Symptomatik und der Immunkompetenz stehen verschiedene diagnostische Methoden für den Parasitennachweis oder dessen DNA zur Verfügung. Für die Diagnostik bei Immunkompetenten stellt die serologische Antikörperbestimmung, die stufenweise durchgeführt wird, die Methode der Wahl dar. Bei Immunsupprimierten kann der Antikörpernachweis negativ ausfallen, sodass bei diesen Patienten der direkte Toxoplasmosenachweis anzustreben ist (Ciardelli 2008, Reiter-Owona 2005).

47.3.1 Schwangerschaft

Zur Vermeidung einer Toxoplasmoseerstinfektion in der Schwangerschaft ist es besonders wichtig, bereits im Vorfeld der Schwangerschaft den Antikörperstatus der Frauen zu kennen. Dies gilt insbesondere für Frauen mit Kinderwunsch, mit Sterilitätsbehandlung oder vorangegangener Risikoschwangerschaft. Seronegative Schwangere sind während der Schwangerschaft möglichst regelmäßig zu untersuchen. Im Rahmen der Mutterschaftsrichtlinien können Untersuchungen gegenwärtig jedoch nur bei begründetem Verdacht auf Toxoplasmose vorgenommen werden.

Die serologischen Untersuchungen der Schwangeren erfolgen so früh wie möglich bereits im 1.

◘ Tab. 47.2 Diagnostikschema Toxoplasmose

Stufen-diagnostik	Untersuchungs-parameter	Methode	Material/Menge	Hinweis	Bewertung
Stufe 1	Toxoplasma-gondii-IgG-AK	EIA	Serum, EDTA-Blut, Nabelschnurblut	Screening	
Stufe 2	Toxoplasma-gondii-IgM-AK	EIA	Serum, EDTA-Blut, Nabelschnurblut	V. a. akute Infektion	
Stufe 3	Toxoplasma-gondii-IgG-Avidität	Aviditäts-test	Serum, EDTA-Blut	Zusatztest zur Eingrenzung des Infektionszeitpunktes	
Stufe 4	Toxoplasma-gondii-Nukleinsäurenachweis	PCR	Liquor, fetales EDTA-Blut, Fruchtwasser	Zusatztest bei V. a. konnatale Toxoplasmose	

Ak Antikörper, *EIA* Enzymimmunoassay, *PCR* Polymerasekettenreaktion

◘ Tab. 47.3 Bewertung und Konsequenz des IgG-Antikörpernachweises (Stufendiagnostik 1)

Bewertung	Konsequenz
IgG-Antikörper negativ: keine Immunität, keine Infektion	Testkontrolle alle 8–12 Wochen 1. Termin: 6.–8. SSW 2. Termin: 18.–20. SSW 3. Termin: 28.–32. SSW
IgG-Antikörper positiv: aktive oder inaktive Toxoplasmose	IgM-Antikörpertestung

◘ Tab. 47.4 Bewertung und Konsequenz des IgM-Antikörpernachweises (Stufendiagnostik 2)

Bewertung	Konsequenz
IgM-Antikörper negativ: inaktive/latente Toxoplasmose	Keine weitere Untersuchung notwendig
IgM-Antikörper positiv: aktive oder rückläufige, persistierende Infektion (90% Persistenz über 1–3 Jahre)	Kontrolle in 2 Wochen, hohe Titer: akute Infektion möglich, Aviditätsmessung

◘ Tab. 47.5 Aviditätsmessung zur Bestimmung des Infektionszeitraums (Stufendiagnostik 3)

Avidität	Konsequenz
Hohe Avidität	Eine frische Infektion in den vergangenen 4 Monaten kann ausgeschlossen werden.
Niedrige Avidität	Es liegt möglicherweise eine frische Toxoplasmoseinfektion vor.

Trimenon der Schwangerschaft nach einem Stufenkonzept (Montoya 2008). In der ersten Stufe wird ein Suchtest auf bestehende IgG-Antikörper durchgeführt. Wenn keine IgG-Antikörper im Schwangerenserum nachweisbar sind, erfolgen weitere Untersuchungen im Abstand von 8–12 Wochen.

Ist der IgG-Antikörpernachweis positiv, wird stufenweise abgeklärt, ob eine frische Infektion vorliegt. Dazu wird in einer weiteren Stufe ein IgM-Antikörpernachweis (Enzymimmunoassay) vorgenommen. Fällt dieser Test negativ aus, sind weitere Untersuchungen nicht notwendig. Es liegt in diesem Fall eine inaktivierte, bereits durchgemachte Toxoplasmoseinfektion vor. Es besteht eine Immunität und kein Risiko für die fetale Toxoplasmosegefährdung.

Werden IgM-Antikörper festgestellt, so folgt in einem weiteren Schritt ein hochsensitiver Bestätigungstest (»enzyme linked fluorescent assay«, ELFA). Ergibt dieser Test ein negatives Ergebnis, ist von einer durchgemachten Infektion auszugehen. Bestätigt der ELFA das Ergebnis, so bedeutet das zunächst nicht, dass eine Gefahr für das ungeborene Kind besteht, da IgM-Antikörper noch Jahre nach einer Erstinfektion persistieren können. Unter Einbezug der spezifischen IgG-Aviditätsbestimmung kann der Infektionszeitpunkt präzisiert werden, da die Avidität im Laufe der Zeit nach und nach ansteigt (◘ Tab. 47.5).

> ❗ **Cave**
> Hohe IgM- und niedrige IgG-Antikörpertiter können eine erste Verdachtsdiagnose für das Vorliegen einer akuten Toxoplasmose liefern.

47.3.2 Pränatale Diagnostik

Für die pränatale Diagnostik stehen in erster Linie die PCR-Befunde aus dem Fruchtwasser und die sonographische Feindiagnostik (DEGUM II/III) zur Verfügung. Wenn eine fetale Toxoplasmoseinfektion nachgewiesen wurde und gleichzeitig auch sonographische Anzeichen der fetalen Schädigung vorliegen, ist ein Schwangerschaftsabbruch in Erwägung zu ziehen. Die Möglichkeit des Abbruchs muss dann mit den Eltern in einem ausführlichen Beratungs- und Aufklärungsgespräch besprochen werden (RKI 2009a).

47.3.3 Neugeborene und Säuglinge

Neugeborene und Säuglinge sollten auf Toxoplasmose untersucht werden, wenn die Mutter während der Schwangerschaft eine Erstinfektion durchgemacht hat bzw. der klinische Verdacht einer Toxoplasmoseinfektion besteht.

47.4 Therapie

Als Indikation für eine Therapie gelten die pränatale Toxoplasmose des Neugeborenen, die okuläre Toxoplasmose und die aktive Toxoplasmainfektion bei immunsupprimierten Patienten. Die unkomplizierte, postnatal erworbene Toxoplasmose bedarf keiner Therapie (Galanakis 2007).

Angriffspunkte der Therapie betreffen vorwiegend Stoffwechselwege der Folsäure- und Proteinsynthese der Toxoplasmen. Ihre Wirkung beschränkt sich auf Tachyzoiten, während sie gegenüber bradyzoitenhaltigen Zysten kaum wirksam sind. Am häufigsten werden folgende Präparate zur Toxoplasmosetherapie eingesetzt:
- Spiramycin
- Pyrimethamin
- Sulfadiazin
- Clindamycin
- ggf. Atovaquone

Clindamycin stellt eine alternative Therapieoption bei der Retinochorioiditis dar. Atovaquone gilt als mögliche Therapie bei zerebraler Toxoplasmose des Immunsupprimierten.

Bei Bestätigung oder bei begründetem Verdacht auf eine kongenitale Toxoplasmoseinfektion wird frühzeitig mit einer medikamentösen Behandlung begonnen. Dabei empfiehlt sich bis zum Ende der 15. SSW die Applikation von Spiramycin (3,0 g/Tag). Von der 16. SSW an wird unabhängig von der zuvor durchgeführten Spiramycin-Therapie Sulfadiazin 50 mg/kgKG/Tag bis 4,0 g oral/Tag appliziert. Zusätzlich erhält die Patientin 50 mg Pyrimethamin am 1. Tag und 25 mg an den Folgeta-

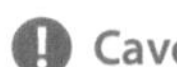 **Tab. 47.6** Therapieschema der Toxoplasmose

Präparat	Tagesdosis	Therapiedauer
Vor der 16. SSW		
Spiramycin	3 g (=9 MIU) täglich oral in 3 Teildosen	4 Wochen
Ab der 16. SSW, unabhängig von einer vorherigen Spiramycintherapie		
Sulfadiazin	4 g (4-mal 2 Tabletten)	4 Wochen
Pyrimethamin	1. Tag: 50 mg, dann 25 mg (1-mal 1 Tablette)	4 Wochen
Folinsäure	10 mg	4 Wochen

gen oral als Einmaldosis. Diese Behandlung sollte über 4 Wochen durchgeführt werden. Außerdem erhält die Patientin Folinsäure zur Vorbeugung von Störungen der Hämatopoese (**Tab. 47.6**).

> **⚠ Cave**
> Engmaschige Blutbildkontrollen und Überwachung der Leberfunktionswerte sind bei der Durchführung der Therapie unbedingt erforderlich.

In Abhängigkeit von der Schwangerschaftsdauer zum Zeitpunkt der Infektion ist die Behandlung mit Sulfadiazin und Pyrimethamin bis zu 4 Wochen ausreichend, da die sich entwickelnde Immunität der Mutter die akute Infektionsphase natürlicherweise beendet. Es besteht eine hohe Konzentration spezifischer Leihantikörper. Bei Bestätigung oder begründetem Verdacht einer kongenitalen Infektion durch pränatale Diagnostik bzw. Sonographie wird eine Behandlung bis zum Ende der Schwangerschaft empfohlen.

Durch die pränatale Antibiotikatherapie wird zwar nicht die Zahl der kindlichen Toxoplasmoseinfektionen, wohl aber die Zahl der geschädigten Kinder deutlich vermindert. Spiramycin kann eine bereits erfolgte Infektion des fetalen ZNS nicht beeinflussen.

Expositionsprophylaxe Toxoplasmose

- Keine rohen oder nicht ausreichend erhitzten, gefrosteten oder durch andere Verfahren inadäquat behandelten Fleischprodukte essen
- rohes Gemüse, Salat und Früchte vor dem Verzehr gut waschen
- Hände vor dem Essen waschen
- Hände nach dem Zubereiten von rohem Fleisch, nach Garten-, Feld- oder anderen Erdarbeiten waschen
- Kontakt mit jungen und unbekannten Katzen vermeiden
- Wird eine Katze in der Umgebung einer Schwangeren gehalten, sollte das Tier mit Dosen- und/oder Trockenfutter ernährt werden.
- Die Kotkästen sollten täglich durch andere Personen mit heißem Wasser gereinigt werden.

47.5   Prävention

Die Präventionsmaßnahmen der Toxoplasmoseinfektion beziehen sich in erster Linie auf die Einhaltung einer Expositionsprophylaxe.

Trichomonadeninfektion

48.1 Erreger

Trichomonas vaginalis ist ein etwa 25 µm langes und 15 µm breites anaerobes, begeißeltes Protozoon aus der Gruppe der Flagellaten. Der Erreger besitzt 4 Geißeln am Vorderende und eine weitere nach hinten gerichtete Geißel, die eine undulierende Membran bildet (◻ Abb. 48.1). Die Häufigkeit des Vorkommens der Erreger wird in Deutschland bei Frauen in der geschlechtsreifen Phase auf ca. 2% geschätzt. Trichomonaden sind nicht sehr umweltresistent.

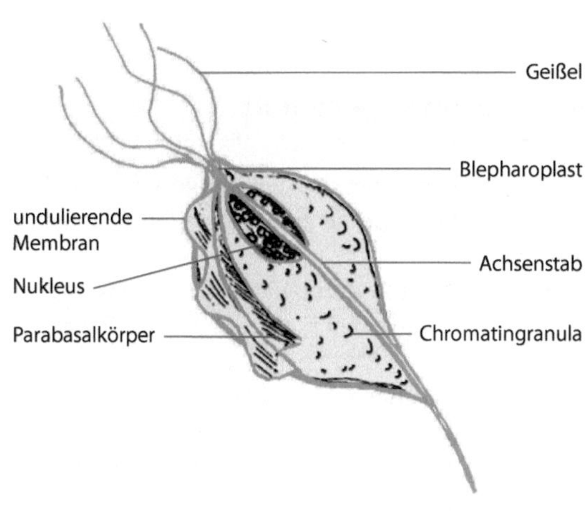

◻ **Abb. 48.1** Trichomonas vaginalis. (Aus Hahn et al. 2009)

48.2 Klinik

Die Trichomonas-vaginalis-Infektion wird durch den Sexualkontakt übertragen und gehört somit zu den »sexually transmitted diseases« (STD). Sie tritt bei Mann und Frau auf. Schmierinfektionen, etwa durch gemeinsame Benutzung von Handtüchern, auf der Toilette oder beim Saunabesuch, sind ebenfalls möglich, jedoch viel seltener. Eine Infektion durch den Analverkehr ist nahezu unmöglich, da sich die Erreger im Darm nicht vermehren können.

Die Trichomonas-vaginalis-Infektion ist eine lokale Erkrankung des unteren Genitaltrakts. Sie kann in vielen Fällen asymptomatisch verlaufen. Das klinische Bild ist gekennzeichnet durch eine Kolpitis mit dünnflüssigem und grünlich-gelbem, schaumigem, übelriechendem Fluor sowie Brennen und Juckreiz in der Vagina. Es können heftige erosive Entzündungen auch an Portio und Zervix auftreten, außerdem werden Urethra, paraurethrale Drüsen und die Harnblase befallen. Die Trichomonadensymptomatik kann durch mitbestehende andere Infektionen, wie z. B. bakterielle Vaginose, Pilzerkrankung, Gonokokkeninfektion und Chlamydieninfektion, modifiziert werden.

Bei 60–85% der Frauen tritt der Erreger auch in die Harnröhre ein und kann dort zu Harnwegsinfektionen führen. Beim Mann besteht meistens ein asymptomatischer Verlauf. Es werden aber auch Urethritis und Prostatitis beobachtet.

48.2.1 Schwangerschaft und Neugeborene

In der Schwangerschaft besteht eine Assoziation von Trichomonas-vaginalis-Infektionen zur vorzeitigen Wehentätigkeit, zum vorzeitigen Blasensprung und zur Frühgeburt. Bei bis zu 5% der weiblichen Neugeborenen wird bei Infektionen der Mutter unter der Geburt eine vaginale Trichomonadenbesiedlung nachgewiesen. Frauen mit einer Trichomonas-vaginalis-Infektionen am Ende der Schwangerschaft haben ein erhöhtes Risiko, post partum an einer Endometritis zu erkranken.

48.3 Diagnose

Der Trichomonadennachweis ist sowohl mit dem Mikroskop als auch durch die kulturelle Anzucht möglich.

■ **Mikroskopische Untersuchung**

Die direkte mikroskopische Untersuchung von Vaginal- oder Urethralsekret nach Zugabe von NaCl ist der schnellste Parasitennachweis. Die mikroskopische Untersuchung des Nativpräparates erfolgt mittels Hellfeld- oder besser Phasenkontrastmikroskopie. Gram- oder Methylenblaufärbung der Abstrichpräparate ist für die Trichomonadendiagnostik wenig geeignet, da sich die Erreger meist nicht anfärben lassen. Das akute Stadium der Trichomonadeninfektion ist im mikroskopischen Bild gut erfassbar. Es finden sich massenhaft bewegliche Trichomonaden, die sich leicht von Leukozyten, Sprosspilzzellen und Epithelzellen abgrenzen.

■ **Kulturelle Anzucht**

Die höchste Trefferquote in der Trichomonas-vaginalis-Diagnostik, insbesondere auch bei chronischen Infektionsverläufen, wird mit der Kultur erzielt. Dieses Verfahren ist für die Praxis aber viel zu aufwendig und nur in Einzelfällen zu empfehlen.

■ **Hinweise**
— Genitalabstriche werden nach Abnahme direkt in ein spezielles Kulturmedium überführt. Die Kulturen werden für 48–72 h bebrütet und anschließend mikroskopiert.

— Bei einer nachgewiesenen Trichomonadeninfektion ist im Rahmen einer Ausschlussdiagnostik nach Begleitinfektionen wie bakterielle Vaginose, Pilz-, Chlamydien-, Gonokokken- und HIV-Infektion zu fahnden.

48.4 Therapie

Die Therapie der Trichomonas-vaginalis-Infektion besteht vorrangig in der Applikation von Metronidazol oder Tinidazol. Die Arzneimittel können bei der Frau lokal oder systemisch angewendet werden. Die Partnerbehandlung ist obligat.
Dosierungen:
— Metronidazol 1-mal 2 g p.o. (Einmaldosis) oder
— Tinidazol 1-mal 2 g p.o. (Einmaldosis) oder
— Metronidazol 3-mal täglich 250 mg p.o. für 5–10 Tage

Bei rezidivierender Trichomonadeninfektion erfolgt die Behandlung mit
— Metronidazol 2–3 g p.o. täglich über 7–10 Tage.

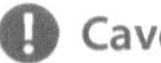 **Cave**
Eine Mitbehandlung des Partners ist bei der Trichomonadentherapie der Frau obligat (Metronidazol 1-mal 2 g [Einmaldosis]; Mylonas 2005). Es sind außerdem eventuelle Therapiemaßnahmen im Zusammenhang mit Begleitinfektionen zu berücksichtigen.

48.4.1 Schwangerschaft

Im ersten Trimenon der Schwangerschaft sollte eine Trichomonadentherapie nur vaginal erfolgen. Dosierung:
— lokal als Metronidazol-Vaginalkapsel 500 mg oder 1000 mg 1-mal täglich über 7–10 Tage

Nach dem 1. Trimenon:
— Metronidazol 1-mal 2 g p.o. oder
— lokal als Metronidazol-Vaginalkapsel 500 mg oder 1000 mg 1-mal täglich über 7–10 Tage

In der Stillzeit ist die einmalige Behandlung mit 2 g Metronidazol p.o. bei Unterbrechen des Stillens für 12–48 h (Verwerfen der Milch) ratsam.

48.5   Prävention

Die Verwendung eines Kondoms kann die Übertragung der Trichomonaden beim Geschlechtsverkehr verhindern, bietet aber keinen absoluten Schutz. Insgesamt sind die sexualhygienischen Maßnahmen (Safer Sex) einzuhalten.

Pilzbedingte Infektionen

Candidose

49.1 Erreger

Die vulvovaginale Candidose (VVC) wird durch Sprosspilze verursacht, von denen Candida albicans mit ca. 80% der häufigste Erreger ist. Seltener werden andere Candida-Arten wie C. glabrata, C. krusei, C. parapsilosis u. a. gefunden.

Erreger der vaginalen Candidose

- Candida albicans
- Candida dubliniensis
- Candida famata
- Candida glabrata
- Candida guilliermondii
- Candida kefyr
- Candida krusei
- Candida lusitaniae
- Candida parapsilosis
- Candida tropicalis

Die Sprosspilzzellen haben eine rundliche, eiförmige oder längliche Form. Sie sind 4–8 µm groß und vermehren sich durch Sprossung, indem aus der Mutterzelle eine kleine Tochterzelle herauswächst. Unter bestimmten Bedingungen können sich diese Zellen in die Länge ziehen, sich verzweigen und dann das Pseudomyzel bilden (◘ Abb. 49.1–49.3).

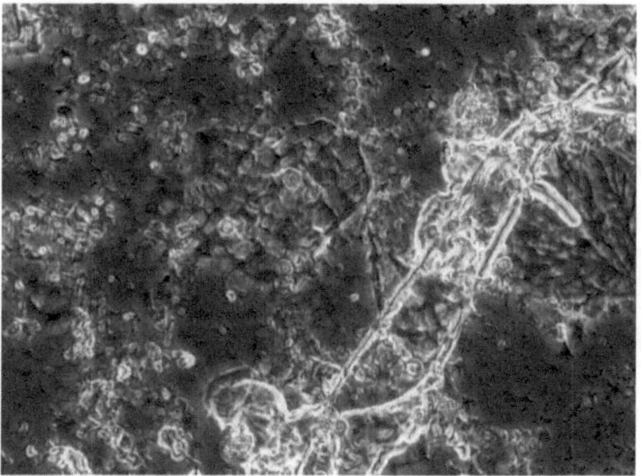

◘ **Abb. 49.1** Phasenkontrastmikroskopische Darstellung eines Pseudomyzels und einzelner Sprosspilzzellen

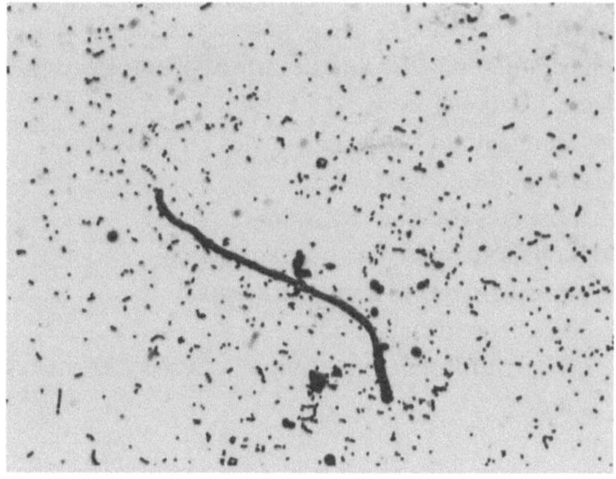

◘ **Abb. 49.2** Pseudohyphe und einzelne Sprosspilzzellen

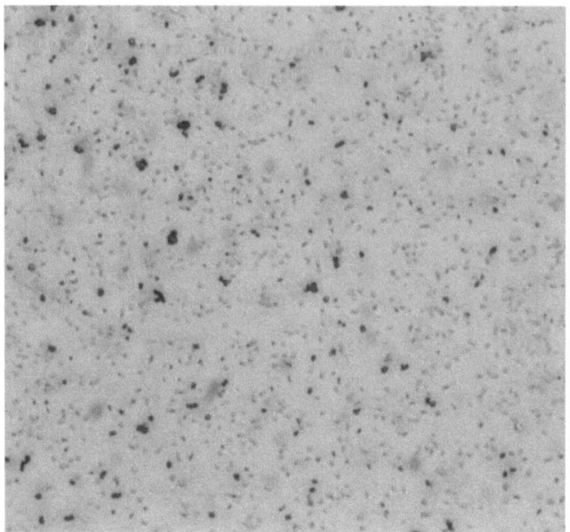

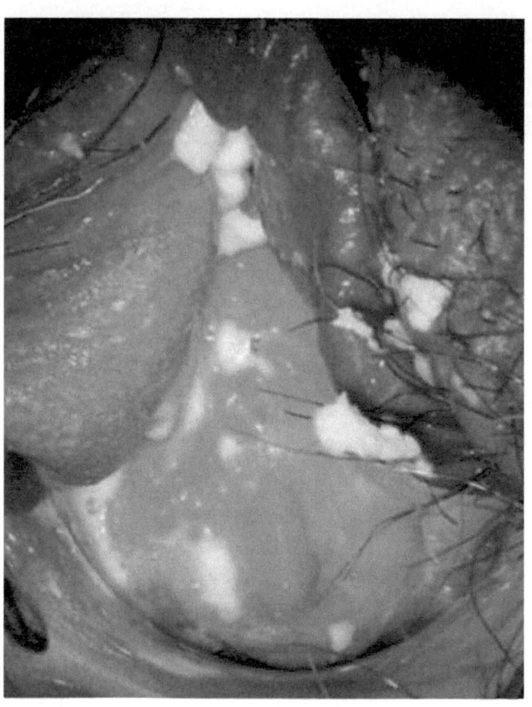

Abb. 49.3 Zahlreiche Sprosspilzzellen ohne Hyphen und Myzelbildung

49.2   Klinik

Die Häufigkeit der vaginalen Sprosspilzbesiedlung schwankt bei nichtschwangeren Frauen in der geschlechtsreifen Phase zwischen 10 und 20% und liegt bei Schwangeren bei 30% (■ Tab. 49.1).

Als Infektionsquellen des genitalen Sprosspilzbefalls werden der Darmtrakt (rektovaginale Infektion), aber auch die Genitalien des Geschlechtspartners angesehen. Weitere Übertragungsmöglichkeiten sind durch gemeinsame Benutzung von Toilettenartikeln und Wäsche sowie auch durch die gynäkologische Untersuchung gegeben (Hof 2003). Es gibt verschiedene Faktoren, die das Wachstum von Sprosspilzen begünstigen. Dazu gehören:

- mangelhafte Resistenzlage des Organismus
- Immuninkompetenz
- Diabetes mellitus, Schwangerschaft
- konsumierende Grundkrankheiten
- medikamentöse Langzeittherapie
- belastete Sexualanamnese
- Dispositionsbeeinflussung durch das Lebensalter

Die unterschiedlichen klinischen Manifestationen der Genitalmykose (■ Tab. 49.2) können separat,

Abb. 49.4 Akute Vulvovaginitis mycotica mit weißlichen Belägen (Foto A. Clad)

Tab. 49.1 Häufigkeit der vaginalen Sprosspilzbesiedlung

Patientinnen	%
Gesunde, nicht schwangere Frauen	10
Schwangere	30
Mütter nach der Entbindung	5–7
Menopausale Frauen	5–10

Tab. 49.2 Manifestationen der vulvovaginalen Candidose

Subjektive Beschwerden	Objektive Befunde
Pruritus vulvae et ani	Brennen, Dysurie, Schmerzen beim Geschlechtsverkehr
Vaginaler Fluor, Vulvovaginitis, Kolpitis	Weißliche Beläge an der Vagina, lokale Ekzeme

aber auch gemeinsam hauptsächlich im Bereich von Vulva und Vagina auftreten. Sie lassen sich in eine leichte, mittelschwere und eine schwere Form unterteilen.

Symptome der leichten Form sind Juckreiz, Brennen und geringer Fluor, wobei das klinische Bild noch keine Kolpitis zeigt. Bei der mittelschweren Form sind die subjektiven Beschwerden die gleichen wie zuvor, aber es sind Entzündungszeichen im Sinne einer Kolpitis sichtbar. Die schwere Vaginalcandidose wird subjektiv von Juckreiz, häufig auch von brennenden Schmerzen begleitet, das klinische Bild beherrscht eine schwere Kolpitis mit weißlichen Belägen (◘ Abb. 49.4).

49.2.1 Schwangerschaft

Die Bedeutung der Sprosspilzinfektion bei Schwangeren besteht hauptsächlich in der maternofetalen Transmission, die über 3 Infektionswege erfolgen kann:

- von der mütterlichen Vagina während der Geburt
- über die pilzbesiedelte mütterliche Brustwarze beim Stillen
- vom personellen und instrumentellen Milieu auf der Neugeborenenstation

Nachfolgeerkrankungen des Neugeborenen sind möglich. Ein Kausalzusammenhang zur Frühgeburt ist nicht eindeutig belegt.

49.3 Diagnose

In der Frauenarztpraxis erfolgt die Pilzdiagnostik durch den Erregernachweis aus dem mikroskopischen Bild und/oder durch die kulturelle Anzucht. Eine einfache Erregerdifferenzierung ist mittels spezieller Indikatornährböden möglich. Die serologische Antikörperbestimmung als Kriterium einer Pilzdiagnostik findet in der Frauenarztpraxis keine Anwendung. Molekularbiologische Untersuchungstechniken gewinnen im Hinblick auf spezielle Fragestellungen eine zunehmende Bedeutung.

Pilzdiagnostik in der Frauenarztpraxis

- mikroskopische Untersuchung:
  - Nativpräparat (Hellfeld/Phasenkontrast)
  - Färbepräparat (Methylblau/Gram-Färbung)
- kulturelle Untersuchung:
  - Sabouraud-Agar
  - Selektivnährböden
- molekularbiologische Techniken:
  - PCR-Techniken
  - speziesspezifische Primer
  - panfungale Primer
  - DNA-Chip-Diagnostik (Carpegen)

49.3.1 Mikroskopische Untersuchung mittels Nativpräparat

Das Vaginalsekret wird auf einen Objektträger aufgebracht und mit einem Tropfen NaCl vermischt. Das Nativpräparat wird mit 400-facher Vergrößerung betrachtet, sofern möglich, liefert die Phasenkontrastmikroskopie plastischere Bilder als das Hellfeld. Mittels Fluoreszenzmikroskopie kann nach einer Anfärbung mit einem optischen Textilweichmacher das Auffinden von Pilzzellen erheblich erleichtert werden. Die Mikroskopie kann auch nach Präparateanfärbung mit Methylenblau oder der Gram-Färbung erfolgen. Insgesamt ist aber festzustellen, dass die mikroskopischen Untersuchungstechniken der kulturellen Anzucht in ihrem diagnostischen Wert weit unterlegen sind (◘ Tab. 49.3, eigene Untersuchungen).

◘ **Tab. 49.3** Vergleich des Sprosspilznachweises mittels Kultur und Färbepräparat bei 1000 Fällen

Diagnostische Methode	Anzahl der positiven Befunde
Sabouraud-Glukose-Agar	182 (100%)
Gram-Färbung	78 (43%)
Methylenblaufärbung	39 (20%)
Papanicolaou-Färbung	27 (15%)

49.3.2 Kulturelle Anzucht

Zur Anzüchtung von Sprosspilzen aus dem Vaginalsekret wird dieses mit einem Abstrichtupfer auf Sabouraud-Glukose-Agar oder einem anderen geeigneten Kulturmedium ausgestrichen. Die Kultur wird bei 28 oder 37°C im Brutschrank bebrütet und nach 24–48 h auf das Wachstum von Sprosspilzen untersucht. Die Beurteilung erfolgt grob quantitativ. Zur Bestimmung der Pilzart sind Subkulturen auf Reisagar anzulegen, um die Chlamydosporenbildung von Candida albicans beurteilen zu können. Zur Identifizierung der Sprosspilzarten stehen mehrere Methoden zur Verfügung:

- Anzüchtung auf Chromagar
- Reisagar
- Keimschlauchtest (Serum)
- Candida-Biotyp-Identifikation durch das API 20 C AUX-System (Analytical Profile Index; Bio Merieux SA, Frankreich: Verfahren zur Candida-Biotyp-Identifikation mittels unterschiedlicher Assimilation der Pilzarten)
- PCR

❶ Cave

In der Frauenarztpraxis ist es in vielen Fällen möglich, die Diagnose der Pilzinfektion allein aus dem mikroskopischen Präparat zu stellen. Eine Pilzkultur sollte in jedem Fall dann durchgeführt werden, wenn klinisch ein dringender Verdacht auf eine Vaginalcandidose bei fehlendem Pilznachweis im Nativpräparat besteht, sowie bei chronisch rezidivierenden und/oder persistierenden Vulvovaginalmykosen, dann auch möglichst inklusive Artbestimmung.

Differenzialdiagnostik der Candidose

- Bakterielle Vaginose
- Chlamydieninfektion
- Ekzem
- Herpes genitalis
- Kontaktallergie
- Lichen sclerosus
- Papillomavirus
- Psoriasis
- Staphylokokkenkolpitis/-vulvitis
- Streptokokken-A-Kolpitis
- Trichomonadeninfektion

49.4 Therapie

Die vulvovaginale Candidose kann primär lokal oder systemisch behandelt werden. Für die lokale Therapie stehen die Substanzgruppen der Polyene (Nystatin, Amphotericin B), Imidazol und Ciclopiroxolamin und für die orale Behandlung Triazole zur Verfügung.

Vaginaltabletten oder Ovula sind an 1, 3 bzw. 6 aufeinanderfolgenden Tagen (in Abhängigkeit vom Präparat) tief in die Vagina einzuführen. Bei der Entzündung der Vulva sollte eine antimykotische Salbe mehrfach täglich auf die betroffenen Stellen aufgetragen werden (Mendling 2009b).

Führt die alleinige Lokaltherapie nicht zum Erfolg und sind immer wieder Sprosspilze im Vaginalsekret nachgewiesen worden, wird eine systemische Therapie hauptsächlich mit den Triazolen Fluconazol (Fungata Kapseln) und Itraconazol (Siros Kapseln) empfohlen (Martinez 2009).

- Systemische Therapie:
  - Fluconazol (Fungata Kapseln) 3-mal 50 mg an einem Tag (»single shot«)
  - Itraconazol (Siros Kapseln) 2-mal 200 mg an einem Tag
- topische Therapie:
  - Clotrimazol: 1-mal täglich 1 Applikatorfüllung oder 1-mal täglich 1 Ovulum bzw. 1 Vaginaltablette mit 100 oder 200 mg
  - Nystatin: 1–2 Vaginaltabletten bzw. Ovula täglich
  - Ciclopirox: Vaginalcreme 1-mal täglich ca. 5 g
  - Amphotericin B: Vaginalcreme 1- bis 2-mal täglich ca. 4 g

Die Vaginalcreme, Ovula bzw. Vaginaltabletten sind für 3–7 Tage tief in die Scheide einzuführen.

49.4.1 Chronisch rezidivierende Candidose

Für die chronisch verlaufende vulvovaginale Candidose sind neben anderen Faktoren auch resistente Erreger verantwortlich, die mit den gegenwärtig zur Verfügung stehenden Mitteln nur schwer in den Griff zu kriegen sind (Tietz 2009). Verschiedene Dosierschemata mit Fluconazol sind üblich, z. B. Fluconazol 150 mg:

- 1- bis 2-mal pro Woche über 4–6 Wochen
- anschließend 1-mal alle 2 Wochen etwa 4- bis 6-mal
- anschließend 1-mal alle 4 Wochen etwa 4- bis 6-mal

Die Erfolgschancen liegen nach Absetzen dieser medikamentösen Langzeittherapie nur bei schätzungsweise 50%. Auch die noch vor kurzem empfohlene Hochdosistherapie mit 800 mg täglich über 2 Wochen Fluconazol ist inzwischen obsolet.

Neue Perspektiven für eine erfolgreiche Rezidivbehandlung ergeben sich mit der Substanz Posaconazol. Das Mittel ist oral anwendbar, gut verträglich und hochwirksam, auch gegen die Spezies C. glabrata und C. krusei (Tietz 2009). Leider ist diese Substanz noch nicht für die Therapie der Vaginalmykosen zugelassen und außerdem mit sehr hohen Therapiekosten verbunden.

49.4.2 Schwangerschaft und Stillzeit

Bei schwangeren Frauen und in der Stillzeit werden hauptsächlich topisch applizierbare Antimykotika eingesetzt. Bei den systemisch eingesetzten Triazolen Fluconazol und Itraconazol bestehen während der gesamten Schwangerschaft und Stillzeit Kontraindikationen.

49.4.3 Partnertherapie

Plazebokontrollierte Doppelblindstudien ergaben, dass die lokale Partnertherapie keine signifikante Verbesserung der Heilungsrate gebracht hat. Bei chronischen Rezidiven sollten aber Penis und Sperma des Partners untersucht werden. Erfolgt ein Nachweis der gleichen Sprosspilzart wie bei der Partnerin, ist ggf. eine systemische Triazoltherapie zu diskutieren.

49.5 Prävention

Die Prävention besteht in der Prädispositionsprophylaxe. Eine gute Intimhygiene ist zu empfehlen. Beim Geschlechtsverkehr sollten außerdem Kondome verwendet werden.

VI

Krankheitsbilder der Urogenitalinfektion

Vulvitis

50.1 Erreger

Die Vulvitis bezeichnet eine Entzündung im Bereich der Vulva, die häufig mit entzündlichen Veränderungen der Scheide (Vulvovaginitis) einhergeht und meist durch Infektionen mit Bakterien, Pilzen oder Parasiten verursacht wird. Außerdem kann sich eine Vulvitis auch im Rahmen von dermatologischen Erkrankungen oder Allgemeinerkrankungen entwickeln (◘ Tab. 50.1).

50.2 Klinik

Man unterscheidet die primäre Vulvitis, bei der die Entzündung auf die Vulva beschränkt ist, und die sekundäre Vulvitis, die sich infolge einer Infektion des Ano- und/oder Urogenitaltraktes entwickelt. Zudem entsteht eine Vulvitis auch auf dem Wege eines deszendierenden Fluors.

Das klinische Bild der Vulvitis zeigt trotz unterschiedlicher Ursachen eine einheitliche Symp-

◘ Tab. 50.1 Ursachen für die Entstehung einer Vulvitis

Infektiöse Ursachen	Dermatosen	Andere Ursachen

– Bakterien
  – A-Streptokokken
  – Staphylokokken
  – Syphilis, Gonokokken
– Viren
  – Herpes genitalis
  – humane Papillomaviren
  – Mollusca contagiosa
– Pilze
  – Candidaarten
– Protozoen
  – Trichomonaden
– Parasiten
  – Oxyuren, Filzläuse
  – Scabies
	– Lichen sclerosus
	– Lichen planus
	– irritative Dermatitis
	– Ekzeme
	– Psoriasis
	– Erythema exudativum multiforme
		– Allergisch-toxische Reaktionen
		  – z. B. Arzneimittelreaktionen
		– Dysplasien
		  – vulväre intraepitheliale Neoplasie (VIN)
		  – Paget-Krankheit
		  – Inkontinenzurin
		– Stoffwechselerkrankungen
		  – Diabetes mellitus
		  – Endokrinopathien

tomatik: Schmerzen, Brennen und Juckreiz sowie Rötung und Schwellung im Bereich des äußeren Genitale. Durch Kratzeffekte kann es zur Lichenifikation und Superinfektion kommen. Die Patienten klagen bei einer Vulvitis auch häufig über Dyspareunie.

> **! Cave**
> Die diffuse Lokalisation der klinischen Veränderungen spricht eher für eine bakterielle oder mykotische Infektion, während umschriebene Bläschen- und Defektbildungen das Herpesvirus als Ursache vermuten lassen.

50.3   Diagnose

Die Diagnostik einer bakteriellen Infektion oder einer Infektion mit Pilzen und anderen Erregern wird über die Mikroskopie, eine Kultur mit Spezialnährböden oder insbesondere im Rahmen einer Virusdiagnostik durch molekularbiologische Nachweisverfahren vorgenommen.

Besonders wichtig ist auch die systematische Befragung der Patienten im Zusammenhang mit der Suche nach Grunderkrankungen, Allergenen oder Östrogenmangelerscheinungen, die mit einer Vulvitis in Zusammenhang stehen könnten. Mit der Kolposkopie wird nach dysplastischen Vulvaveränderungen gefahndet.

50.4   Therapie

Die Therapie der Vulvitis richtet sich nach der Krankheitsursache. Es kommen zur Anwendung v. a. lokal wirksame Maßnahmen wie Sitzbäder, Salben und Vaginalsuppositorien, die sich speziell gegen den jeweiligen Erreger richten und gleichzeitig eine Entzündung abklingen lassen. Bei einem starken Juckreiz können juckreizstillende Salben aufgetragen werden

50.5   Prävention

Einhaltung der Hygieneregeln. Seifen und Deodorantien sollten bei der Intimhygiene vermieden werden, um die Entzündung nicht zu verstärken. Das äußere Genitale und die Analregion sollten mit fetthaltigen Produkten gepflegt werden. Besonders wichtig ist dies nach dem Waschen und vor starker Beanspruchung.

Bartholinitis

51.1 Erreger

Zu den Erregern der Bartholinitis gehören Bakterien des aeroben und anaeroben Keimspektrums:

- Neisseria gonorrhoeae
- Staphylococcus aureus
- Escherichia coli
- Chlamydien
- Bacteroidesarten
- Peptokokken
- Peptostreptokokken
- andere Mikroorganismen

Mischinfektionen sind ausgesprochen häufig.

51.2 Klinik

Die Bartholinitis kommt bei Erwachsenen Frauen in jedem Alter vor, jedoch sind jüngere und sexuell aktive Frauen besonders von dieser Infektion betroffen. Die Bartholin-Drüsen (Glandulae vestibulares majores) mit ihren Ausführungsgängen zwischen den Labia minora und dem Hymenalsaum stellen einen Prädilektionsort für bakterielle Entzündungen dar. Bei der Entzündung der Bartholin-Drüse kommt es infolge des zugeschwollenen Ausführungsgangs zum Empyem und nur selten zu einer echten Abszedierung. Die Infektion des Drüsenkörpers erfolgt erst sekundär und spielt eine untergeordnete Rolle. Handelt es sich um primär wenig virulente Erreger oder bleibt das Empyem im akuten Stadium unbehandelt, so kann sich auch eine haselnuss- bis hühnereigroße prallelastische Retentionszyste herausbilden.

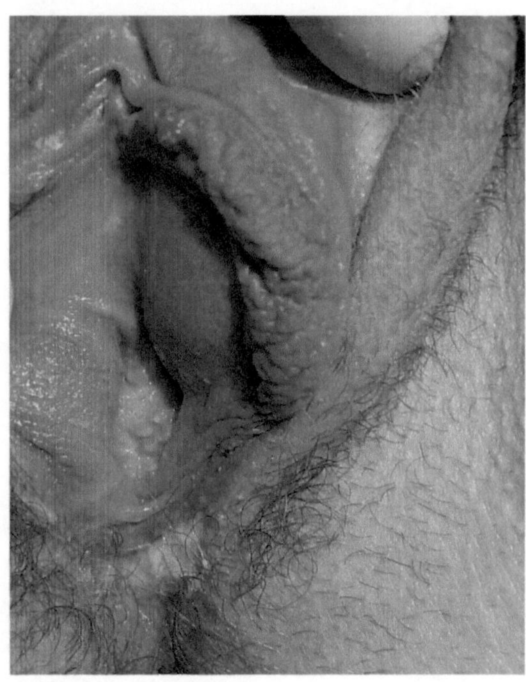

Abb. 51.1 Bartholinitis mit Empyem im Bereich des zugeschwollenen Ausführungsganges der linken Bartholin-Drüse

Die Bartholinitis tritt meist einseitig auf und ist gekennzeichnet durch eine bis zu hühnereigroße, stark gerötete, druckdolente Schwellung im kaudalen Anteil der Labie. Die Patientin hat Fieber und klagt über Kohabitationsbeschwerden. Bei einer Abszedierung kann der Introitus vaginae durch die Schwellung verlegt sein. Bei Spontanperforationen oder Inzision des Bartholin-Abszesses besteht die Gefahr des Rezidivs.

51.3   Diagnose

Die klinische Diagnose der Bartholinitis erfolgt zunächst durch Inspektion und Palpation. Beim Erregernachweis der Bartholinitis sind sexuell übertragbare Erreger zu berücksichtigen.

Zum kulturellen Erregernachweis erfolgt die Abstrichentnahme von der Oberfläche des Infektionsherdes oder von Eiter aus dem Ausführungsgang der Bartholin-Drüse. In jedem Fall ist bei dieser Untersuchung auch ein Ausschluss von Gonokokken und Chlamydien auch aus Urethra und Zervix uteri zu führen.

51.4   Therapie

Ein Abszess der Bartholin-Drüse kann spontan perforieren oder durch Inzision geöffnet werden. In diesen Fällen besteht stets die Gefahr des Rezidivs. Die Therapie der Wahl für das Empyem bzw. den Abszess und für die Retentionszyste ist die Marsupialisation. Dabei bleibt die Funktion der Bartholin-Drüse erhalten, wenn die Empyem-, Abszess- oder Zystenwand nach ihrer Eröffnung und Entleerung mit der äußeren Haut vernäht wird.

Die Nachbehandlung besteht in Wundspülung und Sitzbädern. Ein weiteres Therapieverfahren stellt die Inzision des lokalisierten Herdes mit an-

schließender Vaporisation des Zystenbalges mittels Laser dar. Die Antibiotikabehandlung ist insbesondere beim Nachweis von Gonokokken und Chlamydien notwendig. Die Auswahl der Antibiotika erfolgt nach dem Antibiogramm.

51.5   Prävention

Bakterien, die in die Ausführungsgänge der Bartholin-Drüse verschleppt werden, sind die Verursacher der Erkrankung. Es können daher eine gute Körperhygiene und die Kondomanwendung das Risiko der Bartholinitis vermindern. Zu häufiges Waschen, reichlicher Seifengebrauch oder Intimsprays schädigen die natürlichen Hautbakterien und begünstigen die Ausbreitung fakultativ pathogener Keime.

Tab. 51.1 Diagnostikschema Bartholinitis

Stufen-diagnostik	Untersuchungsparameter	Methode	Material/Menge	Hinweis	Bewertung
	Kultureller Erregernachweis	Kultur	Abstrichtupfer		

Lichen sclerosus

52.1 Erreger

Lichen sclerosus ist eine chronisch entzündliche Hauterkrankung unklarer Ätiologie, die sich in jedem Lebensalter im Bereich der Vulva manifestieren kann.

52.2 Klinik

Symptome im Frühstadium sind:
- Juckreiz, Brennen, Schmerzen
- unspezifisches Erythem
- Depigmentierung (◨ Abb. 52.1 und 51.2)

Die Depigmentierung beginnt meist im Bereich um die Klitoris und breitet sich aus über:
- kleine Labien
- interlabiale Sulci
- Introitus vaginae
- Perineum
- perianale Haut

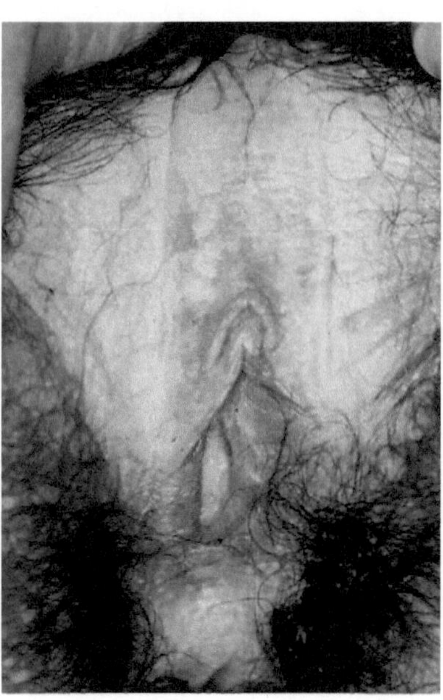

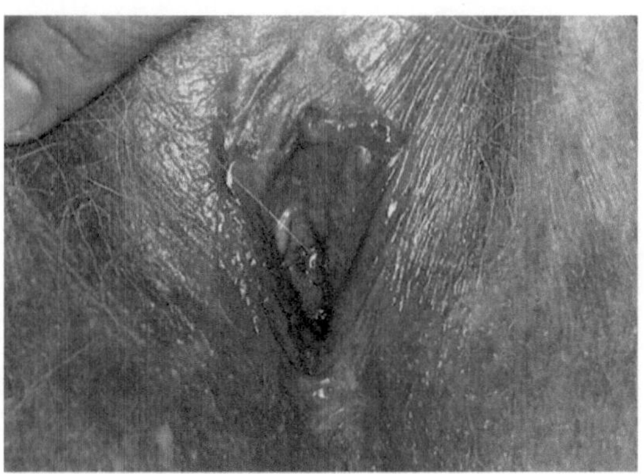

◨ **Abb. 52.1** Lichen sclerosus mit beginnender Depigmentierung

◨ **Abb. 52.2** Ausgedehnte Depigmentierung und Leukoplakie im Spätstadium eines Lichen sclerosus

Nach langer Krankheitsdauer kommt es zum Spätstadium (■ Abb. 52.2):

- ausgedehnte Depigmentierung
- destruktive Atrophie
- Stenosierung des Introitus, Leukoplakie
- Ulzeration, Fissuren- und Blasenbildung

52.3 Diagnose

Aufgrund des vieldeutigen klinischen Erscheinungsbildes mit oft nur geringen morphologischen Veränderungen ist eine Stanzbiopsie der Vulva indiziert.

52.4 Therapie

Clobetasol-17-propionat (z. B. Clobegalen Creme) wird nach folgendem Schema verabreicht:

- 1. Monat: 1-mal täglich
- 2. Monat: 1-mal alle 2 Tage
- 3. Monat: 2-mal pro Woche

52.5 Prävention

In beschwerdefreien Zeiten Anwendung von neutralen Fettcremes. Zur Hygiene pH-neutrale Seifen, keine Intimsprays anwenden.

Kolpitis

53.1 Erreger

Die Kolpitis (syn. Vaginitis) ist das Ergebnis einer unspezifischen Reaktion des terminalen Gefäßnetzes und des Bindegewebes auf entzündliche Reize verschiedener Ursache. Sie wird ausgelöst durch polymikrobielle pathogene Erreger in der Vagina sowie durch artifizielle Noxen, Chemikalien oder andere Irritativa (◻ Tab. 53.1).

Die infektionsbedingte Kolpitis entsteht, wenn eine erhebliche Menge an pathogenen bzw. fakultativ pathogenen Keimen in der Vagina das vaginale mikroökologische Gleichgewicht stört.

◻ **Tab. 53.1** Ursachen der Kolpitis

Erreger der infektions-bedingte Kolpitis	Nicht infektions-bedingte Kolpitis
– Anaerobe Bakterien (polymikrobielle Kolonisation)	– Allergische-, hypersensitive oder Kontaktdermatitis (Lichen simplex)
– A-Streptokokken	
– Candida spp.	– Arzneimittelexanthem
– E. coli	– Dermatosen
– Gonokokken	– atrophische Kolpitis
– Herpes-simplex-Virus	– kollagene Vaskulaerkrankung, Behçet-Syndrom
– humane Papillomaviren	
– Staphylokokken	
– Trichomonas vaginalis	– traumatische Kolpitis (Colpitis erosiva)

53.2 Klinik

Kolpitiden sind sehr häufig, sie nehmen einen großen Raum in der täglichen Praxisarbeit des Gynäkologen ein. An der Entstehung dieses Krankheitsbildes ist eine Vielzahl von Risikofaktoren beteiligt.

Risikofaktoren der Kolpitis

- Soziale Gegebenheiten, Sexualverhalten
  - frühe Kohabitarche
  - Zahl der Partner, Partnerwechsel
  - Hygiene, Menstruationshygiene
  - Fremdkörper
  - Feuchtigkeit
- Stoffwechselkrankheiten, Endokrinopathien
  - Diabetes mellitus
  - Adipositas
  - Cushing-Syndrom
  - Acrodermatitis enteropathica
  - Eisenmangel
  - Polyendokrinopathie
  - Dysbiose durch Hormonmangel
- konsumierende Erkrankungen
  - Neoplasie
  - systemische Infektionen
  - Operationen
  - Defektimmunopathie (HIV)
  - genetische Prädisposition

- **medikamentöse, therapeutische Faktoren**
  - Antibiotika
  - Kortikosteroide
  - Immunsuppressiva
  - Zytostatika

Die Patientinnen klagen über vermehrten Fluor, Schmerzen, Brennen und Pruritus sowie teilweise auch über Dyspareunie. Häufig sind gleichzeitig Vulva und Vagina betroffen. Aufgrund der unterschiedlichen Kolpitisätiologie ist auch das klinische Bild sehr unterschiedlich. Es finden sich:

- fleckförmige oder diffuse Rötung der Vaginalwand (■ Abb. 53.1 und 53.2)
- flache, leicht blutende Ulzera
- Papeln oder kleine Zysten
- chronische Vaginalwandentzündungen

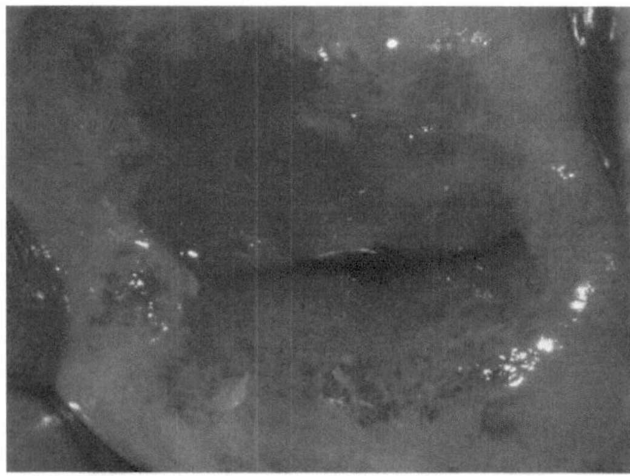

■ **Abb. 53.1** Kolpitis mit fleckförmiger und diffuser Rötung

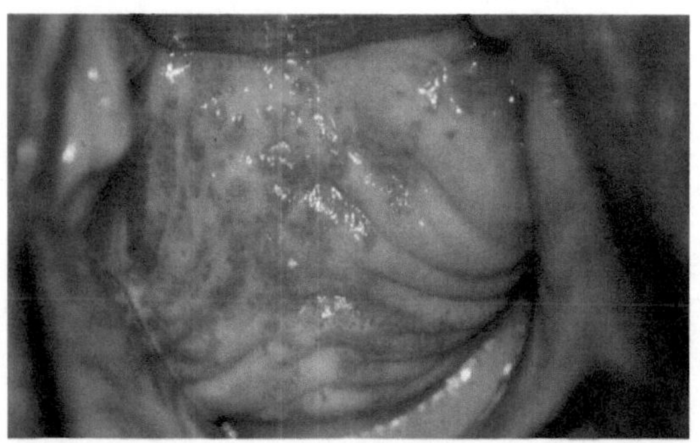

■ **Abb. 53.2** Streptokokkenkolpitis

Der Verlauf einer Kolpitis ist meist komplikationslos. In einigen Fällen können aber aufgrund der Aszensionsgenese einiger Mikroorganismen Folgeerkrankungen wie Zervizitis, Endometritis und Adnexitis auftreten.

53.3 Diagnose

Die Primärdiagnose der Kolpitis besteht hauptsächlich in der Ausschlussdiagnostik von:
- spezifischen Erregern
- Fremdkörpern
- Organveränderungen
- konsumierenden Grunderkrankungen
- Medikamenteneinnahmen

Bei jeder Kolpitis älterer Frauen ist auch immer an ein Karzinom zu denken.

Die mikroskopische Diagnostik zeigt im gefärbten und ungefärbten Nativpräparat ein entzündliches Zellbild mit massenhaft Leukozyten sowie eine Mischflora (■ Abb. 53.3). Die weiterführende Diagnostik besteht in der kulturellen und molekularbiologische Untersuchung.

53.4 Therapie

Die Therapie der Kolpitis richtet sich nach der festgestellten Ätiologie und Lokalisation. Wenn spezifische Erreger als Ursache für die Kolpitis

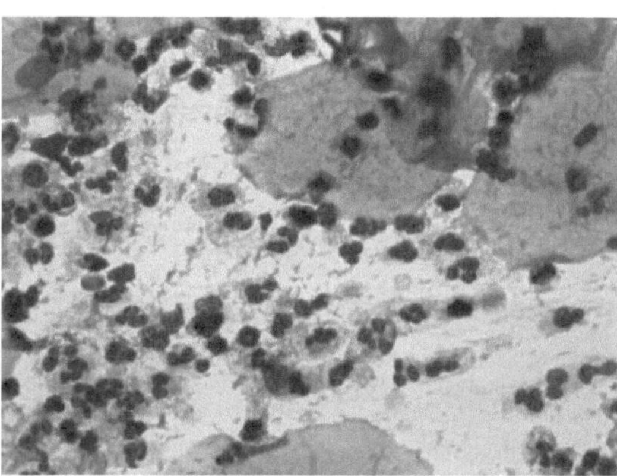

■ **Abb. 53.3** Bakterielle Kolpitis

ausgeschlossen und eine Dysbiose nachgewiesen wurde, ist eine spezifische antiinfektive Therapie nicht indiziert. Vielmehr liegt das Behandlungsziel in der Wiederherstellung eines physiologischen Vaginalmilieus (Eubiose) durch probiotische und andere Vaginalia.

Therapie der atrophischen Kolpitis
- Hormonsubstitution:
    - lokal: Östriolovula oder Vaginalsuppositorien: täglich 1 Ovulum intravaginal über 10 Tage
    - Östriol- oder Östradiolcreme: täglich 1 intravaginale Applikation für 1 Woche, danach wöchentlich 2-mal 1 Applikation
    - Östriol oral: 2,0 mg täglich über mehrere Wochen
- bei organpathologischen Veränderung: operative Behandlung
- bei sexuellem und hygienischem Fehlverhalten: Aufklärung

53.5 Prävention

Die beste Prävention der Kolpitis besteht in der Erhaltung der natürlichen Schutzmechanismen der Vagina und in der Stärkung des Immunsystems. Es müssen in jedem Fall Vaginalspülungen und eine übertriebene Anwendung von Intimkosmetika wie Intimdeos oder Seifen, die nicht auf das saure Milieu der Vagina abgestimmt sind, ebenso wie eine nachlässige Intimhygiene vermieden werden. Beim Geschlechtsverkehr sind ggf. Kondome zum Schutz vor sexuell übertragbaren Infektionen zu verwenden.

Zervizitis

54.1 Erreger

Die bakterielle Besiedlung der Zervix spiegelt qualitativ die Verteilung der Bakterien der Vaginalflora wieder. Die Erreger der Zervizitis rekrutieren sich neben den Mikroorganismen sexuell übertragbarer Erkrankungen insbesondere auch aus den fakultativ pathogenen Erregern einer gestörten Vaginalflora. Häufiges Erregerspektrum der Zervizitis:

- Neisseria gonorrhoeae
- Chlamydia trachomatis
- Herpes-simplex-Virus Typ 1 und 2
- A-Streptokokken
- aerob-anaerobe Mischflora der Vagina bei entsprechender Disposition

54.2 Klinik

Die Zervizitis kann entweder isoliert oder im Rahmen einer Urethritis, Kolpitis, Endometritis und Salpingitis auftreten. Sie betrifft im typischen Fall die junge, sexuell aktive, nicht schwangere Frau.

Risikofaktoren der Zervizitis

- Frühe Kohabitarche
- häufiger Partnerwechsel
- hohe Kohabitationsfrequenz
- Zustand nach Abruptio
- belastete Sexualanamnese
- (venerische Erkrankungen, Adnexitis)

Die Zervizitis manifestiert sich als eine Infektion der Zervixdrüsen. Häufig erleichtert eine Ektopie der Portio die Infektion. Makroskopisch kommt es zu einer intensiven Rötung und verstärkter Blutungsneigung an der Portio, besonders bei mechanischer Berührung. Daneben liegt eine erhöhte zervikale Sekretproduktion vor, die sich als mukopurulenter Fluor präsentiert.

Klinisches Bild der Zervizitis

- Hyperämie der Portio
- Vulnerabilität des zervikalen Epithels (leichte Blutung)
- mukopurulenter Fluor cervicalis (z. B. Chlamydien, Gonokokken)
- Bläschen, Erosion, Blutung (z. B. Herpes)

54.3   Diagnose

Eine Abklärung der Zervizitis ist in folgenden Fällen notwendig:
- Vorliegen eines zervikalen Fluors
- Urethritis des Partners
- Verdacht auf Salpingitis
- bei Sterilitätsdiagnostik
- vor Einlage eines intrauterinen Pessars

Untersuchungsparameter sind:
- Nativmikroskopie des Fluor vaginalis und cervicalis (25 Leukozyten pro Gesichtsfeld bei 400-facher Vergrößerung)
- gezielte Bakteriologie
  - Streptokokken-A-Nachweis
  - Gonokokken, Chlamydien, Mykoplasmen (Multiplex-PCR)
- Abstrich für Direktnachweis von Herpes-simplex-Viren
- bei Unterbauchschmerzen Bestimmung von Entzündungsparametern (C-reaktives Protein, Leukozyten, Blutsenkungsgeschwindigkeit)

54.4   Therapie

Die antibiotische Therapie der Zervizitis richtet sich nach dem klinischen Bild und den ursächlichen spezifischen Erregern (Gonokokken, Chlamydien).

54.5   Prävention

Chlamydien und Gonokokken sowie die aerobe/anaerobe Mischflora der Vagina und Zervix sind die Verursacher der erregerbedingten Zervizitis. Unter diesem Aspekt gelten die Einhaltung der Sexualhygiene und Safer Sex (Kondomanwendung) als wichtige präventive Maßnahmen.

Endometritis

55.1 Erreger

Das Erregerspektrum einer nicht puerperalen Endometritis ist polymikrobiell. Es wird überwiegend durch die fakultativ pathogenen Keime der Vaginalflora sowie auch durch sexuell übertragbare Erreger hervorgerufen. Häufige Erreger sind:

- Chlamydia trachomatis
- Neisseria gonorrhoeae
- Streptokokken
- Staphylokokken
- anaerobe gramnegative Bakterien
- Aktinomyzeten

55.2 Klinik

Die Endometritis verläuft selten isoliert. Sie wird häufig infolge einer aszendierenden Infektion in Kombination mit Zervizitis, Adnexitis und Peritonitis im Rahmen einer »pelvic inflammatory disease« (PID) gefunden. Man unterscheidet eine akute von einer chronischen Endometritis sowie verschiedene spezifische Formen:

- Endometritis gonorrhoica
- Endometritis tuberculosa
- Endometritis puerperalis
- Endometritis post abortum
- Endometritis senilis (Entzündung der atrophen Altersschleimhaut)

Die nicht puerperale und die puerperale Endometritis werden durch eine Vielzahl von Risikofaktoren begünstigt.

> **Begünstigende Faktoren der nicht puerpuralen Endometritis**
>
> - Alter unter 25 Jahre
> - frühe sexuelle Aktivität
> - häufig wechselnde Partnerschaften
> - Zustand nach durchgemachten Geschlechtskrankheiten
> - transzervikale Eingriffe: Curettagen, Hysteroskopien, Einlage eines intrauterinen Pessars
> - Tumore (Myome, Polypen, Karzinome)

Die Symptomatik der akuten nicht puerpuralen Endometritis ist oft uncharakteristisch und kann in der Schwere von Patientin zu Patientin sehr unterschiedlich sein. Die Patientinnen klagen über Unterbauchschmerzen, allgemeines Unwohlsein, dysfunktionelle Blutungen, Dyspareunie, Dysurie und Fluor. Eine chronische Endometritis verläuft meistens klinisch unauffällig. Differenzialdiagnostisch sind abzugrenzen:

- Appendizitis
- Harnwegsinfektionen
- Pyelonephritis, PID (»pelvic inflammatory disease«)

> **Begünstigende Faktoren der puerperalen Endometritis**
>
> - Operative Entbindungen (z. B. Sectio caesarea)
> - protrahierter Geburtsverlauf
> - vorzeitiger Blasensprung mit Amnionitis
> - manuelle Plazentalösung
> - Uterusrückbildungsstörungen
> - zervikale Chlamydieninfektion

Die puerperale Endometritis manifestiert sich mit Uterussubinvolution, Uteruskantenschmerz, putride Lochien, Fieber, Kopfschmerzen und einer Verschlechterung des Allgemeinzustandes.

■ Komplikationen

Komplikationen der Endometritis entstehen durch den aszendierenden Infektionsweg der Erreger und führen zur Adnexitis, Peritonitis und Tuboovarialabszess. Eine schwere und lebensbedrohliche Form der puerperalen Endometritis ist die Puerperalsepsis, die durch Ovarialvenenthrombophlebitis kompliziert sein kann (Mendling 2007).

55.3   Diagnose

Neben Anamnese und klinischem Befund stützt sich die Diagnose einer Endometritis auf die labormedizinische Daten von CRP (C-reaktives Protein) und Leukozyten, die auffällig erhöht sind. Der Erregernachweis ist wegen der möglichen Kontamination mit der Vaginal- und Zervikalflora (Widerspiegelung der zervikovaginalen Standortflora) etwas problematisch. Er hat aber klinische Bedeutung beim Nachweis von Chlamydien, Gonokokken und A-Streptokokken.

Die sicherste Endometritisdiagnostik kann durch die pathohistologische Beurteilung des Abradats gestellt werden. Eine besondere Bedeutung hat der Tuberkulosenachweis, der durch die histologische Untersuchung des Abradats geführt wird sowie durch den bakteriellen Erregernachweis aus dem Menstrualblut bzw. mittels PCR und die Antikörperreaktionen.

55.4   Therapie

Die Therapie der Endometritis, die in der Regel nicht isoliert abläuft, hängt stark vom vorherrschenden Krankheitsbild ab. Durch die antibiotische Behandlung der Adnexitis wird die Endometritis mitbehandelt. Die Antibiose richtet sich dabei sowohl gegen die spezifischen Erreger, wie z. B. Chlamydien und Gonokokken, Actinomyces israelii, als auch nach der Schwere des Entzündungsprozesses (Antibiotikakombinationen siehe Kapitel 56).

Die hämatogen sich ausbildende tuberkulöse Endometritis wird mit 300 mg Isoniazid (INH), 15 mg/kgKG Ethambutol sowie 450 mg Rifampicin bei einem Körpergewicht bis 50 kg und darüber mit 600 mg behandelt. INH und Rifampicin werden 1 Jahr lang appliziert, die Ethambutolbehandlung erfolgt über 3 Monate (Hoyme 2007).

Ein liegendes intrauterines Pessar sollte entfernt werden, da es als Risikofaktor die Rezidivquote erhöht. Durch eine Abrasio kann neben der Diagnostik auch gleichzeitig ein Therapieeffekt erreicht werden.

55.5   Prävention

Einhaltung sexualhygienischer Maßnahmen.

Adnexitis

56.1 Erreger

Das Keimspektrum der Adnexitis umfasst eine Vielzahl von Erregern, die aus der zervikovaginalen Flora stammen oder zu den sexuell übertragbaren Erregern gehören, von denen insbesondere die Chlamydien dominieren. Das polymikrobielle Erregerspektrum der Adnexitis umfasst:

- Chlamydien
- Gonokokken
- Mycoplasma genitalium
- Ureaplasma ureolyticum
- fakultativ anaerobe grampositive und gramnegative Keime
- gelegentlich Actinomyces israelii

56.2 Klinik

Als Adnexitis werden Infektionen des inneren weiblichen Genitale bezeichnet, die insbesondere den Eileiter (Salpingitis) und die Ovarien (Oophoritis) betreffen. Es handelt sich dabei meistens um eine aszendierende, seltener um eine deszendierende oder postoperative Infektion. Frauen mit einer anamnestischen Adnexitis haben schwerwiegende gesundheitliche und reproduktionsmedizinische Probleme wie Infertilität (20%), chronische pelvine Schmerzen (18%) oder extrauterine Gravidität (6%; Mylonas 2009). Die Adnexitis gehört zum Krankheitskomplex der »pelvic inflammatory disease« (PID), der verschiedene Infektionsmanifestationen des unteren und oberen Genitalbereichs umschreibt:

- Zervizitis
- Endometritis
- Adnexitis
- Tuboovarialabszess
- Douglas-Abszess
- Parametritis
- Peritonitis
- Perihepatitis (Fitz-Hugh-Curtis-Syndrom)

Die Prävalenz der Adnexitis ist bei sexuell aktiven Frauen der Altersgruppe 15–24 Jahre am höchsten. Die Infektion kommt zustande auf aszendierendem, deszendierendem sowie hämatogenem Wege sowie infolge von postoperativen Infektionen.

■ Aszendierende Infektion

Die aszendierende Infektion entsteht durch Mikroorganismen der Resident- und Transientflora der Vagina, die bei entsprechender Disposition über die Zervix bis in den oberen Genitalbereich gelangen. Dispositionen für die Erregeraszension sind:

- vaginale Dysbiose
- Zervixinsuffizienz
- Menstruation
- nach intrauterinen diagnostischen und therapeutischen Eingriffen:
  - intrauterines Pessar (IUP), Abrasio, Curettagen
  - Infektion post partum

■ Deszendierende Infektion

Die deszendierenden Infektionen der Adnexe entstehen hauptsächlich durch Infektionen der Nachbarorgane des Genitale:

- Appendizitis
- Perityphlitis
- Proktitis
- Sigmoides

Die Infektion kann durch direkten Kontakt der Organe oder lymphogen auf das Genitale übergreifen.

■ Hämatogene Infektion

Der hämatogene Infektionsweg ist besonders für die tuberkulöse Adnexinfektion typisch. Im Gegensatz zu den komplexen Infektionen, die im Zusammenhang mit Virusgrippe, Angina, Pneumonie oder Parotitis entstehen können.

■ Postoperative Infektion

Die postoperative Adnexerkrankung kann nach abdominalen, bevorzugt aber nach vaginalen gynäkologischen und urologischen Eingriffen entstehen, meistens ausgehend von einem infizierten Hämatom oder infiziertem Scheidenstumpf.

56.2.1 Symptome und Komplikationen

Eine Adnexitis kann einseitig und beidseitig auftreten. Die akute Adnexitis ist mit deutlichen Schmerzen im Bereich des Unterbauchs verbunden. Der Uterus und das hintere Scheidengewölbe sind druckempfindlich, es besteht ein deutlicher Portioschiebeschmerz. Die akute Salpingitis wird außerdem sehr häufig auch von einer Zervizitis begleitet.

Heilt die akute Entzündung nicht aus oder führt die Ausheilung zu Narbenbildung und Verwachsungen, können jahrelang Beschwerden auftreten. Auch Obstipation oder generelle Minderung der Leistungsfähigkeit, Müdigkeit und Appetitlosigkeit können die Folge sein.

Symptome des akuten Stadiums sind:

- Schmerzen im Unterbauch
- Fieber
- peritoneale Reizung
- Portioschiebeschmerz

Im chronischen Stadium der Adnexitis nach Rückgang der akut entzündlichen Veränderungen stehen die durch Narben, Schwielen und Verwachsungen zwischen dem Genitale und den umgebenden Organen hervorgerufenen Beschwerden im Vordergrund.

Als Komplikationen der Adnexitis gelten:

- Pyosalpinx, Ovarialabszess
- Tuboovarialabszess, Douglas-Abszess
- parametranes Infiltrat
- Sekundärerscheinungen am Darm (Subileus, Ileus)

Als Folgeerscheinungen der Adnexitis gelten:

- Veränderung der Tubenmortalität, Tubenverschluss
- Sterilität, ektopische Gravidität
- Retroflexio uteri
- chronisch rezidivierende Adnexitis

56.3   Diagnose

■ Klinische Diagnose

Die Diagnose Adnexitis ist wegen der Variabilität und unterschiedlichen Schwere der Symptome aus dem klinischen Bild oft nicht eindeutig zu stellen und häufig mit einer hohen Unsicherheit behaftet. Hoyme und Mitarbeiter (2009) berichten, dass bei einem beträchtlichen Anteil von Frauen mit der klinischen Diagnose Salpingitis durch eine Laparoskopie dieser Befund nicht bestätigt werden konnte. Die klassischen Symptome Schwellung der Adnexe, Fieber, pathologische Entzündungsreaktionen wie Leukozytose, Anstieg des C-reaktiven Proteins sind bei der Mehrzahl der Patientinnen nicht zu finden. Andererseits ist bei der akuten Salpingitis aber immer eine Zervizitis zu finden, die demzufolge einen Hinweis auf die Infektion der Salpinx ergibt.

■ Laparoskopische Diagnostik

Die Laparoskopie sichert die Diagnose Adnexitis zweifelsfrei, indem eine Hyperämie der Tubenserosa, ein Ödem der Tubenwand und ein Exsudat auf der Tubenserosa bzw. aus den Ostien hervorquellend erkannt werden.

Sonographie

Die Vaginalsonographie kann möglicherweise der Verlaufsbeurteilung einer schwergradigen Adnexitis dienen. Zur Diagnostik bzw. zum zweifelsfreien Ausschluss der leichten Erkrankung sind die Kriterien nicht ausreichend sensitiv und spezifisch.

Erregerdiagnostik

Mikrobiologische Abstriche können bei der Adnexitisdiagnostik von der Zervix, der Urethra und aus den Fimbrientrichtern der Tuben entnommen werden. Es ist dabei insbesondere zu beachten, dass nur bei der gonorrhoischen oder der Chlamydienadnexitis der Keimnachweis aus der Zervix bzw. der Urethra möglich und in jedem Fall sinnvoll ist. Ansonsten besteht aber eine deutliche Diskrepanz zwischen dem mikroskopischen Befund von Zervix bzw. Urethra und dem der Tuben.

Ein repräsentativer mikrobiologischer Abstrich zur Adnexitisdiagnostik ergibt sich in jedem Fall aus dem Fimbrientrichterbereich. Die Abstrichauswertung von den 3 genannten Lokalisationen erfolgt durch kulturelle Untersuchung sowie auch durch die Möglichkeiten einer Multiplex-PCR (insbesondere zum Nachweis von Gonokokken und Chlamydien). Douglas-Flüssigkeit ist als mikrobiologische Probe ungeeignet.

Laborparameter

Von den Laborparametern werden zur Bestätigung des Infektionsbefundes das C-reaktive Protein und die Leukozyten bestimmt. Normalwerte schließen aber eine Adnexitis nicht aus. Differenzialdiagnostisch sollte auch das β-HCG (humanes Choriongonadotropin) bestimmt werden. Bei speziellen Risiken müssen serologische Tests auf Syphilis, HIV und Hepatitis durchgeführt werden.

Differenzialdiagnostik der Adnexitis

- Appendizitis
- ektopische Gravidität
- Tuberkulose- und Endometriose der Salpinx
- Ovarialkarzinom
- stielgedrehter Ovarialtumor
- stielgedrehtes subseröses Myom
- Ovar-Follikel-Blutung
- parametrane Prozesse
- gastrointestinale Entzündung
- Harnwegsinfektion
- Pyelonephritis
- Beckenvenenthrombose

In der Praxis hat die differenzialdiagnostische Abklärung der akuten Adnexitis gegen die Appendizitis eine große Bedeutung, da bei der akuten Adnexitis meist konservativ behandelt wird, bei der Appendizitis dagegen die Operation notwendig wird.

56.4 Therapie

Die Behandlung der Adnexitis muss in jedem Fall so früh wie möglich eingeleitet werden, denn nur so kann die Morbidität mit Unterbauchschmerzen, ektopischer Gravidität, tubarer Sterilität vermieden werden.

 **Cave**
Eine verzögerte Therapieeinleitung erhöht das Risiko für Sterilität und chronische Beschwerden.

Eine stationäre Behandlung muss insbesondere in folgenden Fällen erfolgen:
- Oberbauchsymptomatik
- schwere Verlaufsformen
- Verdacht auf Abszessbildung
- Fieber >38°C
- ungesicherte Diagnose
- Kinderwunschpatientinnen
- bei erfolgloser ambulanter Behandlung
- Patientinnen mit Immunsuppression

Wegen der oft geringen Therapieakzeptanz sollten v. a. auch jugendliche Frauen stationär behandelt werden.

Partnerbehandlung

Bei der Adnexitis ist es sinnvoll den Sexualpartner mitzubehandeln, um erneute gegenseitige Ansteckungen zu vermeiden. Die Partnertherapie ist insbesondere dann indiziert, wenn bei der Frau Gonokokken oder Chlamydien nachgewiesen wurden oder wenn die beim Mann durchgeführten Untersuchungen diese Keime ergaben. Die Partnerdiagnostik bedeutet einen erheblichen zusätzlichen Aufwand, ist aber unverzichtbar zur Sicherstellung des Therapieerfolges.

■ Intrauterines Pessar

Ein IUP gilt als ein prädisponierender Faktor für die Adnexitis. Daher wird die Entfernung dieses Fremdkörpers bereits zu Therapiebeginn allgemein empfohlen.

■ Operative Therapie

Eine operative Therapie bleibt den schweren Formen der PID vorbehalten, die meistens mit einer Abszessbildung einhergehen. Insgesamt gesehen ist man heute wesentlich zurückhaltender mit dem Ausmaß des operativen Eingriffs. Der Eingriff sollte nach heutiger Erkenntnis möglichst frühzeitig erfolgen. Je nach Lage wird die transvaginale oder transabdominale Dränage bei Erhaltung des Uterus und wenigstens eines Ovars unter hochdosierter gezielter Antibiotikatherapie angestrebt, um bei Kinderwunsch die Möglichkeit der In-vitro-Fertilisation zu wahren.

Indikationen zur Operation sind:
- akutes Abdomen
- Ileus
- Ruptur
- stärkere Blutungen
- Nichtansprechen der konservativen Therapie

■ Antibiotikatherapie

Ein allgemeingültiges und verbindliches Therapieschema der Adnexitis ist hinsichtlich der Antibiotikaauswahl schwer zu geben, da eine Vielzahl von Untersuchungen mit unterschiedlichen Antibiotikakombinationen akzeptable Resultate gezeigt hat. In der Regel wird das Krankheitsbild mit Breitbandantibiotika behandelt.

Auf der Basis der aktualisierten Richtlinien des Center for Disease Control (Atlanta, USA) und den von der AG für Infektionen und Infektionsimmunologie der DGGG erarbeiteten Empfehlungen wurden von Hoyme und Kentner ein praxisrelevantes Therapieschema der Antibiotikatherapie sowohl für den stationären als auch für den am-

▢ Tab. 56.1 Antimikrobielle Therapie der Adnexitis. (Nach Hoyme 2007)

Präparat	Dosierung
In der Klinik	
Clindamycin und	4-mal 600 mg i.v. für >4 Tage[a]
Tobramycin/Gentamicin	2 mg/kgKG initial i.v., dann Tagesdosis 2–3 (–5) mg/kgKG für >4 Tage
Nach der Entlassung	
Clindamycin	4-mal 300 mg p.o. für 10–14 Tage
In der Klinik	
Chinolon, z. B. Ofloxacin oder	2-mal 200 mg i.v.
Levofloxacin und	2-mal 500 mg i.v. für >4 Tage[a]
Metronidazol	2-mal 500 mg i.v. für >4 Tage[a]
Nach der Entlassung oder bei ambulanter Behandlung	
Ofloxacin oder	2-mal 200 mg p.o.
Levofloxacin und	2-mal 500 mg p.o.
Metronidazol	2-mal 500 mg p.o. für 10–14 Tage

[a] *Oder mindestens 48 h nach klinischer Besserung*

bulanten Bereich zusammengestellt (Tab. 56.1, Hoyme 2007).

Eine weitere in der ambulanten Behandlung bewährte Kombination besteht auch in der Applikation von Amoxicillin/Ampicillin (plus β-Laktamasehemmer) und Doxycyclin.

❶ Cave

Die antibiotische Therapie der Adnexitis erfolgt entsprechend des Antibiogramms in ausreichender Dosierung über einen angemessenen Zeitraum. Für die kalkulierte Adnexitistherapie sind Antibiotika mit einem breiten Wirkungsspektrum zu wählen, welches die wichtigsten aeroben und anaeroben Bakterienspezies umfasst. Bei der chronischen Adnexitis ist eine Therapiedauer von ca. 3 Wochen zu empfehlen.

56.5   Prävention

Die Prävention der Adnexitis besteht in der Ausschaltung prädisponierender Faktoren sowie der Anwendung von Barierremethoden in der Antikonzeption. Da das Erkrankungs- und Rezidivrisiko vom Sozialverhalten der Patientin beeinflusst wird, spielen umfangreiche Informationen und Beratungen zu diesem Krankheitsbild eine sehr große Rolle.

Harnwegsinfektionen

57.1 Erreger

Die Erreger von Harnwegsinfektionen (HWI) entstammen meistens den Keimen der körpereigenen Darm-oder Vaginalflora. Sie können auf dem aszendierenden Infektionsweg unterschiedliche Krankheitsbilder auslösen.

Erreger der akuten unkomplizierten Zystitis:
- E. coli (80%)
- Staphylokokken (15%)
- Proteus mirabilis (10%)

Erreger der komplizierten Harnwegsinfektionen:
- E. coli (50%)
- Staphylokokken (20%)
- Enterokokken (10–20%)
- sonstige Enterobakterien (10–20%)
- Proteus mirabilis (15%)

Insgesamt überwiegen gramnegative Erreger stark gegenüber grampositiven. Bei sexuell übertragbaren Infektionen der Harnröhre und des Genitale kommen ursächlich Gonokokken, Chlamydia trachomatis, Mykoplasmen, Ureaplasma urealyticum und Trichomonas vaginalis in Betracht.

Das Keimspektrum bei nosokomialen Infektionen weist neben E. coli vermehrt Klebsiellen, Proteusarten und Pseudomonaden auf. Das Erregerspektrum zeigt bei Männern und Frauen leichte Unterschiede. E. coli ist signifikant häufiger bei Frauen, Pseudomonas und Enterobacter signifikant häufiger bei Männern zu finden.

57.2 Klinik

Harnwegsinfektionen gehören zu den häufigsten erregerbedingten Erkrankungen, die akut, rezidivierend und persistierend verlaufen können. Eine Infektion des unteren Harntraktes tritt bei 50–70% der Frauen mindestens 1-mal im Leben auf, bei ca. 30% rezidivieren diese Infekte (AWMF 2008b).

Das häufige Auftreten von Harnwegsinfektionen bei der Frau erklärt sich aus den anatomischen Verhältnissen, der Nähe des Orifiziums zur Analregion sowie der kurzen Harnröhre, wodurch eine Keimaszension begünstigt wird. Das Auftreten der Harnwegsinfekte kann durch verschiedene Faktoren begünstigt werden.

Begünstigende Faktoren für Harnwegsinfekte
- Weibliches Geschlecht
- Alter
- sexuelle Aktivität (Honeymoon-Zystitis, neuer Partner)
- Schwangerschaft

- Gebrauch von Diaphragmen und Spermaziden
- Störungen des vaginalen mikroökologischen Systems (Dysbiose)
- Diabetes mellitus
- Immundefizienz
- angeborene Fehlbildungen der ableitenden Harnwege
- Abflussstörungen des Urins: Nierensteine, Tumoren
- Stuhlinkontinenz/Fisteln
- Antibiotikatherapie in den letzten 2–4 Wochen
- instrumenteller Eingriff an den Harnwegen (Blasenkatheter)

Harnwegsinfektionen weisen verschiedene klinische Bilder auf, deren gemeinsames Leitsymptom die Bakteriurie ist. Im Einzelnen werden unterschieden:

- asymptomatische Bakteriurie
- Urethritis
- akute Zystitis
- akute Pyelonephritis
- chronische Pyelonephritis

Nach der Schwere des Verlaufes erfolgt die Unterteilung in eine unkomplizierte bzw. komplizierte Harnwegsinfektion.

57.2.1 Asymptomatische Bakteriurie

Der Nachweis von Bakterien im Urin (Urinkultur $>10^5$ Keime/ml) ohne klinische Symptome für eine Harnwegsinfektion wird als asymptomatische Bakteriurie bezeichnet. Die Prävalenz der asymptomatischen Bakteriurie wird bei Frauen mit ca. 5% angegeben. Ohne anatomische oder funktionelle Abnormitäten des Harntraktes führt die asymptomatische Bakteriurie nicht zur Niereninsuffizienz, Hypertonie oder Narbenbildung der Nieren.

Bei Nierentransplantierten findet sich eine asymptomatische Bakteriurie bei 4–60% der Patientinnen, häufig mit einer geringeren Keimzahl von 102–103/ml. Die Inzidenz der asymptomatischen Bakteriurie bei Diabetikern liegt bei erwachsenen Frauen mit 7,9–11,1% besonders hoch. Das renale Risiko ist jedoch gering.

Bei 2–10% der Schwangeren findet sich eine asymptomatische Bakteriurie mit dem Risiko der Entwicklung einer aszendierenden Harnwegsinfektion, v. a. im letzten Trimenon, und der Gefahr für Frühgeburtlichkeit sowie der Wachstumsretardierung des Kindes.

57.2.2 Urethritis

Als Urethritis wird die Harnröhrenentzündung bezeichnet, bei der man nach dem auslösenden Erregerprofil die nichtgonorrhoische Urethritis (NGU) von der Urethritis gonorrhoica unterscheidet. Die meisten Fälle einer Harnröhrenentzündung können auf sexuell übertragbare Erkrankungen zurückgeführt werden. Die Praktizierung von Safer Sex reduziert zwar das Risiko der Infektion, bietet aber keinen zuverlässigen Schutz, da eine Schmierinfektion auch trotz Kondomen leicht stattfinden kann. Andere Erkrankungen z. B. Diabetes mellitus oder Allergien, können gleichfalls zur Urethritis führen.

▪ Urethritis non gonorrhoica

Die nichtgonorrhoische Urethritis ist in den Industrieländern die am häufigsten sexuell übertragbare Erkrankung. Sie kann von verschiedenen Erregern verursacht werden.

Erreger der nichtgonorrhoischen Urethritis

- Chlamydia trachomatis
- gramnegative Bakterien
  - Pseudogonokkoken
  - Enterobacteriaceae
  - Mimeae
- Trichomonas vaginalis
- Streptokokken A und B
- Mycoplasma genitalium
- Ureaplasma urealyticum

Das Ausmaß der Symptome ist variabel, in der Regel bei Frauen geringer als bei Männern. Es besteht eine eitrige Sekretion aus der Urethra (Bonjour-Tröpfchen), Dysurie, Brennen in der Urethra. Bei einer durch Chlamydien bedingten Urethritis droht die Gefahr einer aszendierenden Genitalinfektion mit den Folgeschäden einer PID.

■ **Urethritis gonorrhoica**

Die gonorrhoische Urethritis entsteht durch den Erreger Neisseria gonorrhoeae. Die sich aus dieser spezifischen Infektion ausbildenden Krankheitsbilder sind im Einzelnen in Kapitel 15 dargestellt.

57.2.3 Akute Zystitis

Die akute Zystitis ist eine untere Harnwegsinfektion ohne Beteiligung der Nieren, die sich bei 10–20% der Frauen findet. Die Spontanheilungsrate ist relativ hoch; nach bis zu einer Woche liegt sie bei etwa 50% und erreicht später 100%. Begünstigt werden Blasenentzündungen durch Abflussstörungen, Katheterisierung und durch Geschlechtsverkehr.

> **Leitsymptome der akuten Zystitis**
> - Schmerzen beim Wasserlassen (Dysurie)
> - Harndrang (Pollakisurie)
> - krampfhafte Blasenkontraktionen (suprapubischer Schmerz)

57.2.4 Akute Pyelonephritis

Die akute Nierenbeckenentzündung entwickelt sich meistens aus einer aufsteigenden Harnwegsinfektion. Dabei wandern Keime über einen oder beide Harnleiter von der Blase aufwärts ins Nierenbecken mit nachfolgendem Befall des Nierenparenchyms. Die Erkrankung verläuft schwer, mit hohem Fieber, Flankenschmerzen und starkem Krankheitsgefühl.

> **Symptome der akuten Pyelonephritis**
> - Flankenschmerz
> - klopfschmerzhaftes Nierenlager
> - Fieber (septische Temperaturen und Schüttelfrost)
> - allgemeine Beschwerden wie Übelkeit, Erbrechen, abdominale Schmerzen
> - zystitische Beschwerden

Die häufigsten Komplikationen der Pyelonephritis sind Nierenschäden, die selten bis zum Nierenversagen führen können. Aus einem Nierenabszess kann sich eine Urosepsis entwickeln. Bei Persistenz der Pyelonephritis trotz regelrechter Antibiotikatherapie liegt oft ein Nierenstein vor, der das Ureterlumen obstruiert.

57.2.5 Chronische Pyelonephritis

Die chronische Pyelonephritis entsteht meistens aus nicht abgeheilten Harnwegsinfektionen. Dies ist besonders bei Harnabflussbehinderungen, z. B. Obstruktionen und Fehlbildungen, der Fall. Als ein weiterer Risikofaktor gilt der Diabetes mellitus. Eine wesentliche Komplikation ist die fortschreitende und schließlich terminale Niereninsuffizienz.

> **Symptome der chronischen Pyelonephritis**
> - Abgeschlagenheit, Müdigkeit
> - dumpfe Rückenschmerzen
> - Klopfschmerz im Nierenlager
> - Brechreiz, Gewichtsverlust
> - abnorme Blässe
> - evtl. Hypertonus

57.2.6 Unkomplizierte Harnwegsinfektionen

Akute, unkomplizierte Harnwegsinfekte sind definiert als Episoden von akuter Zystitis bei sonst gesunden Erwachsenen ohne Risikofaktoren (wie z. B. strukturelle Anomalien des Harntrakts, Grunderkrankungen etc.). Die Infektion ist durch die Virulenz des Erregers bedingt. Begünstigt wird eine Blasenentzündung durch:

- Unterkühlung, Stress
- Verwendung von Scheidenspülungen und chemischen Verhütungsmitteln
- Hormonstörungen in den Wechseljahren
- Gebärmuttersenkungen

Ein unkomplizierter Harnwegsinfekt äußert sich allgemein durch folgende typische Beschwerden:

- erschwertes Wasserlassen (Dysurie)
- Brennen oder Schmerzen beim Wasserlassen (Algurie)
- häufiger Harndrang bei nur geringer Harnabgabe (Pollakisurie)
- suprapubische Schmerzen
- evtl. häufiges nächtliches Wasserlassen

Neben diesen klassischen Beschwerden ist der Urin oft getrübt und enthält manchmal sichtbare Beimengungen von Blut (Mikro- oder Makrohämaturie).

57.2.7 Komplizierte Harnwegsinfektionen

Komplizierte Harnwegsinfekte sind alle Infekte, bei denen komplizierende Faktoren wie Behinderung des Harnflusses (z. B. durch Harnsteine), eine Schwächung der Immunabwehr, Diabetes mellitus oder andere Stoffwechselerkrankungen vorliegen. Bei komplizierten Harnwegsinfekten sind in der Regel Nierenbecken und Nieren ebenfalls betroffen.

Komplizierende Faktoren eines Harnwegsinfektes (AWMF Leitlinie 2008)

- Diabetes mellitus
- Immunsuppression
- anatomische Fehlbildungen
- Hospitalisierung
- Katheter
- Operation/Manipulation an den Harnwegen
- Pyelonephritis
- >7 Tage persistierende Symptome

Bei komplizierten Harnwegsinfekten sind die Beschwerden zunächst ähnlich wie bei einer unkomplizierten Harnwegsinfektion, verlaufen aber oft heftiger, können sich verschlimmern und sollten grundsätzlich ernst genommen werden. Hinzu kommen weitere Beschwerden:

- Schüttelfrost
- Schmerzen in Damm- und Genitalregion
- Flankenschmerzen, Flankenschwellung
- ungewollter Urinverlust unter Harndrang
- sichtbare Blutbeimengungen im Urin
- Ausfluss aus der Harnröhre
- Krankheitsgefühl wie bei der Grippe
- Übelkeit, Erbrechen

57.2.8 Rezidivierende Harnwegsinfektionen

Die rezidivierenden Harnwegsinfektionen können klinisch als eine erneute Infektion oder als Wiederaufflammen (rekurrierende Infektion) einer nicht vollständig ausgeheilten Infektion in Erscheinung treten. Etwa 5–10% der Frauen leiden unter diesem Krankheitsbild. Es ist definiert als mehr als 3 Harnwegsinfekte pro Jahr oder mehr als 2 Harnwegsinfekte pro Halbjahr.

57.3 Diagnose

Die Diagnose der Harnwegsinfektion ergibt sich durch die Interpretation von Einzelergebnissen, die in der Zusammenschau von anamnestischen Angaben, klinischen Befunden und Labordaten eine fundierte Diagnostik ermöglichen.

Diagnostik der Harnwegsinfektion

- Anamnese:
  - Erfassung von Symptomen und Risikofaktoren
- Ganzkörperstatus:
  - Nierenlager klopfscherzhaft
  - suprapubischer Druckschmerz
  - Blutdruckmessung

> - Laboruntersuchung:
>   - Urinstatus
>   - Urinkultur, Antibiogramm
>   - C-reaktives Protein, Blutbild, Blutsen-
>   kungsgeschwindigkeit
> - bildgebende Verfahren:
>   - Sonographie, Röntgen
>   - Szintigraphie, Computertomographie

57.3.1　Harnanalysen

Die Urinuntersuchung hat für die Diagnostik einer Harnwegsinfektion eine grundsätzliche Bedeutung. Sie sollte aus einer kontaminationsfreien Probe eines Mittelstrahlurin (MSU) erfolgen.

Gewinnung von MSU bei Frauen:

- Spreizen der Labien
- Waschen der inneren Vulvaregion mit Seife
- Wischen der Harnröhrenöffnung mit einem feuchten Tuch von vorn nach hinten
- Verwerfen der ersten Harnstrahlportion während der Blasenentleerung
- Auffangen der mittleren Harnportion in sterilem Behältnis

57.3.2　Teststreifen (Urinstix)

In der Praxis werden häufig semiquantitative Teststreifen zum Nachweis von Mikroorganismen (Nitrittest) oder von Leukozyten (Leukozytenesterasetest) eingesetzt. Der Nitrittest beruht auf der Fähigkeit bestimmter Mikroorganismen wie E. coli und den meisten harnpathogenen Keime mittels Nitratreduktase Nitrat zu Nitrit zu reduzieren.

Der Test bietet damit einen indirekten Nachweis von Nitrit bildenden Keimen im Urin. Der Nachweis von Nitrit mittels Streifentest ist zwar spezifisch, aber nur gering sensibel, da er nur bei Bakterien, die Nitratreduktase produzieren, positiv sein kann und zudem eine ausreichend lange Verweildauer des Urins in der Blase erforderlich ist.

Der Nachweis von Leukozyten durch den Leukozytenesterasetest zeigt eine entzündliche Reakti-

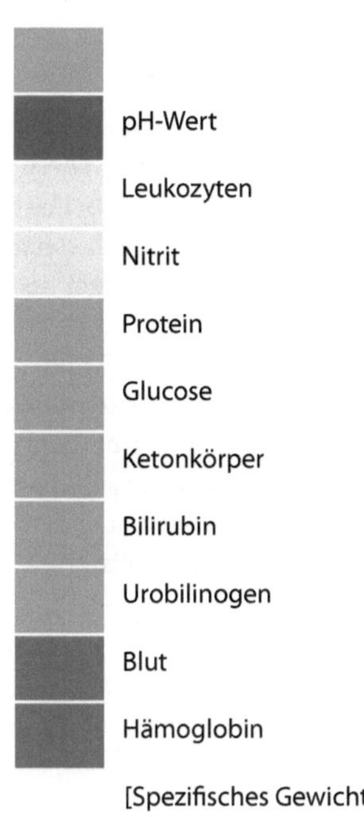

Abb. 57.1 Felder des Urinteststreifens

on im Urogenitaltrakt an. Ein negativer Leukozytennachweis ist ein relativ sicheres Ausschlusskriterium für eine Harnwegsinfektion

Mit den Urinstix (Teststreifen) ist es möglich, einen Urinstatus mit den Parametern Leukozyten, Blut/Hämoglobin, Gesamteiweiß, Nitrit, Keton, Glukose, Bilirubin, Urobilinogen und pH-Wert gleichzeitig zu bestimmen. Der Streifen kann je nach Hersteller und Typ verschieden konfiguriert sein, eine häufige Kombination wird durch die in Abb. 57.1 dargestellten Felder gebildet.

57.3.3　Urinsediment

In der mikroskopischen Untersuchung des Urinsediments werden Leukozyten, Erythrozyten, Epithelien, Zylinder und Kristalle erkannt. Außerdem können massenhaft Bakterien gefunden werden, eine weitere Bakteriendifferenzierung ist aber nicht möglich. Die Mikroskopie des nativen zentrifugierten Urins wird in der Frauenarztpraxis nur selten durchgeführt. Ihr Aussagewert hängt stark von der Erfahrung des Betrachters ab.

57.3.4 Urinkultur

Für mikrobiologische Urinuntersuchungen werden Eintauchnährböden (Uricult) verwendet. Diese sind auf beiden Seiten mit Agar beschichtet. Bei einer fiebrigen Pyelonephritis sollten zusätzlich stets Blutkulturen angelegt werden, da die Erreger in 30–40% der Fälle auch im Blut zu finden sind.

Wegen der geringen Sensitivität, der Verzögerung des Therapiebeginns und der Kosten ist die Durchführung einer Urinkultur bei ambulant erworbenen akuten unkomplizierten Harnwegsinfektionen meist nicht erforderlich. Sie hat einen Stellenwert bei rezidivierenden oder komplizierten Harnwegsinfektionen.

57.3.5 Befundinterpretationen

■ Asymptomatische Bakteriurie

Die Diagnose der asymptomatischen Bakteriurie beruht auf dem Nachweis einer signifikanten Bakteriurie in einer korrekt entnommenen und untersuchten Urinprobe von symptomfreien Patientinnen. Eine signifikante Bakteriurie liegt bei einer Keimzahl von $>10^5$ CFU/ml Mittelstrahlurin bzw. >100 CFU/ml Kathederurin vor.

Der Nachweis von Bakterien im Urinsediment ist beim Fehlen sonstiger Symptome noch nicht als krankhaft anzusehen, selbst wenn die Keimzahl im steril gewonnenen Mittelstrahlurin mehr als 100000 Keime/ml beträgt. Bei Keimzahlen über 100000/ml Urin muss jedoch nach Symptomen einer Harnwegsinfektion bzw. nach pathogenetischen Faktoren gesucht werden.

■ Akute Urethritis

Bei der Inspektion der Urethra fällt eine deutliche Rötung der Harnröhrenöffnung auf. Zur Sicherung der Diagnose werden ein Urethralabstrich und Urin entnommen und auf spezifische Erreger (Gonokokken, Chlamydien, Mykoplasmen u. a.) untersucht.

■ Akute Zystitis

Die Diagnose der Zystitis wird in erster Linie durch das klinische Bild und die Urinuntersuchung gestellt.

- Urinteststreifen/Urinsediment: Pyurie, Bakteriurie, Mikro- oder Makrohämaturie, Nitrit positiv bei hoher Keimzahl
- Urinkultur: Bei der unkomplizierten Zystitis der Frau ist die Anlage einer Urinkultur vor Beginn der empirischen Therapie nicht notwendig. Eine Urinkultur wird empfohlen bei erfolgloser Therapie, Diabetes mellitus, Schwangerschaft oder unklarer Diagnose. Bei der komplizierten Zystitis ist eine Urinkultur vor Therapie stets notwendig.
- Sonographie von Niere und Harnblase zur Abklärung von Harnstau, Normvarianten, Restharn, Harnblasendivertikeln, Harnblasensteinen
- vaginale Untersuchung: bei V. a. Vaginitis oder Adnexitis, bei Bestätigung Abstriche zur mikrobiologischen Diagnostik
- Urogramm nur bei rezidivierenden Zystitiden zur Abklärung von Infektsteinen, Harnstau, Harnblasendivertikeln, Ureterozelen
- Zystoskopie bei rezidivierender Zystitis oder zur Differenzialdiagnose der Makrohämaturie nach abgeheilter akuter Zystitis

■ Pyelonephritis

- Urin: Die Urinuntersuchung zeigt typischerweise Leukozyten, Bakterien und evtl. Nitrit.
- Blut: Die Blutuntersuchung ergibt eine Leukozytose, hohes CRP, hohe BSG sowie Linksverschiebung.
- Sonogramm: Es zeigt ein gestautes Nierenbecken oder einen Nierenabszess.

> **Charakteristische Laborbefunde bei chronischer Pyelonephritis**
>
> - CRP $>0,6$ mg/dl, evtl. Leukozytose, erhöhte Zahl CD14$^+$/CD16$^+$-Blutmonozyten ($>10\%$ der Gesamtmonozyten)
> - Leukozyturie, Granulozytenzylinder, gemischte Zylinder, Rundzellen (Tubuluszellen)
> - Teststreifen: 0–30 (–100) mg Eiweiß, Leukozytenesterase, Nitrit positiv, niedrige Osmolalität, Harn pH-Wert >6
> - Ausscheidung kleinmolekularer Serumeiweiße, z. B. α-1-Mikroglobulin $>>20$ mg/g Kreatinin im Harn

- komplett tubuläre Proteinurie (SDS-PAGE), in Spätstadien zunehmende hochmolekulare »glomeruläre« Serumkomponenten
- Harnkulturen (wechselnd positiv), Keimzahlen 10^2–10^5 pro ml Urin, wiederholt gleiche Erreger (Relaps) oder neue Erreger
- positive bildanalytische Befunde (Sonographie, i.v.-Urographie)

57.4 Therapie

57.4.1 Asymptomatische Bakteriurie

Die Bakteriurie ohne klinische Infektionszeichen stellt keine generelle Indikation für eine antibiotische Behandlung dar. Die antibiotische Therapie erfolgt erst bei Vorliegen bestimmter Risikofaktoren und in jedem Fall bei schwangeren Frauen (Gupta 2001).

Sonderfälle der Antibiotikatherapie

- Asymptomatische Bakteriurie und Diabetes mellitus: Amoxicillin 3-mal 750 mg/Tag für 7 Tage p.o. oder Cotrimoxazol 2-mal 960 mg/Tag für 7 Tage p.o.
- Asymptomatische Bakteriurie bei Schwangeren: Amoxicillin 3-mal 500 mg/Tag für 3 Tage p.o. oder Cefuroxim, 2-mal 250 mg für 3 Tage p.o.

57.4.2 Zystitis

- Allgemeinmaßnahmen: Trinkmenge 2 l/Tag, regelmäßige Miktion, Miktion nach Geschlechtsverkehr, Unterkühlung vermeiden
- unkomplizierte Zystitis: dreitägige Antibiose, z. B. mit Cotrimoxazol, Amoxicillin, Cephalosporinen, Fluorchinolone
- komplizierte Zystitis: siebentägige Antibiose zunächst empirisch (z. B. mit Fluorchinolonen), dann nach Resistogramm
- Komplikation: hämorrhagische Zystitis, Pyelonephritis

Die Behandlung des unkomplizierten Harnwegsinfektes besteht in der schnellen Beseitigung der bestehenden Symptome durch eine medikamentöse Single-Shot-Therapie oder Kurzzeittherapie über 3 Tage. Längere Therapien können die Nebenwirkungsrate und Resistenzquote erhöhen, scheinen aber bei β-Laktam-Antibiotika und Nitrofurantoin die Rate der vollständigen Keimeradikation zu erhöhen (Hummers-Pradier 2005).

Insgesamt gesehen ist bei der medikamentösen Therapieauswahl die zunehmende Resistenz von E. coli gegen Trimethoprim/Sulfomethoxazol zu berücksichtigen (Resistenzrate 29%). Mit Fosfomycin hat sich eine effektive Single-Shot-Therapie bewährt (■ Tab. 57.1).

57.4.3 Pyelonephritis

Pyelonephritiden können bei milden oder fehlenden systemischen Symptomen mit einer oralen Antibiotikatherapie behandelt werden:

■ **Tab. 57.1** Therapie des akuten unkomplizierten symptomatischen Harnwegsinfektes (AWMF 2008b)

	Substanz	Dosis	Dauer
1. Wahl	Fosfomycin	3000 mg 1-mal	1 Tag
	Trimethoprim/Sulfametoxazol	160/800 mg 2-mal täglich	3 Tage
2. Wahl	Ciprofloxacin	250 mg 2-mal täglich	3 Tage
	Nitrofuratoin	100 mg 4-mal täglich	7 Tage
	Amoxicillin	500 mg 3-mal täglich	7 Tage

- Ciprofloxacin 500–750 mg 2-mal täglich oder
- Levofloxacin 500–750 mg 1-mal täglich
- Therapiedauer 2 Wochen

57.4.4 Komplizierte Harnwegsinfektionen

Bei schweren Verläufen mit Übelkeit, Erbrechen und Kreislaufinstabilität sollte nach der Leitlinienempfehlung der DGGG (AWMF 2008b) die initiale Antibiotikatherapie stationär mit hohen parenteralen Dosen begonnen werden (Aminopenicilline, Cephalosporine oder Aminoglykoside der 3. Generation), die bei Besserung dann als orale Therapie fortgeführt werden kann. Die Antibiotikatherapie sollte hier in der Regel 2–3 Wochen betragen. Bei schweren Verläufen sollten außerdem anatomische und funktionelle Anomalien mit bildgebenden Verfahren rasch ausgeschlossen werden, da diese Patientinnen besonders gefährdet sind, eine Urosepsis zu entwickeln.

57.4.5 Rezidivierende Harnwegsinfektionen

Die rezidivierenden Harnwegsinfektionen können klinisch als eine erneute Infektion oder als Wiederaufflammen (rekurrierende Infektion) einer nicht vollständig ausgeheilten Infektion in Erscheinung treten. Die Therapie der erneuten Infektion unterscheidet sich nicht von der eines sporadischen Infektes. Gemäß der Leitlinienempfehlung der DGGG (AWMF 2008b) muss bei einem sehr frühen Rezidiv die Möglichkeit des erneuten Aufflammens einer nicht vollständig therapierten Infektion bedacht werden. In diesen Fällen sollte eine Antibiotikatherapie über 2 Wochen durchgeführt und eine Urinkultur zur Dokumentation der vollständigen Keimeradikation gewonnen werden. Außerdem ist die Indikation zur strukturellen Abklärung der Harnwege bei wiederholten Infektionen zum Ausschluss von Fehlbildungen, Fremdkörpern und Fisteln gegeben.

Bei den rezidivierenden Harnwegsinfektionen spielt auch die Prophylaxe eine große Rolle. ◘ Tab. 57.2 fasst die Unterschiedlichen Maßnahmen dazu zusammen.

57.4.6 Schwangerschaft und Harnwegsinfektion

In der Schwangerschaft treten bei ca. 5% der Frauen Harnwegsinfektionen auf. Sie führen unbehandelt in 40% der Fälle zu einer Pyelonephritis. Die asymptomatische Bakteriurie der Schwangeren stellt einen Risikofaktor für Frühgeburtlichkeit und Wachstumsretardierung dar. Im Rahmen der Schwangerenbetreuung sind regelmäßige Kontrollen des Urins auf Leukozyten und Nitrit vorgeschrieben, um bereits schon asymptomatische Bakteriurien rechtzeitig zu erfassen.

Die Therapiedauer in der Schwangerschaft sollte in jedem Fall 7 Tage betragen. Cephalosporine und Amoxicillin stellen die Mittel der ersten Wahl dar. Der Nachweis einer Keimeradikation sollte mit einer Urinkultur geführt werden (◘ Tab. 57.3).

57.5 Prävention

Wichtigste Maßnahme zur Vorbeugung der Zystitis und damit auch der Komplikationen Pyelitis und Pyelonephritis ist neben einer sorgfältigen Intimhygiene die ausreichende Flüssigkeitszufuhr. So werden die Gefahren einer Verschleppung von Bakterien in die Harnblase und der Vermehrung der Bakterien zumindest über ein normales Maß vermindert. Schließlich sollen auch Grunderkrankungen, die den Harnabfluss behindern oder die Abwehrkräfte schwächen (Diabetes mellitus!) frühzeitig und fachgerecht behandelt werden.

Bei Frauen kommt es nicht selten zu Infektionen durch eine falsche Reinigung nach dem Stuhlgang. Wichtig ist, dass die Analgegend immer nach hinten und niemals nach vorne zur Scheide hin gereinigt wird. So werden Schmierinfektionen vermieden. Anfällige Frauen sollten auch kein Bidet zur Analhygiene benutzen, sondern lieber feuchte Tücher verwenden. Analkeime gelangen auch nach dem Geschlechtsverkehr leicht in die Harnröhre.

◻ Tab. 57.2 Möglichkeiten zur Prophylaxe rezidivierender Harnwegsinfektionen (AWMF 2008b)

Nahrungssupplemente	Cranberrysaft oder -tabletten, Ansäuern des Urins mit Methionin (Ziel-pH: 5–6)
Lokale Östrogenisierung in der Menopause	Dauerhafte Anwendung: 1–2 Applikationen pro Woche mittels Ovula oder Tabletten
Antibiotika	– Postkoital: 100 mg Nitrofurantoin oder Trimethoprim p.o. – antibiotische Dauerprophylaxe: 100 mg Nitrofurantoin oder Trimethoprim p.o. täglich

◻ Tab. 57.3 Diagnostik und Therapie bei Harnwegsinfekten in der Schwangerschaft. (Nach Mohrhaupt 2005)

Erkrankung	Notwendige Diagnostik	Therapie
Asymptomatischer Harnwegsinfekt	– Urinkultur mit Antibiogramm vor Beginn der Therapie – monatliche Kontrolle von Urinstatus, -sediment und -kultur	– Flüssigkeitszufuhr steigern, häufige Blasenentleerung – Amoxicillin, 3-mal 500 mg/Tag für 3 Tage p.o. – Cefuroxim 2-mal 250 mg/Tag für 3 Tage p.o.
Zystitis	– Urinkultur mit Antibiogramm vor Beginn der Therapie – Ausschluss einer Restharnbildung – monatliche Kontrolle von Urinstatus, -sediment und -kultur	– Amoxicillin + Clavulansäure 3-mal 625 mg/Tag für 7 Tage p.o. – Cefuroxim 2-mal 250–500 mg/Tag für 7 Tage p.o. – Cotrimoxazol 3-mal 1 g/Tag für 7 Tage p.o.[a]
Pyelonephritis (ohne septischen Verlauf)	– Urinkultur mit Antibiogramm vor Beginn der Therapie – Ausschluss einer Restharnbildung, einer Obstruktion der Harnwege sowie eines Aufstaus – Kontrolle während der Behandlung und am Ende mittels Urinstatus nach 3 und 7 Tagen sowie monatlich mittels Urinstatus, -sediment und -kultur	– Amoxicillin + Clavulansäure 3-mal 1000 mg/Tag für 14 Tage p.o. – Cefuroxim 2-mal 500 mg/Tag für 14 Tage p.o. – Cotrimoxazol 3-mal 1 g/Tag für 14 Tage p.o.[a] – Cefotaxim 3-mal 2 g/Tag i.v.

[a] *Reservemedikament, nicht in den letzten 2 Wochen vor Entbindung*

Mastitis

Mastitis non puerperalis

58.1 Erreger

Im Unterschied zur puerperalen Mastitis, die fasst zu 100% durch Staphylokokken verursacht wird, ist die nichtpuerperale Mastitis (MNP) eine Mischinfektion mit einem hohen Anteil anaerober Erreger:

- Peptostreptokokken 12%
- Bacterioides spec. 10%
- Peptokokken 9%
- Proteus 5%

Staphylokokken finden sich in etwa 40% der Fälle, seltener sind als Erreger E. coli, Streptokokken und Fusobakterien vertreten.

58.2 Klinik

Die nichtpuerperale Mastitis umfasst alle bakteriellen oder abakteriellen Entzündungen der Brustdrüse außerhalb der Laktationsphase. Sie tritt am häufigsten zwischen dem 30. und 60. Lebensjahr auf. In Bezug auf die Entstehung einer MNP scheint ein Zusammenhang mit Mastopathie, anovulatorischen Zyklen, Lutealinsuffizienz und Schilddrüsenfunktionsstörungen zu bestehen. Die Entwicklung auf dem Boden eines Karzinoms ist wenig häufig.

In den meisten Fällen führt eine hormonelle, medikamentöse, oder stressbedingte Hyperprolaktinämie zu einer vermehrten Sekretion der Drüsenendstücke und somit zu einem Milchstau. Reaktiv entstehen Milchgangserweiterungen (Duktektasien) und ein Austritt der Milch ins periduktale Gewebe. Dies stellt einen Entzündungsreiz dar und führt zu einer granulomatösen Entzündung im Sinne einer Fremdkörperreaktion.

Die klinische Symptomatik ist charakterisiert durch eine rote, warme schmerzhafte Schwellung der Brust, die ipsilateralen Lymphknoten der Axilla sind in 50% der Fälle geschwollen. Im Gegensatz zur Mastitis puerperalis ist die Körpertemperatur meist nicht erhöht.

58.3 Diagnose

Das klinische Bild ist wegweisend für die Diagnose.
- Sonographie: Beurteilung einer möglichen Abszedierung
- Mammographie: Ausschluss eines Malignoms
- Differenzialdiagnose: inflammatorisches Manmmakarzinom

Bessert sich die Erkrankung trotz Therapie nicht, muss umgehend eine weitere Diagnostik veranlasst werden (Mammographie, Biopsie).

58.4   Therapie

Als Mittel der Wahl, sofern die Infektion noch nicht abszediert ist, gelten Breitbandantibiotika:

- Kombination von Gyrasehemmer und Metronidazol
- Alternativen:
  - Ampicillin und Clavulansäure und Metronidazol
  - Cotrimoxazol und Metronidazol

Eine abszedierte Mastitis muss inzidiert werden. Bei chronisch fistulierender Mastitis ist es wichtig, nach dem Abklingen der akuten Symptomatik den Fistelgang darzustellen und zu exzedieren sowie nekrotisches Gewebe im Gesunden zu resezieren.

Bei der bakteriellen und abakteriellen Form der MNP werden Prolaktinhemmer verordnet, die die Hormonstörung und damit die übermäßige Milchsekretion eindämmen. Die Einnahme muss dabei über mehrere Wochen erfolgen. Sollte nach wenigen Tagen keine Besserung eintreten, muss ein inflammatorisches Mammakarzinom ausgeschlossen werden.

58.5   Prävention

Eine spezifische Prophylaxe für die Entstehung einer Mastitis non puerperalis ist nicht möglich.

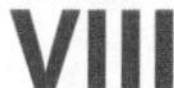 VIII

Prävention durch Schutzimpfung

Die Schutzimpfung

59.1 Impfschutz der Frau

Impfungen gehören zu den erfolgreichsten Maßnahmen der gesundheitlichen Vorsorge. Sie tragen dazu bei, vor einer Vielzahl von Infektionskrankheiten und ihren schwerwiegenden Folgen zu schützen. Als Präventionsmaßnahme zählt die Durchführung von Schutzimpfungen mit zu den Routinearbeiten einer Frauenarztpraxis. Als Richtschnur dafür gelten die von der Ständigen Impfkommission (STIKO) vorgegebenen Impfempfehlungen (RKI 2009b).

Die STIKO erarbeitet jährlich neue Empfehlungen zur Durchführung von Impfungen und entwickelt außerdem Kriterien zur Abgrenzung einer üblichen Impfreaktion und einer über das übliche Ausmaß einer Impfreaktion hinausgehenden gesundheitlichen Schädigung.

Der Frauenarzt/die Frauenärztin ist gefordert, im Kontakt mit den Patientinnen die Wichtigkeit eines umfassenden Impfschutzes in allen Altersstufen immer wieder anzusprechen, Impflücken aufzudecken, Grundimmunisierungen durchzuführen und dafür Sorge zu tragen, dass notwendige Auffrischimpfungen vorgenommen werden.

Es sollten bei der Arztkonsultation auch die Impfdokumentation überprüft und fehlende Impfungen nachgeholt werden. Im Hinblick auf eine Impfung ergeben sich in der gynäkologischen Praxis insbesondere Einflussmöglichkeiten auf die Patientinnen im Rahmen der

- Jugendgesundheitsvorsorge,
- konzeptionellen und präkonzeptionellen Beratung
- Schwangerenvorsorge
- Vorsorgeuntersuchungen gesunder Frauen

Um eine qualitätsgerechte Impfung durchführen zu können, ist für den Frauenarzt/die Frauenärztin und für das Praxisteam ein spezielles Fachwissen notwendig, das regelmäßig unter Berücksichtigung der aktuellen epidemiologischen Situation aufgefrischt werden sollte.

Mit der Schutzimpfung werden verschiedene Ziele angestrebt (◘ Abb. 59.1):

- Schutz der einzelnen Personen gegen die impfpräventable Infektionskrankheit (Individualschutz)
- Anhebung der Populationsimmunität, sodass der Infektionserreger nicht mehr in der Be-

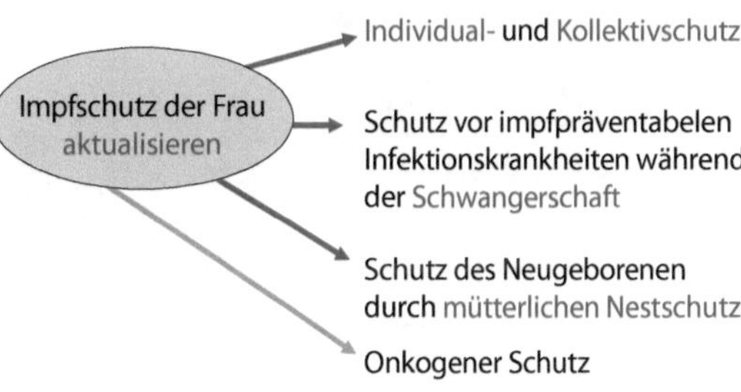

◘ **Abb. 59.1** Ziele des Impfschutzes der Frau

völkerung zirkulieren kann (Herdimmunität, Kollektivschutz)
- partieller Immunschutz des Feten und der Neugeborenen durch transplazentaren Antikörpertransfer (Leihimmunität, Nestschutz)
- onkogener Schutz (HPV-Impfung), Senkung der Krankheitslast des Zervixkarzinom

59.2 Prinzip der Schutzimpfung

59.2.1 Aktive Immunisierung

Das Prinzip der aktiven Immunisierung besteht im Aufbau einer spezifischen Abwehr gegen Krankheitserreger und/oder Toxine. Es werden dem Organismus verschiedene Antigene als Impfstoff appliziert, die eine Antikörperbildung auslösen und die B-Gedächtniszellen zu einer schnellen und starken sekundären Antikörperantwort gegen diese Antigene stimulieren. Beim nächsten Antigenkontakt ist der Körper durch die Gedächtniszellen schon gewappnet, Antikörper (sekundäre Antikörperantwort) werden sofort gebildet und die Erkrankung wird dadurch verhindert.

Das Impfantigen wird unter Mithilfe dendritischer Zellen (DC) zu den lymphatischen Organen transportiert. Dort erfolgt die Proliferation und Differenzierung spezifischer B-Lymphozyten. Einige entwickeln sich zu Antikörper produzierenden Plasmazellen und besiedeln das Knochenmark. Andere differenzieren sich zu Gedächtniszellen (»memory cells«, Bm) und verbleiben in den lymphatischen Organen. Dort wird bei neuerlichem Kontakt mit dem entsprechenden Antigen rasch ein erneuter Zyklus von Proliferation und Differenzierung eingeleitet (◘ Abb. 59.2).

> **Sekundäre Antikörperantwort**
> Bei einer typischen Immunantwort auf eine zweite Konfrontation mit dem Antigen zeigen die Antikörper folgendes Verhalten:
> - früheres Auftreten und längere Persistenz
> - höhere Titer
> - Vorherrschen von IgG
>
> Bei der Primärantwort tritt zuerst IgM, dann erst IgG auf.

Die durch eine aktive Immunisierung hervorgerufene spezifische Immunität entspricht bezüglich Entstehungsmechanismus, Intensität, Dauer des Schutzes sowie Nachweisbarkeit der beteiligten Antikörper weitgehend der Immunität, wie sie unter natürlichen Bedingungen durch das Überstehen der jeweiligen Infektionskrankheit erreicht wird (Neumann 2001). Die Ausbildung des erworbenen Impfschutzes benötigt vom Augenblick der Impfung an im Allgemeinen einen Zeitraum von 2–3 Wochen, bis ein ausreichender Wirkungsgrad erreicht wird. Dieser adaptive Impfschutz kann ein Jahr bis ein Leben lang bestehen.

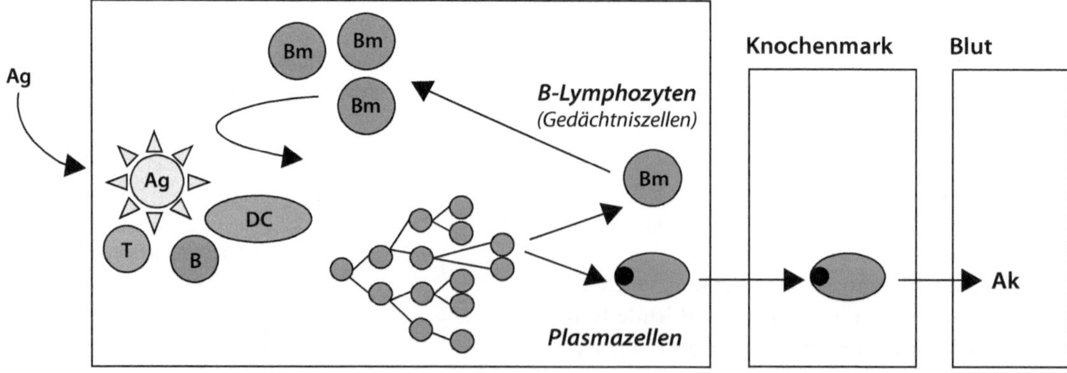

◘ Abb. 59.2 Differenzierung der B-Lymphozyten nach Impfung. *Ag* Antigen, *Ak* Antikörper, *B* B-Lymphozyten, *Bm* Gedächtniszellen, *DC* dendritische Zellen, *T* T-Lymphozyten

---

Aktive Immunisierung

- Stimulation des körpereigenen Immunsystems durch Gabe von Lebend- oder Totimpfstoffen
    - imitiert die während einer Infektion ablaufenden Immunprozesse
    - aktive Immunantwort
- Wirkungsweise:
    - langsamer Wirkungseintritt
    - langfristiger Schutz

59.2.2 Passive Immunisierung

Eine passive Immunisierung kann herbeigeführt werden, indem die von einem anderen Organismus gebildeten Antikörper entweder in Form von homologen (Spender: Mensch) oder heterologen Antiseren (Spender: Tier, nur noch äußerst selten) verabreicht werden. Es handelt sich dabei um die Initiierung einer humoralen Immunreaktion, die einen Teil der normalen Immunantwort darstellt, aber nicht in der Lage ist, dass immunologische Gedächtnis zu prägen.

Die zur passiven Immunisierung eingesetzten Immunglobuline können Bakterien und Viren neutralisieren, die Phagozytose fördern und das Komplementsystem aktivieren. Es entsteht ein sofortiger, aber infolge des Antikörperabbaus ein nur wenige Wochen bis Monate begrenzter Schutzeffekt mit einer mittleren Halbwertzeit von 21 Tagen. Der Schutzeffekt hängt von der Menge und Qualität der übertragenen Antikörper ab und ist immer relativ, d. h. er kann durch massive Exposition eines Krankheitserregers durchbrochen werden.

Passive Immunisierung

- Gabe von (»fertigen«) schützenden Antikörpern
    - Immunglobulin
    - spezifische Immunglobuline: Hepatitis B, Tollwut, Tetanus, FSME, Anti-D-Prophylaxe
- Wirkungsweise
    - schneller Wirkungseintritt
    - begrenzte Schutzdauer (wenige Wochen)

■ Leihimmunität

Die Leihimmunität ist ein physiologischer Vorgang der passiven Immunisierung, bei dem während der Schwangerschaft ausschließlich der IgG-Antikörper von der Mutter transplazentar auf den Feten übertragen wird. Dieser plazentare IgG-Transfer beginnt nach der 20. SSW und ist kurz vor der Geburt beendet. Die Wirksamkeit dieses immunologischen Netzschutzes ist zeitlich begrenzt, da die Antikörper in den ersten Lebensmonaten bereits wieder abgebaut werden. Das gesunde Kind erreicht seinen vollen IgG-Spiegel mit ca. 12 Jahren, den IgM-Spiegel mit 8–9 Jahren und die Erwachsenennorm der IgA-Serumspiegel erst in der Pubertätsphase.

Leihimmunität

Ein ausreichender Nestschutz besteht gegen:
- Masern, Mumps, Röteln, Varizellen, Hepatitis A und B
- Diphtherie und Tetanus nur nach Impfung

Kein Nestschutz ist vorhanden gegen:
- Pertussis, Haemophilus influenzae Typ b (HIB), Pneumokokken und Meningokokken
- Diphtherie und Tetanus nach Erkrankung

Die Wirksamkeit eines Nestschutzes gegen Poliomyelitis wird kontrovers diskutiert.

59.2.3 Postexpositionelle Simultanprophylaxe

Die Simultanprophylaxe besteht in einer Kombinationsimpfung, bei der bereits mit der ersten Impfstoffapplikation das entsprechende spezielle Immungloublinpräparat injiziert wird. Mit dieser gleichzeitigen aktiven und passiven Immunisierung erfolgt die Überbrückung des schutzlosen Intervalls von ungefähr 2 Wochen bis der aufgrund der aktiven Immunisierung selbstschützende Antikörper gebildet wird. Die speziellen Immunglobuline behindern in den angegebenen Immunisierungsdosen nicht die Ausbildung einer Immunität.

> **Beispiele der postexpositionelle Simultanprophylaxe**
>
> - Tetanus: Tetanustoxoidimpfstoff + spezielles Antitetanusimmunglobulin
> - Tollwut: Tollwutimpfstoff + spezielles Antitollwutimmunglobulin
> - Hepatitis B: Hepatitis-B-Impfstoff + spezielles Anti-Hepatitis-B-Immunglobulin

59.3 Impfstoffe

Impfstoffe sind empfindliche biologische Produkte aus Bakterien oder Viren, die als ganzes Bakterium- oder Virusantigen dem Organismus präsentiert werden oder als Teilpräparationen immunogener Bestandteile bzw. veränderter Stoffwechselprodukte vorliegen. Die Impfstoffe sind gekennzeichnet durch weitestgehende Eliminierung der Pathogenität bei größtmöglicher Integritätserhaltung der antigenen Determinante.

Die verschiedenen Impfstoffe lassen sich schematisch in unterschiedliche Gruppen einteilen (◘ Tab. 59.1).

59.3.1 Lebendimpfstoffe

Die Lebendimpfstoffe bestehen aus attenuierten Bakterien oder Viren, die ihre Pathogenität verloren haben und sich nach der Applikation im Impfling vermehren. Die Lebendimpfstoffe lösen eine ausreichende humorale und zelluläre Immunität aus.

- Vorteile:
  - hohe Immunogenität
  - geringe Antigenmenge ausreichend
  - lang anhaltender Schutz
- Nachteile:
  - geringe Gefahr der Rückmutation zum Wildtyp (bei IPV [inaktivierte Poliovakzine])
  - kontraindiziert bei Immunsuppression
  - kontrainduziert in der Schwangerschaft

◘ Tab. 59.1 Schematische Einteilung der Impfstoffe

	Virusimpfstoffe	Bakterielle Impfstoffe
Attenuierte avirulente Mutanten von Viren und Bakterien (Lebendimpfstoffe)	– Masern – Mumps – Röteln – Gelbfieber – Varizellen	– Typhus (oral)
Totimpfstoffe – abgetötete, inaktivierte Bakterien und Viren	– Poliomyelitis (Salk) – Hepatitis A – Tollwut – Japanenzephalitis – FSME	– Pertussis (Ganzkeim) – Cholera
Einzelne Antigene (Spaltvakzine, Polysaccharidvakzine u. a.)	– Influenza – Hepatitis B	– Meningokokken (2- bzw. 4-valent) – Pneumokokken (23-valent) – Haemophilus influenzae b – Typhus (Vi-Antigen) – Pertussis (azellulär)
Denaturierte entgiftete Toxine (Toxoide)		– Diphtherie – Tetanus
Gentechnisch hergestellte Impfstoffe	– Hepatitis B – HPV	

59.3.2 Totimpfstoffe

Totimpfstoffe enthalten als Wirksubstanz nicht vermehrungsfähige Antigene. Diese können aus abgetöteten Bakterien, inaktivierten Viren, Bakterien und Virusbestandteilen sowie aus einem inaktivierten mikrobiellen Toxoid bestehen. Die inaktivierten Impfstoffe fördern die Bildung neutralisierender Antikörper. Zum Immunitätsaufbau sind aber fast immer 2–3 Impfungen zur Grundimmunisierung und zur Erhaltung eines belastungsfähigen Impfschutzes Auffrischimpfungen notwendig.

- Vorteile:
    - sicher
    - auch bei Immunsuppression einsetzbar
    - Impfung in der Schwangerschaft nicht kontraindiziert
- Nachteile:
    - geringe Immunogenität
    - relativ große Antigenmenge notwendig
    - Grundimmunisierung und Auffrischimpfung
    - mehrere Impfungen notwendig

59.3.3 Kombinationsimpfstoffe

Die verschiedenen Impfstoffe können sowohl als Mono- als auch als Kombinationsimpfstoffe angewendet werden. Die Kombinationsimpfstoffe bestehen aus mehreren Vakzinen unterschiedlicher

Antigenität. Ausschlaggebend für diese Vakzinekombination ist, dass der Immunisierungseffekt dem der jeweiligen Einzelkomponente entspricht und sich die Impfstoffe in ihrer Immunität nicht gegenseitig behindern. Das Ziel der Kombinationsimpfstoffanwendung besteht in einer besseren Anwendbarkeit von Impfstoffen. Es werden damit zusätzlich Einzelimpfungen bzw. zusätzliche Arzttermine eingespart und dadurch eine bessere Compliance bei dem Patienten erreicht. Als Kombinationsimpfstoffe stehen 2- bis 5-fach-Impfstoffkombinationen zur Verfügung, die besonders im Kindesalter mit guter Verträglichkeit und Effizienz eingesetzt werden (◘ Tab. 59.2).

Es sind weitere Kombinationsimpfstoffe verfügbar. Die aktuellen Informationen darüber sind der gültigen Liste der STIKO zu entnehmen.

59.3.4 Umgang mit Impfstoffen

Die wesentlichen Kriterien der Impfstoffe sind Wirksamkeit, Stabilität und Unschädlichkeit. Um die Wirksamkeit der Impfstoffe zu erhalten, ist die Kenntnis über den vorgeschriebenen Transportmechanismus sowie die richtige Lagerung der Vakzine von großer Bedeutung. Impfstoffe sollten bei +2° bis +8°C im Kühlschrank gelagert werden, inaktivierte Impfstoffe können unter der Voraussetzung des schnellen Verbrauches auch dann noch verwendet werden, wenn sie kurzzeitig bei Zimmertemperatur gelagert wurden.

Bei Lebendimpfstoffen führen Lagerungen bei Zimmertemperatur generell zur Unwirksamkeit. Beim Transport und der Impfstofflagerung ist zwischen kühlkettenpflichtigen und kühl zu lagernden Impfstoffen zu unterscheiden. Kühlkettenpflichtige Impfstoffe, zu denen hauptsächlich die Viruslebendimpfstoffe gehören, sind vom Hersteller über die Apotheke bis zum Impfarzt stets kühl zu lagern und in einer Kühlbox zu transportieren. Nach dem Verlassen der Kühlkette ist der Impfstoff sofort zu verimpfen. Werden Impfstoffe aus Versehen eingefroren, verlieren die meisten inaktivierten Impfstoffe ihre Wirksamkeit, während die meisten Lebendimpfstoffe dadurch keinen Schaden erleiden. Durch Frostwirkung angeflockte Impfstoffe dürfen nicht verwendet werden.

◘ Tab. 59.2 Beispiele für Kombinationsimpfstoffe zur Impfstrategie in der Frauenarztpraxis	
Impfstoffkombination	**Beispiel**
2-fach	– Diphtherie / Tetanus (Td) – Hepatitis A / Hepatitis B – Masern / Mumps
3-fach	– Diphtherie / Tetanus / Pertussis (Tdpa) – Masern / Mumps / Röteln (MMR)
4-fach	– Diphtherie / Tetanus / Pertussis / Poliomyelitis (Tdpa IPV)

59.4   Impfleistung des Arztes

Zur Impfleistung des Arztes gehören entsprechend den Festlegungen der STIKO neben der Impfung folgende Inhalte:

- Informationen über den Nutzen der Impfung und über die zu verhütende Krankheit
- Hinweise auf mögliche unerwünschte Arzneimittelwirkungen und Komplikationen
- Erhebung der Anamnese und der Impfanamnese, einschließlich der Befragung über das Vorliegen möglicher Kontraindikationen
- Feststellen der aktuellen Befindlichkeit zum Ausschluss akuter Erkrankungen
- Empfehlungen über Verhaltensmaßnahmen im Anschluss an die Impfung
- Aufklären über Beginn und Dauer der Schutzwirkung
- Hinweise zu Auffrischimpfungen
- Dokumentation der Impfung im Impfausweis bzw. Ausstellen einer Impfbescheinigung

Nicht delegierbare Impfleistungen durch den Arzt:

- Indikation zur Impfung stellen
- Prüfen von Kontraindikationen
- Aufklären der Patientin über die vorgesehene Impfung
- Dokumentation der Impfung, Unterschrift
- Meldung unerwünschter Arzneimittelwirkungen

Die Verantwortung für die korrekte Durchführung einer Impfung liegt beim Arzt selbst, wenn er, was durchaus möglich ist, die eigentliche Impfung einer speziell ausgebildeten Arzthelferin mit Zustimmung der Patientin anvertraut.

An das Praxispersonal delegierbare Impfleistungen:

- Information der Patientin über Impfungen als Gesundheitsvorsorgemaßnahme
- Erfassen des aktuellen Impfstatus
- Aufdecken von Impflücken
- Erstellen eines Impfplans
- Vorbereitung der Eintragung im Impfpass
- Logistik: Bestellung, Transport und Lagerung der Impfstoffe
- Impfkanüle entsprechend der Dicke des subkutanen Fettgewebes anpassen

59.5   Impfabstände

Für einen langdauernden Impfschutz ist von besonderer Bedeutung, dass bei der Grundimmunisierung der erforderliche Mindestzeitraum zwischen vorletzter und letzter Impfung nicht unterschritten wird. Maximalabstände gibt es für Impfungen in der Regel nicht, d. h. jede Impfung zählt, auch eine für viele Jahre unterbrochene Grundimmunisierung muss nicht neu begonnen werden. Für die Zeitabstände zwischen Impfungen mit Tot- oder Lebendimpfstoffen gelten nach den STIKO-Angaben die in der Übersicht zusammengestellten Festlegungen.

Impfabstände

- Impfabstände innerhalb einer Impfserie eines Impfstoffes:
  - Impfabstände nicht unterschreiten, insbesondere nicht zwischen letzter und vorletzter Impfung.
  - Es gibt keine unzulässig großen Impfabstände.
  - Jede Impfung gilt.
  - Auch eine für viele Jahre unterbrochene Grundimmunisierung muss nicht neu begonnen werden.
- Abstände zwischen unterschiedlichen Impfungen:
  - Lebendimpfstoffe: simultan oder im Abstand von 4 Wochen zur anderen Lebendimpfstoffen
  - Totimpfstoffe: keine Impfabstände, auch nicht untereinander oder zu Lebendimpfstoffen

---

59.6   Kontraindikationen

Von der STIKO (2009) werden gegen die Durchführung von Schutzimpfungen Kontraindikationen und falsche Kontraindikationen aufgelistet.

59.6.1   Kontraindikationen

Kinder, Jugendliche und Erwachsene mit akuten behandlungsbedürftigen Erkrankungen sollten frühestens zwei Wochen nach der Genesung geimpft werden (Ausnahmen: postexpositionelle Impfung).

Unerwünschte Arzneimittelwirkungen im zeitlichen Zusammenhang mit einer Impfung müssen in Abhängigkeit von der Diagnose keine absolute Kontraindikation gegen eine nochmalige Impfung mit dem gleichen Impfstoff sein.

Impfhindernisse können Allergien gegen Bestandteile des Impfstoffes sein, in Betracht kommen v. a. Neomycin und Streptomycin sowie in seltenen Fällen Hühnereiweiß. Personen, die nach oraler Aufnahme von Hühnereiweiß mit anaphylaktischen Symptomen reagierten, sollten nicht mit Impfstoffen, die Hühnereiweiß enthalten (Gelbfieber-, Influenzaimpfstoff) geimpft werden.

Im Fall eines angeborenen oder erworbenen Immundefekts sollte vor der Impfung mit einem Lebendimpfstoff, der den Immundefekt behandelnde Arzt konsultiert werden. Die serologische Kontrolle des Impferfolges ist bei Patientinnen mit Immundefizienz angezeigt.

Nicht dringend indizierte Impfungen sollten während der Schwangerschaft nicht durchgeführt werden. Dies gilt v. a. für Impfungen mit Lebendimpfstoffen gegen Gelbfieber, Masern, Mumps, Röteln und Varizellen.

59.6.2 Falsche Kontraindikationen

Häufig unterbleiben indizierte Impfungen, weil bestimmte Umstände irrtümlicherweise als Kontraindikationen angesehen werden.

Falsche Kontraindikationen

- Banale Infekte, auch wenn sie mit subfebrilen Temperaturen (38,5°C) einhergehen
- möglicher Kontakt des Impflings zu Personen mit ansteckenden Krankheiten
- Krampfanfälle in der Familie
- Fieberkrämpfe in der Anamnese des Impflings (Da fieberhafte Impfreaktionen einen Krampfanfall provozieren können, ist zu erwägen, Kinder mit Krampfneigung Antipyretika zu verabreichen: z. B. bei Totimpfstoffen zum Zeitpunkt der Impfung und jeweils

4 und 8 h nach der Impfung sowie bei der MMR-Impfung zwischen dem 7. und 12. Tag im Falle einer Temperaturerhöhung.)
- Ekzeme u. a. Dermatosen, lokalisierte Hautinfektionen; Behandlung mit Antibiotika oder mit niedrigen Dosen von Kortikosteroiden oder lokal angewendeten steroidhaltigen Präparaten
- Schwangerschaft der Mutter des Impflings (z. B. Varizellenimpfung)
- angeborene oder erworbene Immundefekte bei Impfung mit Totimpfstoffen
- Neugeborenenikterus
- Frühgeburtlichkeit (Frühgeborene sollten unabhängig von ihrem Reifealter und aktuellen Gewicht entsprechend des empfohlenen Impfalters geimpft werden.)
- chronische Krankheiten
- nicht progrediente Krankheiten des ZNS

Indizierte Impfungen sollen auch bei Personen mit chronischen Erkrankungen durchgeführt werden. Sie sind durch schwere Verläufe und Komplikationen impfpräventabler Krankheiten besonders gefährdet. Personen mit chronischen Erkrankungen sollen über den Nutzen der Impfung im Vergleich zum Risiko der Krankheit aufgeklärt werden. Es liegen keine gesicherten Erkenntnisse darüber vor, dass evtl. zeitgleich mit der Impfung auftretende Krankheitsschübe ursächlich durch eine Impfung bedingt sein können.

59.7 Durchführung der Impfung

Das fachgerechte Vorgehen bei der Impfung ist eine Grundvoraussetzung für den Impferfolg. Bei der Durchführung von Impfungen gilt, dass Impfstoffe keinesfalls mit Desinfektionsmitteln in Berührung kommen dürfen und die Durchstichstopfen unbedingt trocken sein müssen. Nach dem Aufziehen des Impfstoffes in die Spritze und Entfernen evtl. vorhandener Luft ist die Kanüle zur verwerfen und eine neue, gleichfalls trockene Injektionskanüle aufzusetzen. Benetzt der Impfstoff das Kanülenäußere, so kann die Injektion sehr schmerzhaft sein

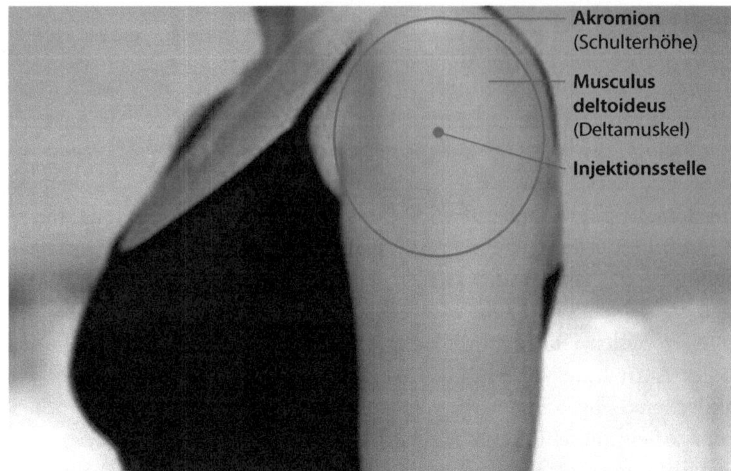

Abb. 59.3 Impfstoffinjektion i.m.
3 Querfinger unterhalb des Akromions
in den M. deltoideus (fotolia.com)

und zu Entzündungen im Bereich des Stichkanales führen. Als bevorzugte Impfstellen für i.m. zu injizierende Impfstoffe gelten der Musculus deltoideus (Abb. 59.3) bzw., solange dieser Muskel noch nicht ausreichend ausgebildet ist, der anterolaterale Oberschenkel (M. vastus lateralis). In diesen Bereichen ist die Gefahr einer Nerven- und Gefäßverletzung gering. Demgegenüber können Injektionen in das subkutane Fettgewebe schmerzhafte Entzündungen, Granulome oder Zysten auslösen und den Impferfolg beeinträchtigen.

Durchführung der Impfung

- Vor der Impfstoffapplikation Kontrolle des Impfstoffverfalldatums.
- Geöffnete Impfampullen sofort, Mehrfachampullen mit Durchstichstopfen am gleichen Tag verwenden.
- Impfstoff stets unter Raumtemperatur applizieren, da weniger schmerzhaft.
- Fertigspritzen mit Vignette (z. B. Td) bevorzugen.
- Grundsätzlich Verwendung von Einmalspritzen und Kanülen.
- Mischen verschiedener Impfstoffe ist nicht zulässig.
- Nicht die gleiche Kanüle zum Aufziehen des Impfstoffes und zum Spritzen benutzen!

- Nadelgrößen: 1 (gelb), 2 (grün) bis 17 (schwarz), 18, 21 (braun)
- Aufschütteln bzw. gutes Durchmischen von Adsorbatimpfstoffen.
- Die Kanüle nicht mit Impfstoff durchspritzen! Aber Kontrolle, ob die Nadel durchgängig ist.
- Impfung am sitzenden oder liegenden Patienten.
- Hautdesinfektion nach Vorschrift.
- Vorbedingung zur Impfung sind eine trockene Haut und trockene Kanüle! Inaktivierung des (Lebend-) Impfstoffes vermeiden.
- Haut verschieben, um Rückfluss zu vermeiden.
- Injektion tief i.m.
- Impfkanüle nicht zu schnell entfernen.

59.8 Impfreaktionen

Impfreaktionen sind von der Beschaffenheit und Dosierung des Impfstoffes sowie auch von der Reaktionslage der geimpften Person abhängig. Impfkomplikationen können oft durch richtige Auswahl der zu impfenden Personen, d. h. durch Verzicht auf die Impfung bei erhöhter Gefährdung, vermieden werden. Deshalb ist besonders der Anamnese

◻ Tab. 59.3 Impfreaktionen nach Impfung mit Tot- und Lebendimpfstoff. (Nach Quast 2008)

Lebendimpfstoffe	Zeitpunkt	Symptome
Poliomyelitis (Sabin), Masern, Mumps, Röteln	Verzögert, je nach Inkubationszeit	Entsprechen denjenigen der Infektionskrankheit in abgeschwächter Form (»Impfkrankheiten«), z. B. leichtes Exanthem, Fieber
Typhus oral	Innerhalb 1–2 Tagen	Leichter Durchfall
Inaktivierte Erreger		
Hepatitis A, Poliomyelitis (Salk), Tollwut, FSME, Japanenzephalitis, Influenza, Hepatitis B	6–48 h nach Applikation	Lokalreaktion, allgemeines Krankheitsgefühl und Fieber
Pertussis, Cholera	6–48 h nach Applikation	Lokalreaktion, allgemeines Krankheitsgefühl und Fieber
Meningokokken, Pneumokokken, H. influenzae b, Diphtherie, Tetanus, Pertussis, azellulär	6–48 h nach Applikation	Lokalreaktion, allgemeines Krankheitsgefühl

große Aufmerksamkeit zu schenken. Zu den Impfreaktionen gehören:

- vasovagale Synkopen
- Lokalreaktionen: Impfgranulome, Spritzenabszess, Nervenverletzung
- Fieber, allgemeines Krankheitsgefühl
- allergische Reaktionen
- Aktivierung bestehender Erkrankungen
- neurologische Komplikationen nach Impfung

59.9 Verhalten nach der Impfung

Besondere Verhaltensmaßnahmen sind nach der erfolgten Impfung nicht zu berücksichtigen. Geimpfte sind nicht krank und benötigen im Allgemeinen keine besondere Schonung. Um den Impferfolg aber nicht zu gefährden, ist darauf zu achten, dass keine zusätzlichen Belastungen des Immunsystems nach einer Impfung erfolgen. Nachteilig auf das Immunsystem können sich extreme klimatische Bedingungen, extreme schwere körperliche Belastungen, seelische Erschöpfung, Stresssituationen sowie übermäßiger Tabak- und Alkoholgenuss ausüben.

59.10 Impfdokumentation

Jede Schutzimpfung und jede passive Immunisierung muss dokumentiert werden. Die sorgfältige Dokumentation aller Impfungen ermöglicht damit zu jeder Zeit eine Kontrolle, ob Schutzimpfungen vollständig vorgenommen wurden oder wann Auffrischimpfungen durchzuführen sind. Zur Dokumentation dieser Immunisierungsmaßnahmen steht ein Impfbuch als internationaler Impfpass in 3 Sprachen zur Verfügung (◻ Abb. 59.4). Folgende Angaben werden für jede Impfung eingetragen:

- Datum der Impfung
- Name des Impfstoffs (Handelsname)
- Chargennummer des Impfstoffs
- Name der Krankheit, gegen die geimpft wurde
- Name und Anschrift des Arztes (Stempel)
- Unterschrift des Arztes

Impfdokumentation

Die Dokumentation der Impfung erfolgt:
- im Impfausweis des Impflings
- in der Patientenkartei/Patientendatei
- sinnvoll: anlegen eines Praxisimpfbuches

In den Arztunterlagen muss vermerkt werden:
- Handelsname des Impfstoffs
- Chargennummer des Impfstoffs
- Impftermin
- Dokumentation des Aufklärungsgesprächs
- Nichtvorliegen von Kontraindikationen

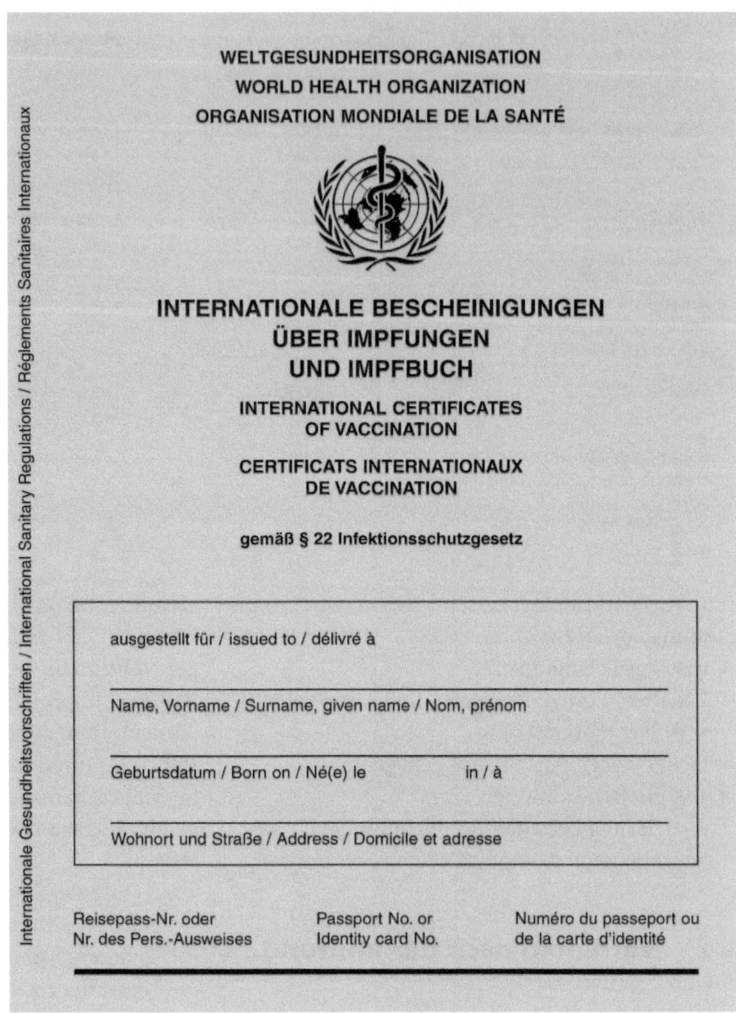

Abb. 59.4 Internationaler Impfausweis (Deutsches Grünes Kreuz)

Der Arzt ist berechtigt, alle vorliegenden gültigen Impfbescheinigungen in das Impfbuch zu übertragen, das Impfbuch gilt auch als ein dokumentierter Beweis für durchgeführte Immunisierungsmaßnahmen, falls es im Zusammenhang mit der Impfung in seltenen Fällen einmal zu einem Gesundheitsschaden beim Impfling kommen sollte. Das Impfbuch gilt darüber hinaus als Notfallausweis, in dem Blutgruppe, Rhesusfaktor sowie Blutgruppenantikörper erfasst werden. Außerdem sind auch medizinische Risiken bzw. chronische Erkrankungen zu dokumentieren, die ergänzende Bemerkungen oder eine medikamentöse Langzeitbehandlung durch den Arzt erforderlich machen.

59.10.1 Fehlende Impfdokumentation

Bei einer fehlenden oder lückenhaft vorliegenden Impfdokumentation sollen notwendige Schutzimpfungen bzw. eine Grundimmunisierung oder Auffrischimpfung nicht verschoben werden. Es gilt allgemein der Grundsatz, dass von zusätzlichen Impfungen bei bereits bestehendem Impfschutz kein besonderes Risiko ausgeht. Dies gilt lt. STIKO auch für die Mehrfachimpfungen mit Lebendvirusimpfstoffen. Serologische Kontrollen zum Nachweis vorausgegangener Impfungen z. B. unter dem Aspekt »unklarer Impfstatus« sind nicht indiziert.

Schutzimpfungen im Überblick

60.1 FSME

60.1.1 Indikation

Eine Indikation zur aktiven Impfung besteht für alle Personen, die sich in der Zeckensaison von April bis November in den vom Robert-Koch-Institut veröffentlichten FSME-Risikogebieten aufhalten und dort durch Beruf (Forst- und Waldarbeiter, Landwirte) oder Freizeitaktivitäten (Urlauber, Jogger) potenziell Zecken ausgesetzt sind (RKI 2009b).

60.1.2 Impfung

- Impfstoffzusammensetzung: inaktivierte FSME-Viren, adsorbiert
- Schutzrate: 98%
- Schutzdauer: mindestens 3 Jahre
- Grundimmunisierung: 3–4 Impfungen je nach Schema
- Auffrischimpfung: 1-mal alle 3 (–5) Jahre

60.2 Hepatitis B

60.2.1 Indikation

Die aktive Impfung soll ab der Geburt für Kinder und Jugendliche bis zum 18. Lebensjahr in der Regel ohne serologische Vor- oder Nachtestung erfolgen. Das Ziel dieser Impfung besteht in einer Senkung der hohen Chronizitätsrate bei Säuglingen und im Schutz der Jugendlichen rechtzeitig vor dem Eintritt in das aktive Sexualleben. Impfung bei Sexualkontakt zu HBsAg-Trägern bzw. bei Sexualverhalten mit hoher Infektionsgefährdung.

Für Erwachsene ist die Hepatitisimpfung eine Indikationsimpfung, z. B. bei Dialysepatienten, Drogenabhängigen, bei bestimmten Berufsgruppen sowie für Personen mit einem erhöhten Infektionsrisiko. Die Empfehlungen zur Hepatitis-B-Schutzimpfung werden von der STIKO auf präexpositionelle und postexpositionelle Indikationen bezogen.

60.2.2 Impfung

- Impfstoffzusammensetzung: Oberflächenantigen des Hepatitis-B-Virus, gentechnisch gewonnen, adsorbiert
- Schutzrate: bei Gesunden je nach Alter 90–99%
- Schutzdauer: 10 Jahre, die Immunität sollte 4–8 Wochen nach der 3. Impfung bei Risikopersonen kontrolliert werden
- Grundimmunisierung: 3 Impfungen, Schema 0./1./6. Monat

▪ HBsAg-positive Schwangere

Simultanimpfung der Neugeborenen innerhalb von 12 h post partum.

◘ Tab. 60.1 Standardschema zur Hepatitis-B-Impfung

1. Impfung	2. Impfung	3. Impfung
Zeitabstand	1 Monat	6. Monat nach 1. Impfung

◘ Tab. 60.2 Serologische Kontrollen nach Hepatitis-B-Schutzimpfung

	1. Impfung	2. Impfung	3. Impfung
Anti-HBs-Gehalt	<100 IE/l	1 Dosis	Titerkontrolle nach 8 Wochen
Wird nach Abschluss der Grundimmunisierung und der Wiederimpfung (4. Impfung) ein unzureichender bzw. überhaupt kein Antikörpertiter aufgebaut, kann eine 5. und 6. Impfung mit abschließender Titerkontrolle erfolgen.			

◘ Tab. 60.3 Postexpositionsprophylaxe am Beispiel der Hepatitis-B-Prophylaxe nach Nadelstichverletzung (STIKO 2009)

Anzahl der bisherigen HB-Impfungen	Anti-HBsAg-Wert	Vorgehen
≥3, letzte Impfung innerhalb der letzten 5 Jahre oder innerhalb der letzten 12 Monate erfolgte eine Anti-HBs-Titerbestimmung	Damaliger Wert >100 IE/l	Kein Handeln erforderlich
≥3, die letzte Impfung liegt länger als 5–10 Jahre zurück	Selbst wenn Titer nach Grundimmunisierung >100 IE/l war	Sofortige Impfung (1 Dosis ohne weitere Maßnahmen)
Keine oder unvollständige Grundimmunisierung oder Low-Responder (Anti-HBs nach Grundimmunisierung <100 IE/l) oder Impferfolg wurde nie kontrolliert oder letzte Impfung liegt mehr als 10 Jahre zurück		Sofortige Testung, das weitere Vorgehen ist vom Testergebnis abhängig

◘ Tab. 60.4 Hepatitis-B-Prophylaxe nach Exposition in Abhängigkeit vom Anti-HBs-Wert (STIKO 2009)

Aktueller Anti-HBs-Wert	Erforderlich ist die Gabe von	
	HB-Impfstoff	HB-Immunglobulin
>100 IE/l	Nein	Nein
>10–100 IE/l	Ja	Nein
<10 IE/l	Ja	Ja
Nicht innerhalb von 48 h zu bestimmen	Ja	Ja

Applikation der 1. Dosis Kinderimpfstoff + 1 ml Hepatitis-B-Immunglobulin. Die begonnene Hepatitis-B-Grundimmunisierung wird 1 Monat nach der 1. Impfung durch eine 2. und 6 Monate nach der 1. Impfung durch eine 3. Impfung vervollständigt.

Bei Neugeborenen inklusive Frühgeborenen von Müttern, deren HBsAg-Status nicht bekannt ist und bei denen noch vor bzw. sofort nach der Geburt die serologische Kontrolle nicht möglich ist, wird unabhängig vom Geburtsgewicht ebenfalls unmittelbar post partum die Grundimmunisierung mit dem Hepatitis-B-Impfstoff begonnen. Bei nachträglicher Feststellung einer HBsAg-Positivität der Mutter kann beim Neugeborenen innerhalb von 7 Tagen postnatal die einmalige passive Immunisierung nachgeholt werden.

■ **Auffrischimpfung**

Bei Risikopersonen nach 10 Jahren oder entsprechend des Titers.

■ Postexpositionsprophylaxe

60.3 Humane Papillomaviren

60.3.1 Indikation

Das Impfziel besteht in der Reduktion der Krankheitslast durch das Zervixkarzinom. Impfung erfolgt bei Mädchen und jungen Frauen im Alter von 12–17 Jahren. Frauen, die zum empfohlenen Zeitpunkt keine Impfung erhalten haben, können ebenfalls von der Impfung profitieren. Es liegt laut STIKO in der Verantwortung des Arztes, nach individueller Prüfung von Nutzen und Risiko der Impfung seine Patientinnen auf der Basis der Impfstoffzulassung darauf hinzuweisen. Wenn der Impfzeitpunkt vor dem Start eines sexuell aktiven Lebens verpasst wurde, sinkt der Nutzen der Impfung erheblich.

60.3.2 Impfung

■ Impfstoffzusammensetzung: HPV, »virus like particles«, gentechnisch gewonnen und adsorbiert
  ■ tertravalent: Serotypen 6, 11, 16, 18
  ■ bivalent: Serotypen 16, 18
■ Schutzrate: nahezu 100% gegen die im Impfstoff enthaltenen Typen
■ Schutzdauer: mindestens 6,5 Jahre
■ Grundimmunisierung: 3 Impfungen
■ Auffrischimpfung: keine

60.4 Influenza

60.4.1 Indikation

Die Influenzastandardimpfung erfolgt bei Personen über 60 Jahre. Die Indikationsimpfung wird insbesondere bei Kindern, Jugendlichen und Erwachsenen mit erhöhter gesundheitlicher Gefährdung infolge eines Grundleidens (siehe STIKO-Liste) durchgeführt.

60.4.2 Impfung

■ Impfstoffzusammensetzung: Influenza, Spaltvirusvakzine oder Subunitvakzine; gemäß der aktuellen epidemiologischen Situation erfolgt von der WHO jährlich eine neue Impfstoffempfehlung, meist 2 Influenza-A-Stämme und 1 B-Stamm
■ Schutzrate: 70–90%
■ Schutzdauer: >1 Jahr, danach meist andere epidemiologische Situation
■ Grundimmunisierung: bei entsprechender Indikation jährlich eine Impfung mit dem aktuellen Impfstoff
■ Auffrischimpfung: keine

60.5 Influenza A H1N1 (Neue Grippe)

 **Cave**

Grippeviren sind äußerst wandlungsfähige Erreger, die sich in seltenen Fällen zu neuen gefährlichen Typen entwickeln.

Es kommt dabei zu einem Überspringen der Viren von Vögeln oder Schweinen auf den Menschen. Treffen diese Viren in den Körperzellen des menschlichen Organismus auf andere Grippeviren, so kann sich die Erbinformation vermischen und neue Erreger hervorbringen. Bei der Schweinegrippe handelt es sich um ein Influenza-A-Virus mit der Bezeichnung H1N1, das von Mensch zu Mensch übertragen wird und zu einer Pandemie geführt hat. Die Krankheitsverläufe liegen gegenwärtig in Schwere und Häufigkeit unterhalb von Beobachtungen aus früheren Pandemien.

Zurzeit ist nicht klar, ob Schwangere vom Influenza-A-H1N1-Virus stärker betroffen sind und schwerere Krankheitsverläufe aufweisen als nicht schwangere Frauen. Auf jeden Fall gehören Schwangere und Neugeborene ebenso wie chronisch kranke Menschen mit zu den Risikogruppen.

60.5.1 Indikation

Die Impfung gegen die Neue Influenza A H1N1 soll gemäß Empfehlung der STIKO (2009) in Ab-

◻ Tab. 60.5 Indikationsgruppen zur Influenza-A-H1N1-Impfung. (Nach RKI 2009c)

Indikationsgruppen	Beschreibung
1	Beschäftigte in Gesundheitsdienst und Wohlfahrtspflege mit Kontakt zu Patienten oder infektiösem Material
2	Personen ab einem Alter von 6 Monaten mit erhöhter gesundheitlicher Gefährdung infolge eines Grundleidens, z. B. – chronische Krankheiten der Atmungsorgane – chronische Herz-Kreislauf-, Leber- und Nierenkrankheiten – Malignome, Diabetes und andere Stoffwechselkrankheiten – neurologische und neuromuskuläre Grundkrankheiten – angeborene oder erworbene Immundefekte mit T- oder B-zellulärer Restfunktion, HIV-Infektion
3	Schwangere (vorzugsweise ab dem zweiten Trimenon) und Wöchnerinnen
4	Haushaltskontaktpersonen, die eine mögliche Infektionsquelle für ungeimpfte Risikopersonen (Indikationsgruppen 2 und 3 sowie Säuglinge unter 6 Monaten) sein können
5	Alle übrigen Personen ab dem Alter von 6 Monaten bis 24 Jahren
6	Alle übrigen Personen im Alter von 25–59 Jahren
7	Alle übrigen Personen ab 60 Jahre

hängigkeit von der Verfügbarkeit der Impfstoffe vorrangig bei den Indikationsgruppen 1, 2 und 3 sowie bei weiteren Indikationsgruppen erfolgen (◻ Tab. 60.5).

Zum Impfschutz schwangerer Frauen stehen derzeit noch keine gesicherten Daten zur Verfügung, sodass Nutzen und Risiko einer Impfung gegenüber den möglichen Risiken einer Infektion auch bei diesen Patientinnen immer sorgfältig zu prüfen sind (Neumann 2009).

Die STIKO empfiehlt, dass Schwangere bis zum Vorliegen weiterer Daten mit nicht adjuvantierten pandemischen Impfstoffen geimpft werden sollten. Im Rahmen einer sorgfältigen individuellen Nutzen-Risiko-Analyse kann gegenwärtig aber auch, solange kein nicht adjuvantierter Impfstoff zur Verfügung steht, die Anwendung von Pandemrix (Applikation von einer Erwachsenendosis) bei Schwangeren erfolgen (RKI 2009c).

60.5.2 Impfung

Die Zulassung und Anwendung von Impfstoffen gegen die pandemische Influenza beruht auf der jahrzehntelangen Erfahrung mit saisonalen Grippe-impfstoffen. Bei diesen erfolgt jedes Jahr eine Stammanpassung, d. h jedes Jahr ändern sich die im Impfstoff enthaltenen Virusstämme – manchmal nur einer, manchmal alle drei. Genau dies passiert nun mit den Impfstoffen, die eine Musterzulassung erhalten haben – der bei der Musterzulassung enthaltene H5N1-Virusstamm wird ausgetauscht gegen den pandemischen H1N1v-Stamm (◻ Tab. 60.6).

Mit Ausnahme der Antigenzusammensetzung und im Einzelfall der Verwendung eines Adjuvanssystems unterscheiden sich die Inhaltsstoffe der Pandemieimpfstoffe nicht von denen der saisonalen Influenzaimpfstoffe.

Es gibt keine Erfahrungen mit den pandemischen Impfstoffen bei Schwangeren. Eine Extrapolation von Daten zu anderen saisonalen Impfstoffen aus der Vergangenheit erscheint wegen der Produktunterschiede und der insgesamt limitierten Daten schwierig.

▪ Schutzrate

Erste veröffentlichte Ergebnisse aus klinischen Studien zur Impfung gesunder Erwachsener zwischen 18 und 60 Jahren gegen Influenza A H1N1 (Zepp 2009) zeigen folgende Feststellungen:

◘ Tab. 60.6 Pandemische Impfstoffe gegen das H1N1-Virus

Bezeichnung	Stoff- oder Indikationsgruppe	Zulassungsinhaber
Celvapan	(H1N1-) Ganzvirus, Herstellung auf der Basis von Zellkulturen, nicht adjuvantiert	Baxter
Focetria	Inaktiviertes Virusoberflächenantigen, adjuvantiert	Novartis
Celtura	Virusuntereinheiten, Herstellung auf der Basis von Zellkulturen, adjuvantiert	Novartis
Pandemrix	Pandemischer Influenzaimpfstoff (H1N1), Spaltvirus, inaktiviert, adjuvantiert	Glaxo Smith Kline
Panenza	(H1N1-) Spaltvirus, Herstellung auf der Basis von Hühnereiern, nicht adjuvantiert	Sanofi-Pasteur

◘ Tab. 60.7 Altersgruppen in Beziehung zur Anzahl der Impfdosen (Zepp 2009)

Altersgruppe	Anzahl der Impfdosen
Kinder von 6 Monaten bis 9 Jahren	2 halbe Erwachsenendosen (0,25 ml) im Mindestabstand von 3 Wochen
Personen von 10–60 Jahren	1 Erwachsenendosis (0,5 ml)
Erwachsene >60 Jahre	2 Erwachsenendosen (0,5 ml) im Mindestabstand von 3 Wochen

❗ Cave
Eine einmalige Impfung mit antigenreduzierten und adjuvantierten bzw. nicht antigenreduzierten und nicht adjuvantierten H1N1v-Impfstoffen induziert Seroprotektionsraten in einer Größenordnung von 80–90%.

■ Immunisierung

Für den pandemischen Influenzaimpfstoff Pandemrix werden vom Robert-Koch-Institut und vom Paul-Ehrlich-Institut die in ◘ Tab. 60.7 dargestellten Dosierungsempfehlungen gegeben.

Sollte sich durch weitere klinische Daten zeigen, dass sich eine zweifache Impfung auch für die Altersgruppe der 10- bis 60-Jährigen empfiehlt, kann diese nachgeholt werden. Die zweite Impfung mit Pandemrix ist über einen Zeitraum von bis zu 6 Monaten möglich.

■ Nebenwirkungen

Hinsichtlich des zu erwartenden Nebenwirkungsprofils von adjuvantierten Pandemieimpfstoffen lässt sich aufgrund der gegenwärtigen Datenlage belegen, dass mit keinen größeren unerwarteten Nebenwirkungen zu rechnen ist. Wie bei anderen Impfstoffen kann es zu leichten, mäßiggradigen oder schweren Lokalreaktionen kommen, und es können systemische Beschwerden wie Fieber, Kopfschmerzen, Myalgien, Arthralgien oder Müdigkeit auftreten. Allerdings werden diese typischen Impfreaktionen bei der Impfung mit adjuvantierten Impfstoffen in einer etwas erhöhten Rate beobachtet.

60.6 Poliomyelitis

60.6.1 Indikation

Eine Standardimpfung gegen Poliomyelitis wird bei allen Personen bei fehlender oder unvollständiger Grundimmunisierung sowie bei allen Personen ohne einmalige Auffrischimpfung durchgeführt, d. h. jeder benötigt eine vollständige Grundimmunisierung und eine Auffrischimpfung. Darüber hinaus wird eine routinemäßige Auffrischimpfung nach dem 18. Lebensjahr nicht empfohlen.

Indikationsimpfungen siehe aktuelle STIKO-Liste.

60.6.2 Impfung

- Impfstoffzusammensetzung: Poliomyelitis, inaktivierte Polioviren Typ I, II, III
- Schutzrate: >90%
- Schutzdauer: >10 Jahre

Tab. 60.8 Impfschema zur Poliomyelitisgrundimmunisierung (IPV-Impfstoff) bei Erwachsenen

1. Impfung	2. Impfung	3. Impfung
Zeitabstand	4 Wochen	4 Wochen

- Grundimmunisierung: 3 Impfungen, 2. und 3. Impfung im Abstand von 4 Wochen (Tab. 60.8). Zur Notwendigkeit der dritten Impfung siehe Angaben des Impfstoffherstellers, z. B. bei IPV-Virelon® genügen schon zwei Impfungen zur Grundimmunisierung.
- Auffrischimpfung: alle Personen ohne einmalige Auffrischimpfung. Eine routinemäßige Auffrischung bei Jugendlichen wird nach dem vollendetem 18. Lebensjahr nicht empfohlen.

60.7 Masern, Mumps, Röteln (MMR-Impfung)

60.7.1 Indikation

Laut STIKO-Impfkalender wird die MMR-Impfung im Alter von 11–14 und 15–23 Monaten empfohlen. Im Rahmen der Indikationsimpfung sind besonders unter dem Rötelnaspekt alle seronegativen Frauen mit Kinderwunsch zu berücksichtigen und einmal mit dem MMR-Impfstoff zu immunisieren. Der Rötelnimpferfolg ist bei Frauen durch eine Antikörperbestimmung zu kontrollieren.

Außerdem erfolgt eine einmalige Impfung für ungeimpfte bzw. empfängliche Personen im Gesundheitsdienst, in der Pädiatrie, der Geburtshilfe und der Schwangerenbetreuung sowie in Gemeinschaftseinrichtungen und in Kinderheimen (weitere Indikationen siehe STIKO-Liste). Es besteht keine Altersbegrenzung für die MMR-Impfung.

60.7.2 Impfung

- Impfstoffzusammensetzung: attenuierte vermehrungsfähige Viren (Masern, Mumps, Röteln)
- Schutzrate: nach einmaliger Impfung 90–95%, nach 2-maliger >99%

- Schutzdauer: wahrscheinlich lebenslang
- Grundimmunisierung: 1 Impfung im 11.–14. Lebensmonat, 2. Impfung bis 23. Lebensmonat. Bis zum 18. Lebensjahr sollten alle Kinder und Jugendliche über 2 MMR-Impfungen verfügen. Der Mindestabstand der 2 MMR-Impfungen beträgt 4 Wochen.

60.8 Varizellen

60.8.1 Indikation

Die Varizellenimpfung ist eine Standardimpfung für ungeimpfte 9- bis 17-jährige Jugendliche ohne Varizellenanamnese, d. h. alle Personen benötigen bis zum 18. Geburtstag 2 Dosen des Impfstoffes. Als Indikationsimpfung erfolgt die Varizellenimpfung bei seronegativen Frauen mit Kinderwunsch, beim seronegativen Personal im Gesundheitsdienst, insbesondere in den Bereichen Pädiatrie, Onkologie, Gynäkologie/Geburtshilfe sowie bei weiteren Indikationen (siehe STIKO-Liste).

60.8.2 Impfung

- Impfstoffzusammensetzung: attenuierte, vermehrungsfähige Varicellaviren
- Schutzrate: bei Immungesunden >95%, deutlich niedriger bei Immunsupprimierten
- Schutzdauer: mehrere Jahre, bei Immunsupprimierten ist eine Antikörperkontrolle sinnvoll
- Grundimmunisierung : Applikation von 2 Impfdosen nach Angaben des Herstellers
- Auffrischimpfung: Wiederimpfung, falls erforderlich

60.9 Diphtherie

60.9.1 Indikation

Die Diphtherieimpfung ist eine für alle Altersgruppen empfohlene Impfung. Von der STIKO (RKI 2009b) wurde dazu folgende Indikationsempfehlungen gegeben: alle Personen bei fehlender oder unvollständiger Grundimmunisierung, wenn die letzte Impfung der Grundimmunisierung oder die letzte Auffrischimpfung länger als 10 Jahre zurückliegt. Erwachsene sollen die nächste fällige Diphtherieimpfung einmalig als Tdap-Kombinationsimpfung erhalten, bei entsprechender Indikation als TdapIPV.

60.9.2 Impfung

- Impfstoffzusammensetzung: Toxoidimpfstoff, adsorbiert
- Schutzrate: >95%
- Schutzdauer: >10 Jahre
- Grundimmunisierung: 3 Impfungen, 2. Impfung nach 4–8 Wochen, 3. Impfung 1 Jahr nach der 2. Impfung (◘ Tab. 60.9)
- Auffrischimpfung: 9–17 Jahre, danach alle 10 Jahre (Mcintyre 2009)

60.10 Pertussis

60.10.1 Indikation

Erwachsene erhalten die nächste fällige Td-Impfung einmalig als Tdap-Kombinationsimpfung. Sofern in den letzten 10 Jahren keine Pertussisimpfung stattgefunden hat, sollen Frauen mit Kinderwunsch (präkonzeptionell) sowie enge Haushaltskontaktpersonen (Eltern, Geschwister) und Betreuer (z. B. Tagesmütter, Babysitter) möglichst 4 Wochen vor Geburt des Kindes 1 Dosis Pertussisimpfstoff erhalten. Erfolgt die Impfung nicht vor der Konzeption, sollte die Mutter bevorzugt in den ersten Tagen nach der Geburt des Kindes geimpft werden (Wood 2008).

Personal im Gesundheitsdienst sowie in Gemeinschaftseinrichtungen erhalten, sofern in den letzten 10 Jahren keine Pertussisimpfung erfolgte, 1 Dosis Pertussisimpfstoff.

◘ Tab. 60.9 Impfschema zur Diphtheriegrundimmunisierung		
1. Impfung	2. Impfung	3. Impfung
Zeitabstand	4–8 Wochen	1 Jahr nach der 2. Impfung

60.10.2 Impfung

- Impfstoffzusammensetzung: azellulär (verschiedene Antigene adsorbiert)
- Schutzrate: >90%
- Schutzdauer: 5–10 Jahre
- Grundimmunisierung: 4 Impfungen
- Auffrischimpfung: 9–17 Jahre, danach bei Indikation, z. B. Kontakt zu Neugeborenen

60.11 Pneumokokken

60.11.1 Indikation

Die STIKO empfiehlt eine Standardimpfung mit dem Polysaccharidimpfstoff (PPS23) für Personen ab 60 Jahre und eine Indikationsimpfung für Personen unabhängig vom Alter mit erheblicher gesundheitlicher Gefährdung. Eine Wiederholungsimpfung nach 5 Jahren wird für Patienten mit angeborenen oder erworbenen Immundefekten mit T- und B-zellulärer Restfunktion und chronischen Nierenerkrankungen empfohlen (Huss 2009, RKI 2009b).

60.11.2 Impfung

- Impfstoffzusammensetzung: Polysaccharidimpfstoff mit den 23 häufigsten Kapselantigenen (PPS23)
- Schutzrate: 60–90%
- Schutzdauer: 3–6 Jahre
- Grundimmunisierung: 1-malige Impfung
- Auffrischimpfung: Wiederholungsimpfung im Abstand von 5 Jahren nur bei bestimmten Indikationen

60.12 Tetanus

60.12.1 Indikation

Alle Personen bei fehlender oder unvollständiger Grundimmunisierung, wenn die letzte Impfung der Grundimmunisierung oder die letzte Auffrischimpfung länger als 10 Jahre zurückliegt. Erwachsene sollen die nächste fällige Tetanusimpfung einmalig als Tdap-Kombinationsimpfung erhalten, bei entsprechender Indikation als TdapIPV.

60.12.2 Impfung

- Impfstoffzusammensetzung: Toxoidimpfstoff, adsorbiert
- Schutzrate: ca. 100%
- Schutzdauer: >10 Jahre
- Grundimmunisierung: 3 Impfungen, 2. Impfung nach 4–8 Wochen, 3. Impfung 1 Jahr nach der 2. Impfung (◘ Tab. 60.10)
- Auffrischimpfung: 9–17 Jahre, danach alle 10 Jahre
- Tetanusimmunprophylaxe im Verletzungsfall (◘ Tab. 24.2, S. 89)

60.13 Infektionsschutz durch passive Immunisierung

Die passive Immunisierung kann therapeutisch bei bestehender Erkrankung oder prophylaktisch zum Abfangen von Erregern kurze Zeit vor oder nach einer Exposition durchgeführt werden. Die dabei eingesetzten Immunglobuline sind polyvalente humane Immunglobuline oder spezifische Immunglobuline aus Humanseren mit hohen Antikörperimmunglobulinkonzentrationen.

Die Einsatzbereiche der polyvalenten humanen Immunglobuline (Standardimmunglobuline) sind in ◘ Tab. 60.11 dargestellt. Außer den i.m.-Immunglobulinen stehen i.v.-Immunglobuline zur Verfügung, die zu einem sofort erreichbaren hohen Antikörperspiegel führen. Bei einer ganzen Reihe von Krankheiten ist die Standardimmunglobulinprophylaxe nicht ausreichend, da sie zu niedrige Antikörper aufweist. Zu diesem Zweck sind spezielle Präparationen aus Spenderpools entwickelt worden, die gegenüber einzelnen Infektionskrankheiten hohe Immunglobulingehalte besitzen.

◘ Tab. 60.10 Impfschema zur Tetanusgrundimmunisierung

1. Impfung	2. Impfung	3. Impfung
Zeitabstand	4–8 Wochen	1 Jahr nach der 2. Impfung

◘ Tab. 60.11 Immunprophylaxe mit spezifischen und Standardimmunglobulinen

Virus	Späteste Immunprophylaxe	i.v.-/i.m.-Präparat
Hepatitis A	14. Tag	Spezifisches Immunglobulin
Hepatitis B	Sofort	Spezifisches HBV-Immunglobulin
Masern	4. Tag	Standardimmunglobulin
Mumps	Sofort	Standardimmunglobulin
Röteln	3. Tag	Standardimmunglobulin
Varizella Zoster	4. Tag	Varizella-Zoster-spezifisches Immunglobulin
Zytomegalie (CMV)	1. Tag	Spezifisches CMV-Immunglobulin

Impf-Checkliste des Frauenarztes

Im Alter von 9–17 Jahren sollten alle Jugendlichen einen vollständigen Immun- bzw. Impfschutz gegen folgende Krankheiten aufweisen:

- Tetanus, Diphtherie, Poliomyelitis
- Masern, Mumps, Röteln
- Pertussis, Varizellen
- Hepatitis B, Meningokokken (Serotyp C)

Falls noch Grundimmunisierungen gegen eine oder mehrere dieser Krankheiten fehlen, müssen diese entsprechend nachgeholt bzw. ergänzt werden.

Bei Erwachsenen gilt es, den Impfschutz aufrechtzuerhalten und/oder bei Auftreten weiterer Risiken zu ergänzen. Besonders wichtig sind unter den Standardimpfungen die Auffrischimpfung gegen Tetanus und Diphtherie, die alle 10 Jahre durchzuführen sind. Auch die Impfung gegen Keuchhusten soll alle 10 Jahre zusammen mit dem Tetanus-Diphtherie-Schutz erfolgen.

Bei schwangeren Frauen ist zu berücksichtigen, dass in der Schwangerschaft so wenig wie möglich, jedoch so viel wie nötig geimpft wird. Die Applikation von Lebendimpfstoffen gilt als kontraindiziert, Totimpfstoffe können in der Regel gegeben werden.

Für Personen über 60 Jahre wird insbesondere die Impfung gegen Influenza und Pneumokokken empfohlen. Ebenso ist der Tetanus-Diphtherie-Schutz zu überprüfen.

◨ Tab. 61.1 Checkliste für Standardimpfungen in der Frauenarztpraxis gemäß den Empfehlungen der STIKO (Stand: Juli 2009)

Alter (Jahre)	Impfung	Grundimmunisierung/Auffrischimpfung
9–17	Tetanus/Diphtherie/Pertussis/Poliomyelitis[a]	– Grundimmunisierung (sofern noch nicht vorhanden bzw. bei Unvollständigkeit komplettieren) – Auffrischimpfung (Kombinationsimpfstoffe: Td, Tdap, Tdap-IPV)
	Masern/Mumps/Röteln[b]	– Grundimmunisierung: 2-mal 1 Dosis, bei nicht dokumentierter Zweitimpfung 1-mal 1 Dosis
	Hepatitis B	– Grundimmunisierung (sofern noch nicht vorhanden bzw. bei Unvollständigkeit komplettieren) – Impfschema: 0./1./6. Monat
	Varizellen[b]	– Grundimmunisierung (ungeimpfte 9- bis 17-Jährige ohne Varizellenanamnese) – Impfung vor dem 13. Lebensjahr 1-mal 1 Dosis, Impfung ab dem 13. Lebensjahr 2-mal 1 Dosis im Abstand von 6 Wochen
	Meningokokken (Serotyp C)	– Ungeimpfte Jugendliche bis zum 18. Lebensjahr 1 Nachholimpfung (1-mal 1 Dosis)
12–17	Humane Papillomaviren Typen 16, 18	– Grundimmunisierung mit 3 Dosen für alle Mädchen. Die Impfung sollte vor dem ersten Geschlechtsverkehr abgeschlossen sein. Schema: 0/2 bzw. 1/6 Monate (Herstellerangaben beachten)[c]
	Tetanus/Diphtherie[a]	– Grundimmunisierung (sofern noch nicht vorhanden) – Auffrischimpfung (sinnvoll ist die Kombination Td; 1-mal 1 Dosis alle 10 Jahre)
Ab 18 *	Röteln (Masern, Mumps)[b]	– Seronegative Frauen mit Kinderwunsch, Ungeimpfte[d] bzw. empfängliche Personen in Einrichtungen der Pädiatrie, Geburtshilfe und Schwangerenbetreuung sowie im Gesundheitsdienst und bei der Betreuung von Immundefizienten sowie in Gemeinschaftseinrichtungen und in Kinderheimen – Impfung: 1-mal 1 Dosis MMR mit nachfolgender Kontrolle des Rötelnimpferfolges
	Varizellen[b]	– Seronegative Frauen mit Kinderwunsch, seronegatives Personal im Gesundheitsdienst[d] (insbesondere in Gynäkologie, Geburtshilfe, Pädiatrie) – Impfung: 2-mal 1 Dosis im Abstand von 6 Wochen
	Hepatitis B	– Impfung bei Sexualkontakt zu HBsAg-Trägern bzw. bei Sexualverhalten mit hoher Infektionsgefährdung – HBsAg-positive Schwangere: Simultanimpfung der Neugeborenen innerhalb 12 h post partum mit Kinderimpfstoff: Schema 0./1./6. Monat +1 ml Hepatitis-B-Immunglobulin – HB-gefährdete Personen im Gesundheitsdienst[d] (auch Labor und technische Reinigungsdienste) ggf. Grundimmunisierung/Auffrischimpfung
	Pertussis[a]	– Impfung, wenn kein adäquater Impfschutz vorliegt: bei Frauen mit Kinderwunsch präkonzeptionell, enge Haushaltskontaktpersonen im Umfeld einer Schwangeren, Betreuer des Neugeborenen (Impfung spätestens 4 Wochen vor der Geburt des Kindes, fehlende Impfung der Mutter in den ersten Tagen post partum nachholen), Personal in der Schwangerenbetreuung/Geburtshilfe[d], Pädiatrie – Impfung: 1-mal 1 Dosis Pertussis-Kombinationsimpfstoff (Tdap)

▣ Tab. 61.1 *Fortsetzung*

Alter (Jahre)	Impfung	Grundimmunisierung/Auffrischimpfung
	Poliomyelitis	– Eine routinemäßige Auffrischimpfung wird nach dem 18. Lebensjahr nicht mehr empfohlen. – Medizinisches Personal, das engen Kontakt zu Erkrankten haben kann[d], Laborpersonal[d] mit Poliorisiko: 1-mal 1 Dosis IPV, ggf. Td-IPV, Tdap-IPV, Riegelungsimpfung mit IPV-Impfstoffen
≥ 60	Tetanus/Diphtherie[a]	– Grundimmunisierung (sofern noch nicht vorhanden) – Auffrischimpfung (sinnvoll ist die Kombination Td; Impfung: 1-mal 1 Dosis alle 10 Jahre)
	Influenza	– 1-mal 1 Dosis, jährlich neuer Impfstoff mit aktueller von der WHO empfohlener Antigenkombination
	Pneumokokken	1-mal 1 Dosis (Polysaccharidimpfstoff). Wiederimpfung nach 6 Jahren für Personen mit erhöhtem Risiko für schwere Pneumokokkenerkrankungen. Risiko-Nutzen-Abschätzung.
Frauen mit Kinderwunsch (präkonzeptionell)		
Überprüfung des Impfstatus (Impfbuchkontrolle)	Tetanus, Diphtherie, Poliomyelitis, Hepatitis B, Masern, Mumps, Röteln, Varizellen, Influenza, Pertussis	Ggf. Durchführung von Grundimmunisierungen, Auffrischimpfungen (STIKO-Empfehlung)
Überprüfung des Immunstatus	Virusantikörpertestung: Röteln, Hepatitis B, Varizellen	
Impfungen während der Schwangerschaft Während der Schwangerschaft sollte so wenig wie möglich, jedoch so viel wie nötig geimpft werden. Strenge Indikationsstellung. Totimpfstoffe können in der Regel appliziert werden. Lebendimpfstoffe sind kontraindiziert (falls es dennoch zur Impfung mit Lebendimpfstoffen gekommen ist, besteht keine Abruptioindikation).		
Während der Schwangerschaft möglich	Diphtherie, FSME, Hepatitis A, Hepatitis B, Influenza, Meningokokken, Pneumokokken, Poliomyelitis, Tetanus, Tollwut, Typhus (oral, parenteral)	
Während der Schwangerschaft kontraindiziert	Masern, Mumps, Röteln, Varizellen Pertussis-Impfung vermeiden	

[a] *Ein monovalenter Pertussisimpfstoff ist in Deutschland nicht mehr verfügbar. Bei vorhandener Indikation sind Kombinationsimpfstoffe einzusetzen (Tdap, Tdap-IPV). Beachtung eines möglichst 5-jährigen Abstands zur letzten Td-Impfung. Jede Auffrischimpfung mit Td oder Td-IPV sollte Anlass zur Überprüfung einer möglichen Indikation zur Pertussiskombinationsimpfung (Tdap, Tdap-IPV) sein.*

[b] *Bei Anwendung des MMRV-Impfstoffes Angaben des Herstellers beachten (2 Impfungen im Abstand von 6 Wochen).*

[c] *Frauen, die zum empfohlenem Zeitpunkt (mit 12–17 Jahren) keine Impfung gegen HPV erhalten haben, können ebenfalls von einer Impfung gegen HPV profitieren. Es liegt in der Verantwortung des Arztes, nach individueller Prüfung von Nutzen und Risiko der Impfung seine Patientinnen auf der Basis der Impfstoffzulassung darauf hinzuweisen.*

[d] *Beachtung arbeitsmedizinischer Indikationsimpfungen gemäß STIKO-Liste Stand Juli 2009 (z. B. Hepatitis A und B, Röteln, Varizellen etc.)*

Anmerkung: Bei Verwendung von Kombinationsimpfstoffen Angaben des Herstellers auch für die gleichzeitige Gabe von Impfstoffen beachten.

Literatur

Amsel R, Totten PA, Spiegel CA, Chen KCS, Eschenbach DA, Holmes KK (1983) Nonspecific vaginitis: Diagnostic criteria and microbial and epidemiologic associations. Am J Med 74: 14-22

Anukam K, Osazuwa E, Ahoukhai J et al. (2006) Augmentation of antimicrobial metronidazole therapy of bacterial vaginosis with oral probiotic Lactobacillus rhamnosus GR-1 and Lactobacillus reuteri RC-14: randomized, double-blind, placebo-controlled trial. Microb Inf 8 1450–1454

AWMF Leitlinie (2006) Skabies – Leitlinie der Deutschen Dermatologischen Gesellschaft. Arbeitsgemeinschaft der wissenschaftlichen medizinischen Fachgesellschaften, Leitlinie Nr. 013/052

AWMF Leitlinie (2008a) Bakterielle Vaginose in Gynäkologie und Geburtshilfe. Arbeitsgemeinschaft der wissenschaftlichen medizinischen Fachgesellschaften, Leitlinie Nr. 015/028

AWMF Leitlinie (2008b) Harnwegsinfekt der Frau . Arbeitsgemeinschaft der wissenschaftlichen medizinischen Fachgesellschaften, Leitlinie Nr. 015/009

Baleriola C, Millar D, Melki J et al. (2008) Comparison of a novel HPV test with the Hybrid Capture II (hcII) and a reference PCR method shows high specifity and positive predictive value for 13 high-risk human papillomavirus infections. J Clin Virol 42(1): 22-6

Bohl TG (2004) Vulvar ulcers and erosions – a dermatologists viewpoint. Dermatologic Therapy 17:55

Cardell K, Akerlind B, Sällberg M et al. (2008) Excellent response rate to a double dose of the combined hepatitis A and B vaccine in previous nonresponders to hepatitis B vaccine. J Infectious Diseases 198: 299-304

Ciardelli L, Meroni V, Avazini MA et al. (2008) Early and accurate diagnosis of congenital Toxoplasmosis. Pediatric Infectious Disease J 27: 125-29

Clad A, Meyer T (2007) Chlamydien – häufigste Sterilitätsursache der Frau. Gynäkologe 40: 207-214

Deutsche Gesellschaft für Gynäkologie und Geburtshilfe (2008) Interdisziplinäre S2k-Leitlinie. Prävention, Diagnostik und Therapie der HPV-Infektion und präinvasiver Läsionen des weiblichen Genitale. Berlin: Kramarz, 1-17; www.leitlinien.net

Dieterle S (2009) Chlamydien – bundesweites Screeningprogramm. Gynäkologe 10: 772-778

Doerfler D, Bernhaus A, Kottmel A et al. (2009) Human papilloma virus infection prior to coitarche. Am J Obstet Gynecol 200: 487 e1-e5

Dyke Van MK, Phares CR, Lynfiels R et al. (2009) Evaluation of universal antenatal screening for group B streptococcus. NEJM 360: 2626-36

Enders M, Hagedorn HJ (2002) Syphilis in der Schwangerschaft. Z Geburtsh Neonatol 206: 131-137

Eschenbach DA, Davick PR, Williams BL et al. (1989) Prevalence of hydrogen peroxide producing Lactobacillus species in normal women and women with bacterial vaginosis. J Clin Microbiol 27: 251-256

Eschenbach DA, Hillier S, Critchlow C, Stevens C, DeRouen T, Holmes KK (1988) Diagnosis and clinical manifestations of bacterial vaginosis. Am J Obstet Gynecol 158: 819-828

Falagas ME, Betsi GI, Athanasiou S (2007) Probiotics for the treatment of women with bacterial vaginosis. Eur J Clin Mikrobiol Infect Dis 13: 657-664

Falsen E, Pascual B, Sjöden B, Ohlen M, Collins MD (1999) Phenotypic and phylogenetic characterisation of a novel Laktobacillus species from human sources: description of Lactobacillus iners sp.nov. J Syst Bacteriol 49: 217-221

Friese K, Neumann G, Siebert J, Harke H-P, Kirschner W (2000) Vergleich zweier lokaler Antiseptika in der klinischen Anwendung bei bakteriell bedingten Vaginalinfektionen. Geburtsh Frauenheilk 60: 308-313

Friese K, Schäfer A, Hof H (2003) Infektionskrankheiten in Gynäkologie und Geburtshilfe, Heidelberg: Springer, S. 88-94

Galanakis E, Manoura A, Antoniou M et al. (2007) Outcome of Toxoplasmosis acquired during pregnancy following treatment in both pregnancy and early infancy. Fetal Diag Ther 22: 444-48

Ghannoum MA et al. (1990) Antimycotic effects of octenidine and pirtenidine. J Antimicrob Chemother 25: 237-45

Goegebuer T, van Meensel B, Beuselink K et al. (2009) Clinical predictive value of real-time PCR quantification of human cytomegalovirus DNA in amniotic fluid samples. J Clin Microbiol 47: 660-665

Groß U, Hruzik A, Hlobil H (2009) Toxoplasmose und Schwangerschaft. Gynäkologe 42: 793-798

Gupta K, Hooton TM, Roberts PI, Stamm WE (2001) Patient-initiated treatment of uncomplicated recurrent urinary tract infections in young women. Ann Intern Med 135: 9-16

Haggerty CL, Totten PA, Astete SG et al. (2008) Failure of cefoxitin and doxycycline to eradicate endometrial Mycoplasma genitalium and the consequence for clinical cure of pelvic inflammatory disease. Sexual Transmitted Infections 84: 338-342

Hamprecht K, Maschmann J, Jahn G et al. (2008) Cytomegalovirus transmission to preterm infants during lactation. J Clin Virol 41: 198-205

Hancock K, Veguilla V, Lu X et al. (2009) Cross-reactive antibody responses to the 2009 Pandemic H1N1 influenza virus. NEJM 361: 26-32

Harmanli OH, Cheng GY, Nyirjesy P, Chatwani A, Gaughan JP (2000) Urinary tract infections in women with bacterial vaginosis. Obstet Gynecol 95: 710-712

Harper SA, Bradley JS Englund JA et al. (2009) Seqsonal influenza in adults and children – diagnosis, treatment, chemoprophylaxis and institutional outbreak management: Clinical practice guidelines of the Infectious Diseases Society of America. Clinical Infectious Diseases 48: 1003-32

Hauth JC, MacPherson C, Carey JC et al. (2003)Early pregnancy threshold vaginal pH and Gram stain scores predictive of subsequent preterm birth in asymptomatic women. Am J Obstet Gynecol 188: 831-835

Herrmann J, Nenoff P (2005) Praktische Tipps zur STD-Diagnostik. ÄP Ärztliche Praxis Dermatologie 3: 32-34

Herrmann J, Nenoff P (2007) Gardnerella vaginalis. MTA Dialog 2: 100

Hillier SL, Nugent RP, Eschenbach DA et al. (1995) Association between bacterial vaginosis and preterm delivery of a low-birth-weight infant. N Engl J Med 333: 1737-1742

Hillier SL, Kiviat NB, Hawes SE, Hasselquist MB, Hanssen PW, Eschenbach DA (1996) Role of bacterial vaginosis-associated microorganisms in endometritis. Am J Obstet Gynecol 175: 435-441

Hillier S, Holmes KK (1999) Bacterial vaginosis. In: Holmes KK, Sparling PF, Mardh P-A et al. (eds.) Sexually transmitted diseases. New York: McGraw-Hill, 563-586

Hof H (2003) Mykologie für Mediziner. Grundlagen – Pathogenese – Manifestationen – Diagnostik – Therapie. Stuttgart: Thieme, 53-56

Hof H (2004) Listeria monocytogenes und andere Listerien. In: Adam D et al. (Hrsg.) Die Infektiologie. Berlin, Heidelberg: Springer, 945-952

Hoyme UB, Möller U, Saling E (2003) Aktuelle Aspekte der Thüringer Frühgeburtenvermeidungsaktion 2000. Zentralbl Gynäkol 125: 107-111

Hoyme UB, Schwalbe N, Saling E (2005) Die Effizienz der Thüringer Frühgeburtenvermeidungsaktion 2000 wird durch die Perinatalstatistik der Jahre 2001–2003 bestätigt. Geburtsh Frauenheilk 65: 284-288

Hoyme UB (2007) Rationelle Diagnostik genitaler Infektionen Frauenheilkunde. up 2 date 1: 67-88

Hoyme UB, Brandt T, May TW et al. (2009) Sequenzielle intravaginale Gabe von Metronidazol und Milchsäure zur Behandlung und Rezidivprävention bei bakterieller Vaginose. Geburtsh Frauenheilk 69: 395-400

Hülße C, Kober P, Littmann M (2002) Infektionskrankheiten. Ein Handbuch für den öffentlichen Gesundheitsdienst Rostock: Hinstorf

Hummers-Pradier E, Koch M, Ohse AM, Heizmann WR, Kochen MM (2005) Antibiotic resistance of urinary pathogens in female general practice patients. Scand J Infect Dis 37: 256-261

Huss A, Scott P, Stuck MD (2009) Efficacy of pneumococcal vaccination in adults: a meta- analysis. CMAJ 180: 48-58

Jamieson DJ, Honein MA, Rasmussen SA et al. (2009) H1N1 2009 influenza virus infection during pregnancy in the USA. Lancet 374: 451-58

Kieffer F, Wallon M, Garcia P et al. (2008) Risk factors for retinochoroiditis during the first 2 years of life in infants with treated congenital Toxoplasmosis. Pediatric Infectious Disease J 27: 27-32

Klebanoff MA, Schwebke JR, Zhang J, Nansel TR, Yu K-F, Andrews WW (2004) Vulvovaginal symptoms in women with bacterial vaginosis. Obstet Gynecol 104: 267-272

Krause G (2007) Meldepflicht für Infektionskrankheiten. Deutsches Ärzteblatt 104: A-2811

Kulemann B, Meyer T, Clad A (2009) Chlamydien: Wie effizient ist das Schwangerenscreening? Frauenarzt 50: 204-206

Lamont RF, Duncan SLB, Mandal D, Basset P (2003) Intravaginal Clindamycin to reduce preterm birth in women with abnormal genital tract flora. Obstet Gynecol 101: 516-522

Larsen JW, Sever JL (2008) Group B Streptococcus and pregnancy: A review. Am J Obstet Gynecol 198: 440-50

Larsson PG, Bergman B, Forsum U, Platz-Christensen JJ, Pahlson C (1989) Mobiluncus and clue cells as predictors of PID after first-trimester abortion. Acta Obstet Gynecol Scand 68: 217-220

Lee N, Chan PKS, Hui DSC et al. (2009) Viral loads and duration of viral shedding in adult patients hospitalized with influenza. J Infectious Diseases 200: 492-500

Leitich H, Bodner-Adler B, Brunbauer M, Kaider A, Egarter C, Husslein P (2003a) Bacterial vaginosis as a risk factor for preterm delivery: A meta-analysis. Am J Obstet Gynecol 189: 139-147

Leitich H, Brunbauer M, Bodner-Adler B, Kaider A, Egarter C, Husslein P (2003b) Antibiotic treatment of bacterial vaginosis in pregnancy: A meta-analysis. Am J Obstet Gynecol 188: 752-758

Lelle RJ, Küppers V (2008) Kolposkopie in der Praxis. Heidelberg: Springer, 20-35

Liesenfeld O (2009) Trichomonas. In: Hahn H, Kaufmann SHE, Schulz ThF, Suerbaum S (Hrsg) Medizinische Mikrobiologie und Infektiologie, 6. Aufl. Springer, Heidelberg, S 654 ff

Lind I, Bollerup AC Farholt S et al. (2009) Laboratory surveillance of irogenital Chlamydia trachomatis infectios in Denmark 1988–2007. Scand J Infectious Diseases 41: 334-40

Lippes J (1999) Pelvic actinomycosis: a review and preliminary look at prevalence. Am J Obstet Gynecol 180: 265-269

Manns MP (2009) Chronische Hepatitis-B – die stumme Epidemie. Gynäkol Geburtsh 9: 42

Martinez RC, Franceschini SA, Patta MC et al. (2009) Improved treatment of vulvovaginal candidiasis with fluconazole plus probiotic Lactobacillus rhamnosus GR-1 and Lactobacillus reuteri RC-14. Lett Appl Microbiol 48: 269-274

Mcintyre PB, Burgess MA, Egan A, Schuerman L, Hoet B (2009) Booster vaccination of adults with reduced antigen-content diphtheria, tetanus and pertussis vaccine. Immunogenicity 5 years post-vaccination. Vaccine 27: 1062-1066

Mendling W, Schwiertz A (2007) Rezidivierende Infektionen und Frühgeburten durch veränderte Döderlein-Flora? Frauenarzt 48: 936-939

Mendling W (2009a) Die bakterielle Vaginose – eine sexuell übertragbare Erkrankung. Frauenarzt 50: 321-327

Mendling W (2009b) Rezidivierende Vaginalinfektionen. Gynäkologe 42: 766-771

Meyer-Wittkopf M, Buxmann H, Gonser M, Hamprecht K (2009) Neues zur prä- und perinatalen Cytomegalovirus-Infektion. Frauenarzt 50: 524- 528

Modrow S, Gärtner B (2006) Parvovirus-B19-Infektion in der Schwangerschaft. Deutsches Ärzteblatt 103: A2869-76

Mohrhaupt M (2005) Erkrankungen der Nieren und Harnwege. In: Rath W, Friese K (Hrsg.) Erkrankungen in der Schwangerschaft. Stuttgart: Thieme, 201- 205

Montoya JG, Remington JS (2008) Management of Toxoplasmosis gondii infection during pregnancy. Clinical Infectious Diseases 47: 554-66

Mylonas I, Dian D, Friese K (2005) Antibiotikatherapie in der Schwangerschaft. Gynäkologe 38: 761-770

Mylonas I, Friese K (2009) Adnexitis – eine klinische Herausforderung. Gynäkologe 42: 768-792

Nau R, Christen HJ, Eiffert H (2009) Lyme-Borreliose – aktueller Kenntnisstand. Deutsches Ärzteblatt 106: 72-82

Neumann G, Friese K (2001) Schutzimpfungen in der Frauenarztpraxis. Geburtsh Frauenheilk 61: R 69-100

Neumann G (2005) Infektionen und Infektionskrankheiten. In: Rath W, Friese K (Hrsg.) Erkrankungen in der Schwangerschaft. Stuttgart: Thieme, 447-455

Neumann G (2009) Impfungen, der beste Schutz in der Schwangerschaft. Gynäkologe 10: 757-765

Nigro G, Adler SP, La Torre R et al. (2005) Passive immunization during pregnancy for congenital cytomegalovirus infection. NEJM 353: 1350-62

Nigro G (2009) Maternal-fetal cytomegalovirus infection: From diagnosis to therapy. J Maternal-Fetal Neonatal Med 22:169-74

Okun N, Gronau KA, Hannah ME (2005) Antibiotics for Bacterial Vaginosis or Trichomonas vaginalis in pregnancy: a systemic review. Obstet Gynecol 105: 857-868

Pass RF, Zhang C, Evans A et al. (2009) Vaccine prevention of maternal cytomegalovirus infection. N Engl J Med 360: 1191-1199

Petersen EE (2003) Infektionen in Gynäkologie und Geburtshilfe, 4. Aufl. Stuttgart: Thieme

Pinggera GM, Feuchtner G, Frauscher F et al. (2005) Effects of estrogen therapy on reccurent urinary tract infections in young females under oral contraception. Eur Urol 47: 243-249

Quast U, Ley-Köllstadt S, Arndt U (2008) Schwierige Impffragen- kompetent beantwortet. Marburg: Verlag im Kilian, 22

Ralston Howe E, Li Z, McGlennen RC et al. (2009) Type specific prevalence and persistence to human papillomavirus in women in the United States who are referred for typing as a component of cervical cancer screening. Am J Obstet Gynecol 200: 245 e1-e7

Reiter-Owona I (2005) Laboratory diagnosis of toxoplasmosis – possibilities and limitations. Klin Lab 29: 439–445

Riipinen A, Väisänen E, Nuutila M et al. (2008) Parvovirus B19 infection in fetal deaths. Clinical Infectious Diseases 47: 1519-25

Rintala MAM, Grenmann SE, Järvenkylä ME et al. (2005) High-Risk types of human Papillomavirus (HPV) DNA in oral and genital mucosa of infants during their first 3 years of life: Experience from the Finnish HPV Family Study. CID 41: 1728-33

RKI (2009a) Toxoplasmose, Ratgeber Infektionskrankheiten – Merkblätter für Ärzte 1–7. Berlin: Robert Koch Institut

RKI (2009b) Empfehlungen der STIKO. Epidemiol Bulletin 30: 280-298

RKI (2009c) Empfehlung und Begründung zur Impfung gegen die neue Influenza A (H1N1) der STIKO. Epidemiol Bulletin 41: 403-424

RKI (2009d) Zum Verlauf der HIV-Epidemie in Deutschland bis Ende 2009. Epidemiologisches Bulletin 48: 494-498

Rodriguez JM, Collins MD, Sjoden B et al (1999) Characterization of a novel Atopobium isolate from the human vagina: description of Atopobium vaginae sp. Nov. Int J Syst Bacteriol 49 (Pt4): 1573-1576

Rogers SM, Miller WC, Turner CF et al. (2008) Concordance of chlamydia trachomatis infections within sexual partnerships Sex Transm Inf 84: 23-28

Saling E, Al-Taie T, Schreiber M (2000) Vermeidung sehr früher Frühgeburten – Aktueller Stand. Frauenarzt 41 (8): 952-964

Saling E, Schreiber M (2005) Laktobazillen-Schutzsystem bei Schwangeren – effiziente Vermeidung von Frühgeburten durch Früherkennung von Störungen. Z Geburtsh Neonatol 209: 119-127

Santino I, Berlutti F, Pantanella F et al. (2008) Detection of Borrelia burgdorferi sensu lato DNA by PCR in serum of patients with clinical symptoms of Lyme borreliosis. FEMS Microbiol Lett 283: 30-35

Shrier LA, Dean D, Klein E (2004) Limitations of screening tests for the detection of Chlamydia trachomatis in asymptomatic adolescent and young adult women. Am J Obstet Gynecol 190: 654-652

Simhan HN, Caritis SN, Krohn M, Hillier SL (2005) The vaginal inflammatory milieu and the risk of early premature preterm rupture of membranes. Am J Obstet Gynecol 192: 213-218

Soper DE (1993) Bacterial vaginosis and postoperative infections. Am J Obstet Gynecol 169: 467-469

Swidsinski A, Mendling W, Loening-Baucke V, Ladhoff A, Swidsinski S, Hale LP, Lochs H (2005) Adherent Biofilms in Bacterial Vaginosis. Obstet Gynecol 106: 1013-1023

Swidsinski A, Mendling W, Loening-Baucke V et al. (2008) An adherent Gardnerella vaginalis biofilm persists on the vaginal epithelium after standard therapy with oral metronidazole. Am J Obstet Gynecol 198 (97): e1-6

Tanaka T, Nakajima K, Murashima A et al. (2009) Safety of neuraminidase inhibitors against novel influenza A (H1N1) in pregnant and breastfeeding women. Canad Med Ass J 181: 55-58

Taylor-Robinson D (2008) Nongonococcal Urethritis and antibiotic-resistant Mycoplasma genitalium infection. Clinical Infectious Diseases 47: 1554-55

Tietz HJ (2009) Therapie der chronischen Vaginalmykose. Gezieltes Vorgehen gegen Problemkeime. Gynäkol Geburtsh 8: 41-43

Varma R, Gupka JK (2006) Antibiotic treatment of bacterial vaginosis in pregnancy: Multiple meta-analysis and dilemmas in interpretation. Europ J Obstet Gynecol Reprod Biolog 124: 10-14

Verteramo R, Pierangeli A, Mancini E et al. (2009) Human papillomaviruses and genital co-infections in gynaecological outpatients. BMC Infectious Disease 9: 16-25

Vinokurova S, Wenzensen N, Kraus I et al. (2008). Type dependent integration frequency of human papillomavirus genomes in cervical lessions. Cancer Research 68: 307-313

Wood N, Mcintyre PB (2008) Pertussis: review of epidemiology, diagnosis, management and prevention. Paediatric Respiratory Reviews 9: 201-212

Zaman K, Roy E, Arifeen SE et al. (2008) Effectiveness of maternal influenza immunization in mothers and infants. NEJM 359: 1555-64]

Zepp F, Ruf BR (2009) H1N1 Update Kompendium Influenza. Heidelberg: Springer, 3-18

Zylka-Menhorn V (2009) Nicht adjuvanzierte Vakzine für Schwangere und Kinder. Deutsches Ärzteblatt 106 (39): A1876

A1 Informationen zu mikrobiologischen Untersuchungen für Gynäkologen, Urologen und Dermatologen

◻ Tab. A.1 Informationen zu mikrobiologischen Untersuchungen für Gynäkologen, Urologen und Dermatologen

Material	Anforderung	Untersuchung	Transportgefäß	Hinweise
Ejakulat	path. Keime	Präparat; aerobe und anaerobe Kultur: Gonokokken; Gardnerellen; Mykoplasmen; Ureaplasmen	Ejakulatröhrchen	Lagerung bei Raumtemperatur (RT); Nachweis von Chlamydien mit PCR extra anfordern
Harnröhrenabstrich	path. Keime	Präparat; aerobe und anaerobe Kultur: Gonokokken; Gardnerellen; Mykoplasmen; Ureaplasmen	Dünner Tupfer mit orangem Deckel und schwarzen Transportmedium	Abstrich frühestens 3 Stunden nach der letzten Miktion abnehmen. Lagerung bei RT.
Harnröhrenabstrich	Chlamydien	Chlamydia trachomatis-DNA mit PCR	Dünner Tupfer mit orangem Deckel ohne Medium	Tupfer mind. 2–3 cm einführen und kräftig drehen. Lagerung bei RT.
Hautschuppen, Haare, Nägel	Pilze	Hefe, Schimmelpilze, Dermatophyten	trockenes Röhrchen	Material mit Skalpell vom Rand abkratzen; Lagerung bei RT.
Intrauterinspirale (IUP)	path. Keime	aerobe und anaerobe Kultur; Gonokokken; Gardnerellen, Urea-/Mykoplasmen; Aktinomyceten	Port-A-Cul-Tube	Spirale in Transportmedium geben; Lagerung bei RT.

□ Tab. A.1 *Fortsetzung*

Material	Anforderung	Untersuchung	Transportgefäß	Hinweise
Rektalabstrich	GO	Kultur auf Neisseria gonorrhoeae	Dünner Tupfer mit orangem Deckel und schwarzen Transportmedium	Innerhalb weniger Stunden ins Labor bringen; Lagerung bei 4° C.
Rektalabstrich	Chlamydien	Chlamydia trachomatis – DNA mit PCR	Dünner Tupfer mit orangem Deckel ohne Medium	Entnahme von ulcerierten Läsionen. Lagerung bei 4° C.
Urethralabstrich	siehe	Harnröhrenabstrich		
Urin	path. Keime	Präparat; Hemmstofftest; aerobe Kultur	Urinröhrchen	Mittelstrahlurin; Lagerung bei 4° C.
Urin	TBC	Kultur auf Mykobakterien	Urinbecher mit 30–50 ml Urin	Mittelstrahl-Morgenurin; Lagerung bei 4° C.
Urin	Chlamydien	Chlamydia trachomatis – DNA mit PCR	Urinröhrchen	Nur beim Mann statt Urethralabstrich; Erststrahlurin; Lagerung bei RT.
Vaginalabstrich	path. Keime	Präparat; aerobe Kultur; Gardnerellen; in der Grav. zusätzl. Myko-/Ureaplasmen und Gonokokken	Dicker Tupfer mit blauem Deckel	Lagerung bei RT; Kultur auf Hefen extra anfordern
Vaginalabstrich	B-Streptokokken	B-Streptokokken		
Wundabstrich	path. Keime	aerobe und anaerobe Kultur	Dicker Tupfer mit blauem Deckel	Physiologische Standortflora vorher mit NaCl entfernen; Lagerung bei RT.
Zervixabstrich	path. Keime	Präparat: aerobe und anaerobe Kultur; Gardnerellen, Gonokokken, Myko-/Ureaplasmen	Dünner Tupfer mit orangem Deckel und schwarzen Transportmedium	Lagerung bei RT.
Zervixabstrich	HPV	Humane Papilloma-Virus-DNA mit PCR	Dünner Tupfer mit orangem Deckel ohne Medium	Bei positivem DNA-Nachweis erfolgt HPV-Typisierung; Lagerung bei RT.
Zervixabstrich	Chlamydien	Chlamydia trachomatis-DNA mit PCR	Tupfer mit orangem Deckel ohne Medium	Tupfer 1–2 cm in Zervikalkanal einführen, kräftig drehen

Wegen der Empfindlichkeit bestimmter Keime und eventueller Vermehrung anspruchsloser Bakterien, sollte die Weiterverarbeitung der Proben möglichst innerhalb weniger Stunden nach Entnahme erfolgen. Dieses gilt insbesondere für die Untersuchung auf Gonokokken.
Sofern ein rascher Transport ins Labor nicht möglich ist, können die Proben für höchstens 24 Stunden, wie aufgeführt, gelagert werden. Bei Verdacht auf GO und voraussichtlicher Lagerung/Transportdauer über 6 Stunden verbessert die Kühlung auf 4° C die Anzuchtsmöglichkeit.
Die Hinweise zur Lagerung entsprechenden Empfehlungen der American Society for Microbiology.

A2 Empfehlungen der Ständigen Impfkommission (STIKO) am Robert-Koch-Institut (Stand 2009)

Impfung gegen	Kate-gorie	Indikation bzw. Reiseziel	Anwendungshinweise (Packungsbeilage/Fachinformationen beachten)
Cholera	R	Auf Verlangen des Ziel- oder Transitlandes; nur im Ausnahmefall; eine WHO-Empfehlung besteht nicht.	Nach Angaben des Herstellers
Diphtherie	S/A	Alle Personen bei fehlender oder unvollständiger Grund-immunisierung oder wenn die letzte Impfung der Grund-immunisierung oder die letzte Auffrischimpfung länger als 10 Jahre zurückliegt.	Erwachsene sollen die nächste fällige Diphtherie-Impfung einmalig als Tdap-Kombinationsimpfung erhalten, bei entsprechender Indikation als Tdap-IPV-Kombinationsimpfung Bei bestehender Diphtherie-Impfindikation und ausreichendem Tetanus- und Pertussis-Impfschutz sollte monovalent gegen Diphtherie geimpft werden. Ungeimpfte oder Personen mit fehlendem Impfnach-weis sollten 2 Impfungen im Abstand von 4–8 Wochen und eine 3. Impfung 6–12 Monate nach der 2. Impfung erhalten. Eine Reise in ein Infektionsgebiet sollte frühestens nach der 2. Impfung angetreten werden.
	P	Bei Epidemien oder regional erhöhter Morbidität	Entsprechend den Empfehlungen der Gesundheits-behörden
	P	Für Personen mit engem *(face to face)* Kontakt zu Erkrankten, Auffrischimpfung 5 Jahre nach der letzten Impfung	Chemoprophylaxe Unabhängig vom Impfstatus präventive antibio-tische Therapie, z. B. mit Erythromycin (s. „Ratgeber Diphtherie", www.rki.de > Infektionskrankheiten A–Z > Diphtherie)
FSME (Frühsommer-meningo-enzephalitis)	I B	Personen, die in FSME-Risikogebieten Zecken exponiert sind oder Personen, die durch FSME beruflich gefährdet sind (exponiertes Laborpersonal sowie in Risikogebieten. z. B. Forstarbeiter und Exponierte in der Landwirtschaft) Saisonalität beachten: April–November **Risikogebiete in Deutschland** sind zur Zeit insbesondere: ► **Baden-Württemberg** ► **Bayern** (außer dem größten Teil Schwabens und dem westlichen Teil Oberbayerns) ► **Hessen** (Landkreis (LK) Odenwald, LK Bergstraße, LK Darmstadt-Dieburg, Stadtkreis (SK) Darmstadt, LK Groß-Gerau, LK Offenbach, LK Main-Kinzig-Kreis, LK Marburg-Biedenkopf) ► **Rheinland-Pfalz** (LK Birkenfeld) ► **Thüringen** (SK Jena, SK Gera, LK Saale-Holzland-Kreis, LK Saale-Orla-Kreis, LK Saalfeld-Rudolstadt, LK Hildburg-hausen, LK Sonneberg)	Grundimmunisierung und Auffrischimpfungen mit einem für Erwachsene bzw. Kinder zugelassenen Impfstoff nach Angaben des Herstellers Entsprechend den Empfehlungen der Gesundheits-behörden; Hinweise zu FSME-Risikogebieten – veröffentlicht im *Epidemiologischen Bulletin* des RKI, Ausgabe 18/2009 – sind zu beachten.
	R	Zeckenexposition in FSME-Risikogebieten außerhalb Deutschlands	
	P		Siehe *Epidemiologisches Bulletin* 15/2007, S. 136
Gelbfieber	R/B	Entsprechend den Impfanforderungen der Ziel- oder Transitländer sowie vor Aufenthalt in bekannten Endemiegebieten im tropischen Afrika und in Südamerika; die Hinweise der WHO zu Gelbfieber-Infektionsgebieten sind zu beachten.	Einmalige Impfung in den von den Gesundheits-behörden zugelassenen Gelbfieber-Impfstellen; Auffrischimpfungen in 10-jährigen Intervallen

Impfung gegen	Kate-gorie	Indikation bzw. Reiseziel	Anwendungshinweise (Packungsbeilage/Fachinformationen beachten)
Haemophilus influenzae Typ b (Hib)	I P	Personen mit anatomischer oder funktioneller Asplenie Nach engem Kontakt zu einem Patienten mit invasiver *Haemophilus influenzae* Typ b-Infektion wird eine Rifampicin-Prophylaxe empfohlen: ▶ für alle Haushaltsmitglieder (außer für Schwangere) ab einem Alter von 1 Monat, wenn sich dort ein ungeimpftes oder unzureichend geimpftes Kind im Alter bis zu 4 Jahren oder aber eine Person mit einem relevanten Immundefekt befindet, ▶ für ungeimpfte exponierte Kinder bis 4 Jahre in Gemeinschaftseinrichtungen. Falls eine Prophylaxe indiziert ist, sollte sie zum frühest-möglichen Zeitpunkt, spätestens 7 Tage nach Beginn der Erkrankung des Indexfalls, begonnen werden.	Dosierung Rifampicin: **ab 1 Monat:** 20 mg/kg/Tag (maximal 600 mg) in 1 ED für 4 Tage **Erwachsene:** 600 mg p. o. in 1 ED für 4 Tage Da bei Schwangeren die Gabe von Rifampicin und Gyrasehemmern kontraindiziert ist, kommt bei ihnen zur Prophylaxe ggf. Ceftriaxon in Frage.
Hepatitis A (HA)	I B P R	1. Personen mit einem Sexualverhalten mit hoher Infektionsgefährdung 2. Personen mit häufiger Übertragung von Blutbestandteilen, z. B. Hämophile, oder Krankheiten der Leber/mit Leber-beteiligung 3. Bewohner von psychiatrischen Einrichtungen oder vergleichbaren Fürsorgeeinrichtungen für Zerebral-geschädigte oder Verhaltensgestörte 4. Gesundheitsdienst (inkl. Küche, Labor, technischer und Reinigungs- bzw. Rettungsdienst, psychiatrische und Fürsorgeeinrichtungen, Behindertenwerkstätten, Asylbewerberheime) Durch Kontakt mit möglicherweise infektiösem Stuhl Gefährdete inkl. Auszubildende und Studenten 5. Kanalisations- und Klärwerksarbeiter mit Abwasserkontakt 6. Tätigkeit (inkl. Küche und Reinigung) in Kindertages-stätten, Kinderheimen u. ä. Kontakt zu Hepatitis-A-Kranken (Riegelungsimpfung vor allem in Gemeinschaftseinrichtungen; s. a. „Ratgeber Hepatitis A", www.rki.de > Infektionskrankheiten A–Z > Hepatitis A) Reisende in Regionen mit hoher Hepatitis-A-Prävalenz	Grundimmunisierung und Auffrischimpfung nach Angaben des Herstellers Die serologische Vortestung auf anti-HAV ist nur bei den Personen erforderlich, die länger in Endemie-gebieten gelebt haben **oder** in Familien aus Endemie-gebieten aufgewachsen sind **oder** vor 1950 geboren wurden. Nach einer Exposition von Personen, für die eine Hepatitis A eine besonders große Gefahr darstellt (z. B. chronisch HBV- oder HCV-Infizierte), sollte simultan mit der ersten Impfung ein Immunglobulin-Präparat gegeben werden.
Hepatitis B (HB)	I	1. Patienten mit chronischer Nieren-(Dialyse)/Leberkrankheit/ Krankheit mit Leberbeteiligung/häufiger Übertragung von Blut(bestandteilen, z. B. Hämophile), vor ausgedehntem chirurgischem Eingriff (z. B. unter Verwendung der Herz-Lungen-Maschine), HIV-Positive 2. Kontakt mit HBsAg-Träger in Familie/Wohngemeinschaft 3. Sexualkontakt zu HBsAg-Träger bzw. Sexualverhalten mit hoher Infektionsgefährdung 4. Drogenabhängigkeit, längerer Gefängnisaufenthalt 5. Durch Kontakt mit HBsAg-Trägern in einer Gemeinschaft (Kindergärten, Kinderheime, Pflegestätten, Schulklassen, Spielgemeinschaften) gefährdete Personen	Hepatitis-B-Impfung nach serologischer Vortestung (Indikationen 1–4, 6, 7, anti-HBc-Test negativ); Impferfolgskontrolle erforderlich (Indikationen 1, 2, 7, 8: anti-HBs-Test 4–8 Wochen nach 3. Dosis) bzw. sinnvoll bei über 40-Jährigen/anderen Personen mit möglicher schlechter Ansprechrate (z. B. Immun-defizienz) Bei Anti-HBs-Werten < 100 IE/l sofort Wiederimpfung mit erneuter Kontrolle; bei erneutem Nichtansprechen Wiederimpfungen mit in der Regel max. 3 Dosen wiederholen Bei erfolgreicher Impfung (anti HBs ≥ 100 IE/l) Auffrischung nach 10 Jahren (1 Dosis)

Impfung gegen	Kate-gorie	Indikation bzw. Reiseziel	Anwendungshinweise (Packungsbeilage/Fachinformationen beachten)
Hepatitis B (HB) (Fortsetzung)		6. Patienten in psychiatrischen Einrichtungen oder Bewohner vergleichbarer Fürsorgeeinrichtungen für Zerebralgeschädigte oder Verhaltensgestörte sowie Personen in Behindertenwerkstätten	Bei in der Kindheit Geimpften mit neu aufgetretenem HB-Risiko (z. B. Indikation 1–8) eine Dosis HB-Impfstoff mit anschließender serologischer Kontrolle (anti-HBs- und anti-HBc-Bestimmung) 4–8 Wochen nach Wiederimpfung für die Indikation 1, 2, 7, 8
	B	7. Gesundheitsdienst (inkl. Labor, technischer Reinigungs-/Rettungsdienst) sowie Personal psychiatrischer/Fürsorge-einrichtungen/Behindertenwerkstätten, Asylbewerberheime Durch Kontakt mit infiziertem Blut oder infizierten Körper-flüssigkeiten Gefährdete, Auszubildende und Studenten	
		8. Möglicher Kontakt mit infiziertem Blut oder infizierten Körperflüssigkeiten (Gefährdungsbeurteilung durchführen), z. B. Müllentsorger, industrieller Umgang mit Blut(produkten), ehrenamtliche Ersthelfer, Polizisten, Sozialarbeiter, (Gefängnis-)Personal mit Kontakt zu Drogenabhängigen	
	R/B	Reisende in Regionen mit hoher Hepatitis-B-Prävalenz bei Langzeitaufenthalt mit engem Kontakt zu Einheimischen	
	P	Verletzungen mit möglicherweise HBV-haltigen Gegenständen, z. B. Nadelstich	Siehe Immunprophylaxe bei Exposition – S. 296
		Neugeborene HBsAg-positiver Mütter oder von Müttern mit unbekanntem HBsAg-Status (unabhängig vom Geburtsgewicht)	Siehe Anmerkungen zum Impfkalender – S. 281
Humane Papillom-viren (HPV)			Frauen, die zum von der STIKO empfohlenen Zeitpunkt (12–17 Jahre) keine Impfung gegen HPV erhalten haben, können ebenfalls von einer Impfung gegen HPV profitieren. Es liegt in der Verantwortung des Arztes, nach individueller Prüfung von Nutzen und Risiko der Impfung seine Patientinnen auf der Basis der Impf-stoffzulassung darauf hinzuweisen.
Influenza	S	Personen über 60 Jahre	Jährliche Impfung im Herbst mit einem Impfstoff mit aktueller von der WHO empfohlener Antigen-kombination
	I	Kinder, Jugendliche und Erwachsene mit erhöhter gesundheit-licher Gefährdung infolge eines Grundleidens, wie z. B.: ► chronische Krankheiten der Atmungsorgane (inklusive Asthma und COPD) ► chronische Herz-Kreislauf-, Leber- und Nierenkrankheiten ► Diabetes und andere Stoffwechselkrankheiten ► Multiple Sklerose mit durch Infektionen getriggerten Schüben ► Personen mit angeborenen oder erworbenen Immundefekten mit T- und/oder B-zellulärer Restfunktion ► HIV-Infektion sowie Bewohner von Alters- oder Pflegeheimen	
	B/I	Personen mit erhöhter Gefährdung, z. B. medizinisches Personal, Personen in Einrichtungen mit umfangreichem Publikums-verkehr sowie Personen, die als mögliche Infektionsquelle für von ihnen betreute ungeimpfte Risikopersonen fungieren können	
	I/B	Personen mit erhöhter Gefährdung durch direkten Kontakt zu Geflügel und Wildvögeln	Eine Impfung mit dem aktuellen saisonalen humanen Influenza-Impfstoff bietet keinen direkten Schutz vor Infektionen durch den Erreger der aviären Influenza, sie kann jedoch Doppelinfektionen mit den aktuell zir-kulierenden Influenzaviren verhindern (für Beschäftigte s. a: TRBA 608 des ABAS unter www.baua.de > Themen von A–Z > Biologische Arbeitsstoffe > Ausschuss für Biologische Arbeitsstoffe > Aktuell > Beschluss).

Impfung gegen	Kate-gorie	Indikation bzw. Reiseziel	Anwendungshinweise (Packungsbeilage/Fachinformationen beachten)
Influenza (Fortsetzung)	R/I	Für Reisende aus den unter S (Standard-) und I (Indikations-impfung) genannten Personengruppen, die nicht über einen aktuellen Impfschutz verfügen, ist die Impfung generell empfehlenswert, für andere Reisende ist eine Influenza-Impfung nach Risikoabwägung entsprechend Exposition und Impfstoffverfügbarkeit sinnvoll.	
	I	Wenn eine intensive Epidemie aufgrund von Erfahrungen in anderen Ländern droht oder nach deutlicher Antigendrift bzw. einer Antigenshift zu erwarten ist und der Impfstoff die neue Variante enthält	Entsprechend den Empfehlungen der Gesundheits-behörden
Masern	B	Ungeimpfte bzw. empfängliche Personen im Gesundheits-dienst und bei der Betreuung von Immundefizienten sowie in Gemeinschaftseinrichtungen und in Kinderheimen	Einmalige Impfung, vorzugsweise mit MMR-Impfstoff (s. a. *Epid. Bull.* 29/2006, S. 230–231)
	P	Ungeimpfte oder einmal geimpfte Personen oder Personen mit unklarem Immunstatus mit Kontakt zu Masernkranken; möglichst innerhalb von 3 Tagen nach Exposition	Impfung vorzugsweise mit MMR-Impfstoff Eine Immunglobulingabe ist zu erwägen für gefährdete Personen mit hohem Komplikationsrisiko und für Schwangere (s. a. *Epid. Bull.* 29/2001, S. 223).
Meningokokken-Infektionen (Gruppen A, C, W135, Y)	I	Gesundheitlich Gefährdete: Personen mit angeborenen oder erworbenen Immundefekten mit T- und/oder B-zellulärer Restfunktion, insbesondere Komplement-/Properdindefekte, Hypogammaglobulinämie; Asplenie	Bei Kindern unter 2 Jahren konjugierter Meningokok-ken C (MenC)-Impfstoff (dabei Empfehlungen des Her-stellers zum Impfschema beachten), nach dem voll-endetem 2. Lebensjahr im Abstand von 6–12 Monaten durch 4-valenten Polysaccharid-Impfstoff (PS-Impfstoff) ergänzen. Bei Personen nach dem vollendeten 2. Lebensjahr eine Impfung mit konjugiertem MenC-Impfstoff, gefolgt von einer Impfung mit 4-valentem PS-Impfstoff im Abstand von 6 Monaten.
	B	Gefährdetes Laborpersonal (bei Arbeiten mit dem Risiko eines *N.-meningitidis*-Aerosols!)	Impfung mit konjugiertem MenC-Impfstoff, gefolgt von einer Impfung mit 4-valentem PS-Impfstoff im Abstand von 6 Monaten; bei bereits mit PS-Impfstoff geimpften Personen ist auch die Nachimpfung mit dem Konjugatimpfstoff nach 6 Monaten sinnvoll.
	R	Reisende in Länder mit epidemischem/hyperendemischem Vorkommen, besonders bei engem Kontakt zur einheimi-schen Bevölkerung; Entwicklungshelfer; dies gilt auch für Aufenthalte in Regionen mit Krankheitsausbrüchen und Impfempfehlung für die einheimische Bevölkerung (WHO- und Länderhinweise beachten)	Bei Säuglingen, Kindern, Jugendlichen und Erwachsenen eine Impfung mit epidemiologisch indiziertem A C-, oder A,C,W135,Y-Polysaccharid-Impfstoff (für den afrikani-schen Meningitis-Gürtel wird wegen der Zirkulation der Serogruppe W135 in einigen Ländern derzeit der A,C, W135,Y-Impfstoff bevorzugt). Der Impferfolg ist bei Kin-dern unter 2 Jahren vor allem für die Serogruppen C, W135 und Y deutlich schlechter als bei Erwachsenen; es kann für diese Altersgruppe jedoch zumindest ein kurzfristiger Schutz gegen die Serogruppe A erreicht werden. Für Personen ab 2 Monaten steht eine Impfprophylaxe mit konjugiertem Impfstoff zur Verfügung, wenn vor einer Krankheit durch die Serogruppe C geschützt werden soll.
	R	Vor Pilgerreise (Hadj)	Impfung mit 4-valentem PS-Impfstoff (Einreisebestimmungen beachten)
	R	Schüler/Studenten vor Langzeitaufenthalten in Ländern mit empfohlener allgemeiner Impfung für Jugendliche oder selektiver Impfung für Schüler/Studenten	Entsprechend den Empfehlungen der Zielländer Bei fortbestehendem Infektionsrisiko Wiederimpfung für alle o. a. Indikationen nach Angaben des Herstellers, für PS-Impfstoff im Allgemeinen nach 3 Jahren
	I/P	Bei Ausbrüchen oder regionalen Häufungen auf Empfehlung der Gesundheitsbehörde (s. Abschnitt „Spezielle Hinweise zur Durchführung von Schutzimpfungen", S. 292)	
	P	Für Personen mit engem Kontakt zu einem Erkrankten mit einer invasiven Meningokokken-Infektion (alle Serogruppen) wird eine Rifampicin-Prophylaxe empfohlen (außer für Schwangere; s. dort)	**Dosierung:** *Rifampicin:* **Neugeborene:** 10 mg/kg/Tag in 2 ED p. o. für 2 Tage **Säuglinge, Kinder und Jugendliche bis 60 kg:** 20 mg/kg/Tag in 2 ED p. o. für 2 Tage (max. ED 600 mg)

Impfung gegen	Kategorie	Indikation bzw. Reiseziel	Anwendungshinweise (Packungsbeilage/Fachinformationen beachten)
Meningokokken-Infektionen (Gruppen A, C, W135, Y) (Fortsetzung)		Hierzu zählen: ▶ alle Haushaltskontaktmitglieder ▶ Personen mit Kontakt zu oropharyngealen Sekreten eines Patienten ▶ Kontaktpersonen in Kindereinrichtungen mit Kindern unter 6 Jahren (bei guter Gruppentrennung nur die betroffene Gruppe) ▶ Personen mit engen Kontakten in Gemeinschaftseinrichtungen mit haushaltsähnlichem Charakter (Internate, Wohnheime sowie Kasernen) Die Chemoprophylaxe ist indiziert, falls enge Kontakte mit dem Indexpatienten in den letzten 7 Tagen vor dessen Erkrankungsbeginn stattgefunden haben. Sie sollte möglichst bald nach der Diagnosestellung beim Indexpatienten erfolgen, ist aber bis zu 10 Tage nach letzter Exposition sinnvoll Zusätzlich zur Chemoprophylaxe wird für bisher ungeimpfte, enge Kontaktpersonen (Haushaltskontakte oder enge Kontakte mit haushaltsähnlichem Charakter) eines Erkrankten mit einer impfpräventablen invasiven Meningokokken-Infektion so bald wie möglich nach dem Kontakt die Meningokokken-Impfung empfohlen	**Jugendliche und Erwachsene ab 60 kg:** 2 x 600 mg/Tag für 2 Tage Eradikationsrate: 72–90 % *ggf. Ceftriaxon:* **bis 12 Jahre:** 125 mg i. m. **ab 12 Jahre:** 250 mg i. m. in einer ED Eradikationsrate: 97 % *ggf. Ciprofloxacin:* **ab 18 Jahre:** einmal 500 mg p. o. Eradikationsrate: 90–95 % Da bei Schwangeren die Gabe von Rifampicin und Gyrasehemmern kontraindiziert ist, kommt bei ihnen zur Prophylaxe ggf. Ceftriaxon in Frage. Der Indexpatient mit einer invasiven Meningokokken-Infektion sollte nach Abschluss der Therapie ebenfalls Rifampicin erhalten, sofern er nicht intravenös mit einem Cephalosporin der 3. Generation behandelt wurde. Bei Serogruppe C: Impfung mit einem Konjugat-Impfstoff ab dem Alter von 2 Monaten, nach Empfehlungen des Herstellers Bei Serogruppe W135 oder Y: Impfung mit einem quadrivalenten Polysaccharid-Impfstoff (A,C,W135,Y) ab dem Alter von 24 Monaten (siehe auch Neuerungen *Epid. Bull.* 33/2009) Bei Serogruppe A: Impfung mit einem bivalenten (A,C) oder quadrivalenten Polysaccharid-Impfstoff (A,C,W135,Y) ab dem Alter von 3 Monaten (siehe auch Neuerungen *Epid. Bull.* 33/2009)
Mumps	B	Ungeimpfte bzw. empfängliche Personen in Einrichtungen der Pädiatrie, in Gemeinschaftseinrichtungen für das Vorschulalter und in Kinderheimen	Einmalige Impfung, vorzugsweise mit MMR-Impfstoff
	P	Ungeimpfte oder einmal geimpfte Personen und Personen mit unklarem Immunstatus mit Kontakt zu Mumpskranken; möglichst innerhalb von 3 Tagen nach Exposition	Vorzugsweise mit MMR-Impfstoff
Pertussis	S/A	Erwachsene sollen die nächste fällige Td-Impfung einmalig als Tdap-Kombinationsimpfung erhalten	Tdap-Kombinationsimpfstoff, bei entsprechender Indikation als Tdap-IPV-Kombinationsimpfung
	I	Sofern in den letzten 10 Jahren keine Pertussis-Impfung stattgefunden hat, sollen ▶ Frauen mit Kinderwunsch präkonzeptionell; ▶ enge Haushaltskontaktpersonen (Eltern, Geschwister) und Betreuer (z. B. Tagesmütter, Babysitter, ggf. Großeltern) möglichst 4 Wochen vor Geburt des Kindes 1 Dosis Pertussis-Impfstoff erhalten. Erfolgte die Impfung nicht vor der Konzeption, sollte die Mutter bevorzugt in den ersten Tagen nach der Geburt des Kindes geimpft werden.	
	B	Sofern in den letzten 10 Jahren keine Pertussis-Impfung stattgefunden hat, sollte Personal im Gesundheitsdienst sowie in Gemeinschaftseinrichtungen eine Dosis Pertussis-Impfstoff erhalten.	
	P	In einer Familie bzw. Wohngemeinschaft oder einer Gemeinschaftseinrichtung ist für Personen mit engen Kontakten ohne Impfschutz eine Chemoprophylaxe mit einem Makrolid empfehlenswert (s. a. „Ratgeber Pertussis" unter www.rki.de > Infektionskrankheiten A–Z > Pertussis).	
Pneumokokken-Krankheiten	S	Personen über 60 Jahre	Eine Impfung mit Polysaccharid-Impfstoff

Impfung gegen	Kate-gorie	Indikation bzw. Reiseziel	Anwendungshinweise (Packungsbeilage/Fachinformationen beachten)
Pneumokokken-Krankheiten (Fortsetzung)	I	Kinder (ab vollendetem 2. Lebensjahr), Jugendliche und Erwachsene mit erhöhter gesundheitlicher Gefährdung infolge einer Grundkrankheit: 1. Angeborene oder erworbene Immundefekte mit T- und/oder B-zellulärer Restfunktion, wie z. B.: ▶ Hypogammaglobulinämie, Komplement- und Properdindefekte ▶ bei funktioneller oder anatomischer Asplenie ▶ bei Sichelzellenanämie ▶ bei Krankheiten der blutbildenden Organe ▶ bei neoplastischen Krankheiten ▶ bei HIV-Infektion ▶ nach Knochenmarktransplantation ▶ vor Organtransplantation und vor Beginn einer immun-suppressiven Therapie 2. Chronische Krankheiten, wie z. B.: ▶ Herz-Kreislauf-Krankheiten ▶ Krankheiten der Atmungsorgane (inkl. Asthma und COPD) ▶ Diabetes mellitus oder andere Stoffwechselkrankheiten ▶ chronische Nierenkrankheiten/nephrotisches Syndrom ▶ neurologische Krankheiten, z. B. Zerebralparesen oder Anfallsleiden ▶ Liquorfistel	Gefährdete Kleinkinder (vom vollendeten 2. Lebensjahr bis zum vollendeten 5. Lebensjahr) erhalten eine Impfung mit **Pneumokokken-Konjugatimpfstoff** Personen mit fortbestehender gesundheitlicher Gefährdung können ab vollendetem 2. Lebensjahr **Polysaccharid-Impfstoff** erhalten. Bei den – wie empfohlen – zuvor mit Konjugatimpfstoff geimpften Kindern (s. o.) beträgt der Mindestabstand zur nachfolgenden Impfung mit Polysaccharid-Impfstoff 2 Monate. Bei folgenden Indikationen sind eine ggf. auch mehrere Wiederholungsimpfungen mit Polysaccharid-Impfstoff im Abstand von 5 (Erwachsene) bzw. mindestens 3 Jahren (Kinder unter 10 Jahren) in Erwägung zu ziehen (Risiko-Nutzen-Abwägung beachten): 1. Angeborene oder erworbene Immundefekte mit T- und/oder B-zellulärer Restfunktion 2. chronische Nierenkrankheiten/nephrotisches Syndrom
Poliomyelitis	S	Alle Personen bei fehlender oder unvollständiger Grundimmunisierung Alle Personen ohne einmalige Auffrischimpfung	Erwachsene, die im Säuglings- und Kleinkindalter eine voll-ständige Grundimmunisierung und im Jugendalter oder später mindestens eine Auffrischimpfung erhalten haben oder die als Erwachsene nach Angaben des Herstellers grundimmunisiert wurden und eine Auffrischimpfung erhalten haben, gelten als vollständig immunisiert. Darüber hinaus wird eine routinemäßige Auffrischimpfung nach dem vollendeten 18. Lebensjahr nicht empfohlen. Ungeimpfte Personen erhalten IPV entsprechend den Angaben des Herstellers. Ausstehende Impfungen der Grundimmunisierung werden mit IPV nachgeholt.
	I	Für folgende Personengruppen ist eine Auffrisch-impfung indiziert: ▶ Reisende in Regionen mit Infektionsrisiko (die aktuelle epidemische Situation ist zu beachten, insbesondere die Meldungen der WHO) ▶ Aussiedler, Flüchtlinge und Asylbewerber, die in Gemeinschaftsunterkünften leben, bei der Einreise aus Gebieten mit Polio-Risiko, s. S. 295 und 296	Impfung mit IPV, wenn die Impfungen der Grundimmu-nisierung nicht vollständig dokumentiert sind oder die letzte Impfung der Grundimmunisierung bzw. die letzte Auffrischimpfung länger als 10 Jahre zurückliegen. Personen ohne Nachweis einer Grundimmunisierung sollten vor Reisebeginn wenigstens 2 Dosen IPV erhalten.
	B	▶ Personal der oben genannten Einrichtungen ▶ Medizinisches Personal, das engen Kontakt zu Erkrankten haben kann ▶ Personal in Laboren mit Poliomyelitis-Risiko	
	P	Bei einer Poliomyelitis-Erkrankung sollten **alle** Kontakt-personen unabhängig vom Impfstatus ohne Zeitverzug eine Impfung mit IPV erhalten. Ein Sekundärfall ist Anlass für Riegelungsimpfungen.	Sofortige umfassende Ermittlung und Festlegung von Maßnahmen durch die Gesundheitsbehörde Riegelungsimpfung mit IPV und Festlegung weiterer Maßnahmen durch Anordnung der Gesundheitsbehörden
Röteln	I	Seronegative Frauen mit Kinderwunsch	Einmalige Impfung – vorzugsweise mit MMR-Impfstoff – bei Frauen mit nachfolgender Kontrolle des Röteln-Impferfolgs
	B	Ungeimpfte bzw. empfängliche Personen in Einrichtungen der Pädiatrie, der Geburtshilfe und der Schwangeren-betreuung sowie in Gemeinschaftseinrichtungen für das Vorschulalter und in Kinderheimen	
	P	Ungeimpfte oder einmal geimpfte Personen und Personen mit unklarem Immunstatus mit Kontakt zu Rötelnkranken; möglichst innerhalb von 3 Tagen nach Exposition	Vorzugsweise mit MMR-Impfstoff

Impfung gegen	Kate-gorie	Indikation bzw. Reiseziel	Anwendungshinweise (Packungsbeilage/Fachinformationen beachten)
Tetanus	S/A	Alle Personen bei fehlender oder unvollständiger Grundimmunisierung, wenn die letzte Impfung der Grundimmunisierung oder die letzte Auffrischimpfung länger als 10 Jahre zurückliegt. Eine begonnene Grundimmunisierung wird vervollständigt, Auffrischimpfung in 10-jährigem Intervall.	Erwachsene sollen die nächste fällige Tetanus-Impfung einmalig als Tdap-Kombinationsimpfung erhalten, bei entsprechender Indikation als Tdap-IPV-Kombinationsimpfung.
	P	Siehe Tabelle 4, S. 296	
Tollwut	B	▶ Tierärzte, Jäger, Forstpersonal u. a. Personen bei Umgang mit Tieren in Gebieten mit Wildtiertollwut sowie ähnliche Risikogruppen (z. B. Personen mit beruflichem oder sonstigem engen Kontakt zu Fledermäusen)	Dosierungsschema nach Angaben des Herstellers Personen mit weiter bestehendem Expositionsrisiko sollten regelmäßig eine Auffrischimpfung entsprechend den Angaben des Herstellers erhalten.
		▶ Personal in Laboren mit Tollwutrisiko	Mit Tollwutvirus arbeitendes Laborpersonal sollte halbjährlich auf neutralisierende Antikörper untersucht werden. Eine Auffrischimpfung ist bei < 0,5 IE/ml Serum indiziert.
	R	Reisende in Regionen mit hoher Tollwutgefährdung (z. B. durch streunende Hunde)	
	P	Siehe Tabelle 5, S. 297	
Tuberkulose		Die Impfung mit dem derzeit verfügbaren BCG-Impfstoff wird nicht empfohlen.	
Typhus	R	Bei Reisen in Endemiegebiete	Nach Angaben des Herstellers
Varizellen	S	Ungeimpfte 9- bis 17-jährige Jugendliche ohne Varizellen-Anamnese	Zwei Dosen nach Angaben des Herstellers
	I	1. Seronegative Frauen mit Kinderwunsch 2. Seronegative Patienten vor geplanter immunsuppressiver Therapie oder Organtransplantation 3. Die einschränkenden Hinweise zur Impfung seronegativer Patienten unter immunsuppressiver Therapie sind den Hinweisen im *Epidemiologischen Bulletin*, Sonderdruck November 2005, zu entnehmen. 4. Empfängliche Patienten mit schwerer Neurodermitis 5. Empfängliche Personen mit engem Kontakt zu den unter Punkt 2. bis 4. Genannten	„Empfängliche Personen" bedeutet: keine Impfung und anamnestisch keine Varizellen oder bei serologischer Testung kein Nachweis spezifischer Antikörper
	B	Seronegatives Personal im Gesundheitsdienst, insbesondere in den Bereichen Pädiatrie, Onkologie, Gynäkologie/Geburtshilfe, Intensivmedizin und im Bereich der Betreuung von Immundefizienten sowie bei Neueinstellungen in Gemeinschaftseinrichtungen für das Vorschulalter	
	P	**Empfehlungen zur postexpositionellen Varizellen-Prophylaxe:** Durch **Inkubationsimpfung:** Bei ungeimpften Personen mit negativer Varizellen-Anamnese und Kontakt zu Risikopersonen ist eine postexpositionelle Impfung innerhalb von 5 Tagen nach Exposition* oder innerhalb von 3 Tagen nach Beginn des Exanthems beim Indexfall zu erwägen. Dies ist jedoch keine ausreichende Begründung für den Verzicht auf die Absonderung gegenüber Risikopersonen. * Exposition heißt: ▶ 1 Stunde oder länger mit infektiöser Person in einem Raum ▶ *face-to-face*-Kontakt ▶ Haushaltskontakt	Durch **passive Immunisierung** mit Varizella-Zoster-Immunglobulin (VZIG): Die postexpositionelle Gabe von VZIG wird empfohlen innerhalb von 96 Stunden nach Exposition*, sie kann den Ausbruch einer Erkrankung verhindern oder deutlich abschwächen. Sie wird empfohlen für Personen mit erhöhtem Risiko für Varizellen-Komplikationen, dazu zählen: ▶ ungeimpfte Schwangere ohne Varizellen-Anamnese, ▶ immundefiziente Patienten mit unbekannter oder fehlender Varizellen-Immunität, ▶ Neugeborene, deren Mutter 5 Tage vor bis 2 Tage nach der Entbindung an Varizellen erkrankte. Für Applikation und Dosierung von VZIG sind die Herstellerangaben zu beachten!

A3 Meldepflichtige Infektionskrankheiten

Bei meldepflichtigen Infektionen handelt es sich um Infektionen, die nach deutschem Recht (Gesetz zur Verhütung und Bekämpfung von Infektionskrankheiten beim Menschen – Infektionsschutzgesetz – IfSG) gemeldet werden müssen. Das bedeutet, dass Erregernachweis, Infektionsverdacht, Erkrankung oder Tod durch die im Gesetz genannten Krankheiten an das Gesundheitsamt gemeldet werden müssen. Zur Meldung verpflichtet sind im Allgemeinen der behandelnde Arzt, ebenso Krankenhäuser und medizinische Labore. Die Meldung erfolgt:

- namentlich (Personalien werden registriert)
- nicht namentlich (anonyme Registrierung)

In § 6 sind meldepflichtige Infektionskrankheiten verzeichnet, in § 7 meldepflichtige Erreger. § 34 beschäftigt sich mit Aufenthaltsverboten in Gemeinschaftseinrichtungen für Erkrankte und Ausscheider.

A3.1 § 6 IfSG: Meldepflichtige Krankheiten

Namentlich zu melden sind:
- Krankheitsverdacht, Erkrankung und Tod:
  - aviäre Influenza (Geflügelpest, ›Vogelgrippe‹)
  - Botulismus
  - Cholera
  - Diphtherie
  - übertragbare humane spongiforme Enzephalopathie, siehe auch Creutzfeld-Jakob-Krankheit und BSE
  - akute Virushepatitis: Hepatitis A, B, C, D und E
  - enteropathisches hämolytisch-urämisches Syndrom (HUS)
  - virusbedingtes hämorrhagisches Fieber
  - Masern
  - Meningokokkenmeningitis oder Sepsis
  - Milzbrand
  - Paratyphus
  - Pest
  - Poliomyelitis (als Verdacht gilt jede akute schlaffe Lähmung, außer wenn traumatisch bedingt)
  - Tollwut
  - Typhus abdominalis
- Erkrankung und Tod:
  - behandlungsbedürftige Tuberkulose, auch wenn ein bakteriologischer Nachweis nicht vorliegt
- Krankheitsverdacht und Erkrankung:
  - mikrobiell bedingte Lebensmittelvergiftung oder akute infektiöse Gastroenteritis, wenn eine Person betroffen ist, die eine Tätigkeit in lebensmittelverbreitenden Betrieben, Küchen etc. ausübt
  - 2 oder mehr gleichzeitig auftretende gleichartige Erkrankungen, die eine Epidemie wahrscheinlich machen oder vermuten lassen, dass eine schwerwiegende Gefahr für die Allgemeinheit besteht und Krankheitserreger als Ursache in Betracht kommen, die nicht in § 7 genannt sind
- Verletzung eines Menschen:
  - durch ein tollwutkrankes, -verdächtiges oder ansteckungsverdächtiges Tier sowie die Berührung eines solchen Tieres oder Kadavers

A3.2 § 7 IfSG: Meldepflichtige Nachweise von Krankheitserregern

Namentlich zu melden sind:
- Direkter oder indirekter Nachweis von Krankheitserregern bei akuter Infektion:
  - Adenoviren – Meldepflicht nur für den direkten Nachweis im Augenabstrich (siehe auch humane Adenoviren)
  - Bacillus anthracis (Erreger des Milzbrandes)
  - Borrelia recurrentis (Erreger des Läuserückfallfiebers)
  - Brucella, alle Spezies (Erreger der Brucellose)
  - Campylobacter, alle darmpathogenen Spezies
  - Chlamydia psittaci (Erreger der Ornithose)
  - Clostridium botulinum oder Botulinumtoxinnachweis (Erreger des Botulismus)

- toxinbildendes Corynebacterium diphtheriae (Erreger der Diphtherie)
- Coxiella burnetii (Erreger des Q-Fiebers)
- Ebolavirus
- enterohämorrhagische Escheria-coli-Stämme (EHEC)
- Escheria coli, sonstige darmpathogene Stämme
- Francisella tularensis (Erreger der Tularämie)
- FSME-Virus (Erreger der Frühsommermeningoenzephalitis)
- Gelbfiebervirus
- Giardia lamblia
- Haemophilus influenzae
- Hantaviren (Erreger eine hämorrhagischen Fiebererkrankung)
- Hepatitis-A-Virus
- Hepatitis-B-Virus
- Hepatitis-C-Virus
- Hepatitis-D-Virus
- Hepatitis-E-Virus
- Influenzaviren (Erreger der Grippe)
- Lassavirus (Erreger des Lassafiebers)
- Legionella, alle Spezies (u. a. Erreger der Legionärskrankheit)
- Leptospira interrogans (Erreger der Leptospirose)
- Listeria monocytogeneses, Meldepflicht nur für den direkten Nachweis aus Blut, Liquor cerebrospinalis oder anderen normalerweise sterilen Substraten sowie aus Abstrichen von Neugeborenen
- Marburgvirus
- Masernvirus
- Mycobacterium leprae (Erreger der Lepra)
- Mycobacterium tuberculosis/africanum und Mycobacterium bovis
- Neisseria meningitidis, Meldepflicht nur für den direkten Nachweis aus Liquor cerebrospinalis, Blut, hämorrhagischen Hautinfiltrationen oder normalerweise sterilen Substraten
- humane Noroviren (Norwalk-ähnliche Viren), Meldepflicht nur für den direkten Nachweis aus Stuhl
- Poliovirus (Erreger der Kinderlähmung)
- Rabiesvirus (Erreger der Tollwut)
- Rickettsia prowazekii (Erreger des Fleckfiebers)

- Rotavirus
- Salmonella paratyphi (Erreger des Paratyphus)
- Salmonella typhi (Erreger des Typhus)
- sonstige Salmonellen
- Shigella, alle Spezies (Erreger der Shigellenruhr)
- Trichinella spiralis
- Vibrio cholerae O1 und O139 (Erreger der Cholera)
- Yersinia enterocolitica (Erreger der enteralen Yersiniose)
- Yersinia pestis (Erreger der Pest)
- andere Erreger des hämorrhagischen Fiebers
- alle Krankheitserreger, soweit deren örtliche und zeitliche Häufung auf eine schwerwiegende Gefahr für die Allgemeinheit hinweist

Nichtnamentlich zu melden sind:
- Direkter oder indirekter Nachweis von Krankheitserregern
  - Treponema pallidum (Erreger der Syphilis)
  - HIV und AIDS
  - Echinococcus, alle Spezies (u. a. Fuchsbandwurm und Hundebandwurm)
  - Plasmodium, alle Spezies (Erreger der Malaria)
  - Rubellavirus (Erreger der Röteln), Meldepflicht nur bei Neugeboreneninfektionen
  - Toxoplasmose gondii (Erreger der Toxoplasmose), Meldepflicht nur bei Neugeboreneninfektionen

A3.3 § 34 IfSG: Gesundheitliche Anforderungen des Gesundheitsamtes

Verbot des Aufenthaltes und Arbeiten in Gemeinschaftseinrichtungen. In Gemeinschaftseinrichtungen wie Kindergärten, Schulen, Heimen oder Ferienlagern gilt das Verbot für Verdacht und Erkrankung folgender Infektionen:
- Cholera
- Diphtherie
- Enteritis durch enterohämorrhagisches E. coli (EHEC)
- virusbedingtes hämorrhagisches Fieber

- Haemophilus-influenza-Typ-b-Meningitis
- Impetigo contagiosa (ansteckende Borken-flechte)
- Keuchhusten
- Läuse
- ansteckungsfähige Lungentuberkulose
- Masern
- Meningokokkeninfektion
- Mumps
- Paratyphus
- Pest
- Poliomyelitis
- Krätze
- Scharlach oder sonstige Streptococcus-pyge-nes-Infektionen
- Shigellose
- Typhus abdominalis
- Hepatitis A und E
- Windpocken

Die Zustimmung durch das Gesundheitsamt zum Aufenthalt in Gemeinschaftseinrichtungen ist notwendig für Ausscheider folgender Erreger:
- Vibrio cholerae O1 und O139 (Erreger der Cholera)
- toxinbildendes Corynebacterium diphtheriae (Erreger der Diphtherie)
- Salmonella paratyphi (Erreger des Paratyphus)
- Salmonella typhi (Erreger des Typhus)
- Shigella, alle Spezies (Erreger der Shigellen-ruhr)
- enterohämorrhagische Escheria-coli-Stämme (EHEC)

A3.4 § 3 Beschäftigungsverbote für werdende Mütter (Mutterschutzgesetz – MuSchG)

(1) Werdende Mütter dürfen nicht beschäftigt werden, soweit nach ärztlichem Zeugnis Leben oder Gesundheit von Mutter oder Kind bei Fortdauer der Beschäftigung gefährdet ist.

(2) Werdende Mütter dürfen in den letzten 6 Wochen vor der Entbindung nicht beschäftigt werden, es sei denn, dass sie sich zur Arbeitsleistung ausdrücklich bereit erklären; die Erklärung kann jederzeit widerrufen werden.

A3.5 § 4 Weitere Beschäftigungsverbote (Mutterschutzgesetz – MuSchG)

(1) Werdende Mütter dürfen nicht mit schweren körperlichen Arbeiten und nicht mit Arbeiten beschäftigt werden, bei denen sie schädlichen Einwirkungen von gesundheitsgefährdenden Stoffen oder Strahlen von Staub, Gasen oder Dämpfen, von Hitze, Kälte oder Nässe, von Erschütterungen oder Lärm ausgesetzt sind.

(2) Werdende Mütter dürfen insbesondere nicht beschäftigt werden:
- mit Arbeiten, bei denen regelmäßig Lasten von mehr als 5 kg Gewicht oder gelegentlich Lasten von mehr als 10 kg Gewicht ohne mechanische Hilfsmittel von Hand gehoben, bewegt oder befördert werden. Sollen größere Lasten mit mechanischen Hilfsmitteln von Hand gehoben, bewegt oder befördert werden, so darf die körperliche Beanspruchung der werdenden Mütter nicht größer sein als bei Arbeiten nach Satz 1,
- nach Ablauf des fünften Monats der Schwangerschaft mit Arbeiten, bei denen sie ständig stehen müssen, soweit diese Beschäftigung täglich vier Stunden überschreitet,
- mit Arbeiten, bei denen sie sich häufig erheblich strecken oder beugen oder bei denen sie dauernd hocken oder sich gebückt halten müssen,
- mit der Bedienung von Geräten und Maschinen aller Art mit hoher Fußbeanspruchung, insbesondere mit solchen mit Fußantrieb,
- mit dem Schälen von Holz,
- mit Arbeiten, bei denen sie infolge ihrer Schwangerschaft in besonderem Maße der Gefahr, an einer Berufskrankheit zu erkranken, ausgesetzt sind oder bei denen durch das Risiko der Entstehung einer Berufskrankheit eine erhöhte Gefährdung für die werdende Mutter oder eine Gefahr für die Leibesfrucht besteht,
- nach Ablauf des dritten Monats der Schwangerschaft auf Beförderungsmitteln,
- mit Arbeiten, bei denen sie erhöhten Unfallgefahren, insbesondere der Gefahr auszugleiten, zu fallen oder abzustürzen, ausgesetzt sind.

(3) Die Beschäftigung von werdenden Müttern mit:

- Akkordarbeit und sonstigen Arbeiten, bei denen durch ein gesteigertes Arbeitstempo ein höheres Entgeld erzielt werden kann,
- Fließarbeit mit vorgeschriebenem Arbeitstempo ist verboten. Die Aufsichtsbehörde kann Ausnahmen bewilligen, wenn die Art der Arbeit und das Arbeitstempo eine Beeinträchtigung der Gesundheit von Mutter oder Kind nicht befürchten lassen. Die Aufsichtsbehörde kann die Beschäftigung für alle werdenden Mütter eines Betriebes oder einer Betriebsabteilung bewilligen, wenn die Voraussetzungen des Satzes 2 für alle im Betrieb oder in der Betriebsabteilung beschäftigten Frauen gegeben sind.

(4) Die Bundesregierung wird ermächtigt, zur Vermeidung von Gesundheitsgefährdungen der werdenden oder stillenden Mütter und ihrer Kinder durch Rechtsverordnung mit Zustimmung des Bundesrates

- Arbeiten zu bestimmen, die unter die Beschäftigungsverbote der Absätze 1 und 2 fallen,
- weitere Beschäftigungsverbote für werdende und stillende Mütter vor und nach der Entbindung zu erlassen.

(5) Die Aufsichtsbehörde kann in Einzelfällen bestimmen, ob eine Arbeit unter die Beschäftigungsverbote der Absätze 1 bis 3 oder einer von der Bundesregierung gemäß Absatz 4 erlassenen Verordnung fällt. Sie kann in Einzelfällen die Beschäftigung mit bestimmten anderen Arbeiten verbieten.

A4   Quellen

Gesetz zur Verhütung und Bekämpfung von Infektionskrankheiten beim Menschen (Infektionsschutzgesetz IfSG – Ausfertigungsdatum 20.07.2000)

Gesetz zum Schutz der erwerbstätigen Mutter (Mutterschutzgesetz MuSchG – Ausfertigungsdatum 24.01.1952)

Krause G (2007) Meldepflicht für Infektionskrankheiten. Deutsches Ärzteblatt 104: A-2811

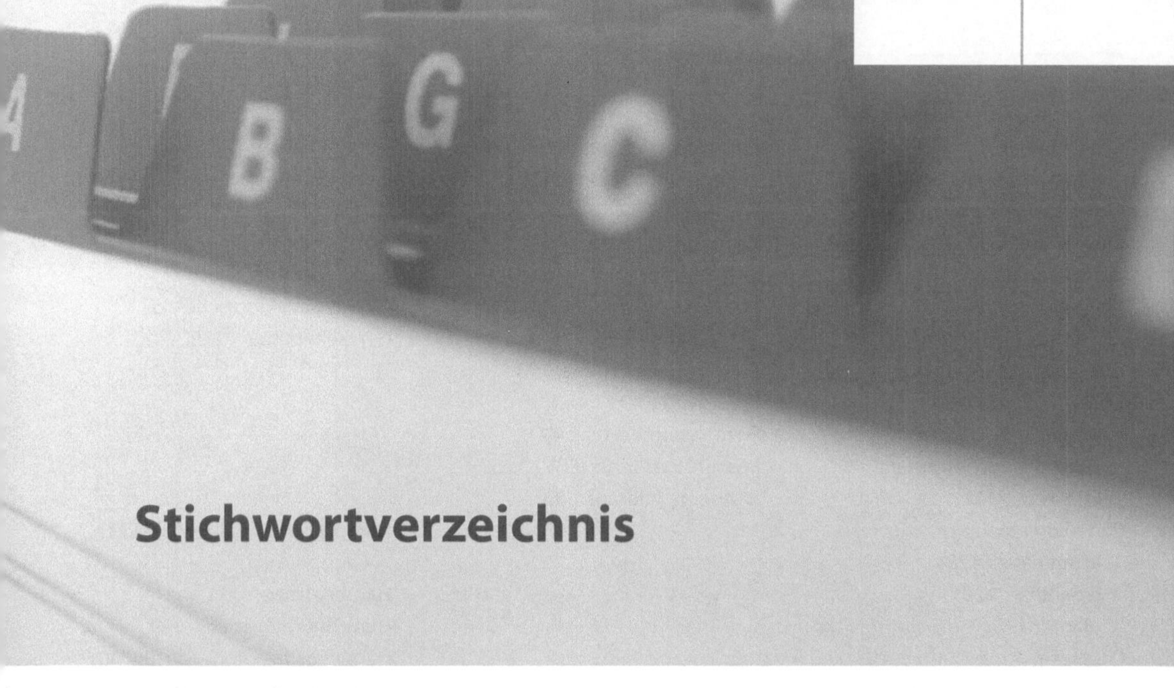

Stichwortverzeichnis